U0137357

THE HUMAN BRAIN
COLORING BOOK

HarperCollins*Publishers*
哈珀·柯林斯出版集团

后浪

大脑笔记

[美] 玛丽安·C·戴蒙德
[美] 阿诺德·B·沙伊贝尔
[美] 劳伦斯·M·埃尔森 著

刘丽娟 译

科学技术文献出版社
SCIENTIFIC AND TECHNICAL DOCUMENTATION PRESS
·北京·

图书在版编目（CIP）数据

大脑笔记 /（美）玛丽安·C.戴蒙德（Marian C. Diamond），（美）阿诺德·B.沙伊贝（Arnold B. Scheibel），（美）劳伦斯·M. 埃尔森（Lawrence M. Elson）著；刘丽娟译 . — 北京：科学技术文献出版社，2022.8（2023.11 重印）

书名原文：The Human Brain Coloring Book

ISBN 978-7-5189-9005-4

Ⅰ.①大… Ⅱ.①玛…②阿…③劳…④刘… Ⅲ.①大脑—普及读物 Ⅳ.① R338.2-49

中国版本图书馆 CIP 数据核字（2022）第 044729 号

著作权合同登记号　图字：01-2022-0752

中文简体字版权专有权归银杏树下（上海）图书有限责任公司所有。

The Human Brain Coloring Book

Copyright © 1985 by Coloring Concepts Inc.

Published by arrangement with Collins Reference, an imprint of HarperCollins Publishers

Through Bardon-Chinese Media Agency.

Simplified Chinese translation copyright © 2022 by Ginkgo (Shanghai) Book Co., Ltd.

All rights reserved.

大脑笔记

责任编辑：彭　玉　付　研　　　　责任出版：张志平　　　　责任校对：文　浩

筹划出版：银杏树下　　　　　　　出版统筹：吴兴元　　　　营销推广：ONEBOOK

装帧制造：墨白空间·黄　海

出　版　者　科学技术文献出版社

地　　　址　北京市复兴路 15 号　邮编 100038

编 务 部　（010）58882938，58882087（传真）

发 行 部　（010）58882868，58882870（传真）

邮 购 部　（010）58882873

销 售 部　（010）64010019

官 方 网 址　www.stdp.com.cn

发　行　者　科学技术文献出版社发行 全国各地新华书店经销

印　刷　者　北京天宇万达印刷有限公司

版　　　次　2022 年 8 月第 1 版　2023 年 11 月第 3 次印刷

开　　　本　889×1194　1/16

字　　　数　595 千

印　　　张　18.25

书　　　号　ISBN 978-7-5189-9005-4

定　　　价　86.00 元

序 言

认识人类大脑，让我们用更大的宽容、同情和欣赏来面对人类的行为。

本书的读者对象是所有想了解人类大脑的人，不论是初学者还是专业人士。本书是三位作者几十年来教授医学生，医学相关专业的研究生、本科生，以及普通大众的经验精华。

本书内容繁简兼具，既包括适用于初学者的神经系统概况知识，又包括适合高级学习者的深层内容。初中生可以学习每单元的前几节，高中生可以适当往后多学一些，本科生和研究生最好完成全书的学习。

我们相信，本书内容的选择和编排将不仅满足基础科学、心理学和健康科学学生的需要，也会满足公共卫生工作者、社会学家、律师、护士、验光师、物理治疗师、药剂师、牙科医生、内科医生和外科医生的需要。此外，对于一些其他领域的专家，如物理学家、分子遗传学家，以及人工智能专家，他们已经开始认识到神经系统的重要性，本书对于他们来讲也是一本不错的入门书。

本书是依据作者的课程大纲进行编排的，多数神经生物学课程均可使用。同时，对于业余学习者来说，他们可以灵活安排时间，通过这种填涂方式的学习，逐步构建自己的神经系统知识架构。

我们试图在有限的篇幅内，将研究成果融入传统神经系统知识中。内容从神经细胞的基本解剖特征，一直到其发育模式和内部联系。如今，心理学和行为学现象似乎都能从神经系统中得到解释，清醒和睡眠、快乐和痛苦、精神障碍、癫痫、脑卒中、瘫痪和言语等都与神经系统有密切的联系。读者可以在本书中通过涂色学习，了解大脑的发育、成熟和老化，意识的流动和集中，大脑皮质对挑战的反应，以及大脑自己抑制疼痛的方式等知识，发现人类行为功能或障碍的根源所在。

我们发现，学习像大脑这样复杂的结构，涂色是一种非常适合的方式。本书中包含大量有关大脑结构和内部联系的术语，通过涂色代替死记硬背、视觉活动进入学习过程中，长期记忆能力被加强。在为特定名称及结构选择涂上某种颜色的过程中，我们其实已经带着强烈的热情与动机参与到了学习中。最终，我们也将会收获一个满意的涂色作品，可以永远欣赏。

在我们即将完成这本书的时候，让我们回首感谢那些为使这本书得以出版做出了巨大贡献的人们。感谢我们的学生、家人和朋友对这本书的持续关注和支持，过去三年来，他们似乎总是在问："这本书完成了吗？"感谢加州大学伯克利分校的 Richard Eakin 教授、加州大学旧金山分校医学院的 Ian Monie 和 Henry Ralston 博士及得克萨斯农工大学医学院的 Jackson Wagner 博士耐心审阅初稿并给予建议。感谢编辑 Joan Elson，她检查了所有上标、下标，确保其正确使用，并认真检查了每一节的文本部分，还亲自尝试为每一幅插图涂色 3～4 次，可以说是精益求精。另外，我们也很高兴与两位才华横溢的艺术家——Cinthea Vadala 和 Janice Aspelin Schwegler 合作，他们精雕细琢了书中的每一幅插图。同时也感谢 Robert Griffin, M.S.，插图 1–6 下半部分中使用了他的概念。

最后，感谢亲爱的读者，希望你们所有的愿望都能实现，当然这还得依赖你的大脑神力了。愿从这本涂色书中获得的知识和能力能够助你梦想成真。

玛丽安·C.戴蒙德

阿诺德·B.沙伊贝

劳伦斯·M.埃尔森

本书使用方法
涂色说明

1. 说明

a. 本书各节均由文本页和对应的插图页组成。插图页中列出了文本页中出现的结构名称，名称后面都带有一个下标字母，有时下标字母的指数位置还会出现一个数字，这些名称以空心字体列出，基本按照下标字母的顺序排列。插图页中均绘制了这些名称所对应的结构。读者使用相同颜色涂出名称及其对应结构，其所指关系则一目了然。随着涂完越来越多的名称及相应结构，各结构关系逐步清晰，这就为理解相关的文本内容奠定了基础。作者之一 Elson 的经验是，比起单纯的阅读，这种涂色方式更有利于获得快速有效的记忆。

b. 涂色工具。建议使用彩色铅笔或彩色毡尖笔。不建议使用记号笔和蜡笔，前者是因为会透过纸张，后者是因为比较粗糙且颜色不够自然。

c. 请注意，每幅图的右侧边缘都有一个小矩形标志，这些矩形排列的高度位置在每个单元是相同的，但不同单元则不同。另外，在每张插图页的右上角都有本页插图的题目。给各个单元的小矩形涂上各自的颜色后，就可以靠这些不同颜色和标注的题目很方便地用拇指翻转页面找到需要的插图页。

d. 查看目录了解本书编排结构。请注意，每节编号均为单元号加上节号，如 1-1、1-2，依此类推。读者可以在目录中把单元名称涂上颜色，不同单元选用不同颜色并尽量对比明显，然后把每个单元名称选择的颜色涂在相应单元所有插图右上角的矩形小框内。

e. 为了获得更好的效果，读者应按照前后顺序为每一幅插图涂色。通常，在一个单元内，前几节介绍的概念较为基础和宽泛一些，之后逐步复杂，出现更多的细节内容。有些内容乍一看可能令读者望而却步，不过，一旦读者开始去阅读文本并按照说明为插图涂色，插图就会逐步呈现出意义，而且不同结构之间的关系也会变得清晰。

2. 本书的推荐使用方法

a. 对于非专业学习者，建议从插图 1-1 开始，按照顺序一幅一幅地去涂色。每节需要花费 30～45 分钟的时间来阅读文本内容和为插图涂色。若您没有上过神经解剖学、神经生物学、神经心理学或神经科学等正规课程，千万不要不按顺序，随意拿出某个插图就涂色，其作用微乎其微。本书是基于作者对书中内容的整体认知和他们认为最有效的学习方式进行编排的。

b. 对于初中生，适合使用以下节。涂好其中每一幅插图，并读懂相关文本部分大约需要 30 分钟。所以，完成下边所列的 46 节内容，大约需要 30 小时。其中，斜体字所列出的 28 节，是本书中最为基础的内容，完成它们，大约需要 15 小时。

第一单元：*1-1*，*1-2*，*1-3*，*1-4*（4）

第二单元：*2-1*，2-3，2-4，2-6，2-9（5）

第三单元：*3-1*，*3-2*，3-6，*3-7*，3-8，3-9，*3-12*（7）

第四单元：*4-1*，*4-2*，4-5，4-9（4）

第五单元：*5-1*，*5-2*，5-3，*5-13*，5-20，5-24，*5-29*，5-30，5-33，5-38，*5-44*（11）

第六单元：*6-1*，6-6，6-7，6-11，6-25（5）

第七单元：*7-1*，7-3，*7-4*（3）

第八单元：*8-1*（1）

第九单元：*9-1*，*9-2*，*9-3*，9-10，9-11，*9-12*（6）

c. 对于低年级本科生及护理、理疗等专业学生，建议使用下面所列出节。这里共列出 81 节，大约共需 55 小时完成，相当于 1 个季度 12 周中，每周学习 5 小时，或 1 个学期 15～17 周中，每周学习 3～4 小时。如果需要缩减一些，可以考虑 b 段中的建议。

第一单元：全部（6）

d. 对于需要具备扎实生物科学基础的学生，比如高年级本科生、研究生或医学、脊椎按摩、心理学和牙科等专业学生，他们需要学习更详细的内容，可能下面这些节对他们来说更有意义：2-5～2-8、2-10～2-12、3-11、4-4～4-13（中枢神经系统），第五单元～第九单元全部（共 115 节，需要 60～70 小时）。

e. 对于神经科学或相关领域的专业人员，他们已具备神经解剖学基础知识，以下节可能更为适用：2-5、2-11、3-11、5-12、5-19、5-27、5-28、5-32、5-34、9-4～9-8。此外，5-4～5-11 和 5-35～5-48 这两部分，有助于回顾脑干和大脑半球部分的知识；目录部分，则有助于复习脑干和大脑结构之间的回路。

3. 插图涂色技巧

a. 面对每幅插图，审视整个画面，观察各名称的顺序，综合考虑颜色安排。数一下有几个下标，以确定需要几种颜色。一些名称后面的下标后边带有数字，只要下标相同，则选取同一种颜色，数字不同，选取的颜色深浅或图案可以有所差异。选取颜色时还要阅读相应文本页中的涂色说明。这样，涂色时，有时你需要考虑的是选取不同颜色；有时则仅仅只是同色的不同深浅或图案而已。你思考得越多，涂色过程中你的感受也会越多。

b. 请阅读文本页中涂色说明并按照要求来涂色。这些说明都是经过多次试验后总结出来的方法，具有实践意义。涂色时，关键一步是为每一个名称正确找到插图中对应的结构，并涂上相同颜色，建议先涂名称再涂相应结构。

c. 建议每一节在涂色前，都先浏览其文本部分。涂色后，再次阅读相关文本部分，以加强记忆。然后，就可以继续涂下一部分了。

d. 有时可能你拥有的颜色不够一幅插图中涂色所需要的，你就得把一种颜色使用 2～3 次，此时，必须注意在相同颜色间插入不同颜色以区分，也可考虑使用同色但不同图案（如点状、虚线等）。

e. 有些结构在之前的插图中出现过，当再次出现时，需要使用与之前相同的颜色（第三单元此种情况较多）。此时，这些前边插图中出现过的名称及其结构应用同色先涂，其他结构再按照常规顺序填涂。这样，可以避免同一结构在不同插图中颜色不同。

f. 现在请随意把书翻到某一节，我们以此节为例列举需要注意的几个方面。

（1）着色区域均以粗线为界，且都有一条指示线指向一个字母。两个不同着色区域的边界可能会标记有点或虚线，但也只是区分两个不同的结构，并不一定表示实际结构中存在这样的明显边界。一些较细的线条代表的是背景、纹理，如果它们是在粗线条内的，则也应涂色。如果细线条是在代表结构边界的粗线条之外，通常会标有符号 ┤├，则不应涂色。

（2）插图页中，所有后边都有一个下标的空心字体的词语，都应涂上颜色。总标题后边标记有符号"•"，涂上黑色（已提前将每一节的第一个总标题涂黑）。副标题后边标记有符号"★"，涂上灰色。空心字体词语后边带上字母下标，再加上一个圆括号，像"A（ ）"一样，并不表示涂色部分是某一个结构，而是说此部分由几个结构组成，其名称为同一个字母，只是加上不同的指数数字而已，都列在这个下标带有圆括号的词语下边。涂色时，这种下标带有圆括号的词语可以涂成它包含的各个结构部分颜色的混合色。

（3）如果某个结构是一对的，由两个部分组成，在插图页中下标一般只标注在其中一个部分上。所以，当看到某个结构没有标注下标，但周围有粗线标记边界，就应该去找到它的对称结构再涂上相同的颜色，对称结构可能在这个结构的上边、下边或中线的对面。对称结构上一定会标注有下标的。

g. 类似于其他涂色类书籍，本书也使用了，具体如下：

●	=	涂黑；一般用于标题和副标题
★	=	灰色；一般用于副标题
-¦-	=	不涂色
A（ ）	=	作为下标，只表示相关结构由几个部分组成，并不对应插图中相应的结构。在这个标志下边，会有几个组成结构的小标题，这些小标题下标相同但指数位置的数字不同。涂色时，这几个部分涂上相同颜色或相同颜色的图案。
A^1、A^2 等	=	小标题下标是相同的字母，但指数位置是不同的数字，意思是这些结构关系密切，涂色时可以涂上同一

种颜色，或是不同深浅程度的同一种颜色。

N.S.	=	未显示

h. 一般情况下，插图中面积较大的结构应使用浅色来涂，面积较小的结构应使用深色来涂。涂色前，最好先试涂一下。特别注意深色的使用，因为如果一些细节、线条或者下标正好位于涂色区域，深色很容易把它们遮挡住。

i. 有时，插图中同一个结构可能会标记有两个下标（例如，A+D）。这表示在某个位置你看到的是一个结构，但其实这个结构挡住了另一个结构你看不到。在这种情况下，可以考虑使用两种浅色，或只使用一种颜色，但用两种不同的图案，比如线条或点。

目 录

大脑笔记

神经系统涂色

学习手册

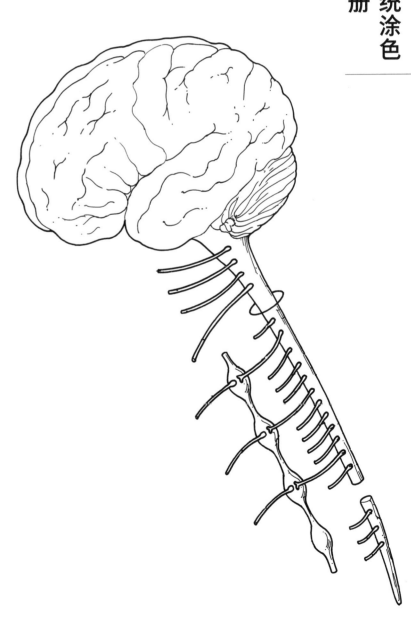

人类大脑简介

人脑是地球上甚至是银河系中最复杂的物质。尽管只有 3 磅（约 1.35 kg）重，但作为几千万年来遗传和环境的产物，人脑实在是潜力无限，它已经创造了惊人的成就，并将带给人类无限的希望。世界上许多事情是只有人脑才能够完成的，如人类登月、发布人权宣言、基因重组、创作莫扎特奏鸣曲、绘制透纳的风景画等。大脑奥秘无穷，人类对其探索亦将无限。

大脑体积较小，双手手心即可握住，但其功能强大到难以想象。大到 10 亿光年的宇宙，小到微观世界，大脑都能够构想得到。也就是说，大脑可以完全脱离我们对现实的视觉、听觉、感觉和嗅觉来构想一个世界。

当然，外部化学结构改变，文化出现多样性时，大脑也会随之发生变化！事实上，无论我们多大年龄，在体验和学习的过程中，大脑的神经细胞分支会增加。另一方面，大脑也会重塑我们所生活的环境，并将从中受益，同时也承受其所带来的后果。

对于每个个体来说，大脑都是独特的。人体几乎每个器官都可以被移植，当受体接受到某个器官，身体功能可以保持不变，但唯独大脑是不可以移植的。移植大脑就等于重塑了一个人。不过，大脑也是人体的一部分，不可能独立完成其各项功能。大脑和身体相互依赖，如大脑与心脏、肝脏、肾脏、肺和免疫系统联系紧密，共同发挥作用。

请在图 1-1 中将标题"外部世界"及其所示左上方的地球（A）涂上颜色，并将标题"内部世界"涂成灰色。

"外部世界"（A），是我们感官可以体验到并反馈到大脑中的外部现实世界。

我们大脑的活动反过来又构建了内部世界。两个世界之间不断相互作用使人类得以生存。大脑两个半球相互作用，在内部世界产生的概念和想法，被传输到外部世界并发挥作用。

将大脑脑叶（B—E）标题及所示结构涂色。

我们可以从一个侧面看到大脑半球的外表面。这个半球被细分为许多脑叶，每一个脑叶都具有各自的功能。**额叶（B）**可以进行未来规划。**颞叶（C）**可以倾听并欣赏音乐大师创作的协奏曲。**枕叶（D）**则提供了在世界上建造各种建筑工程所需的视觉能力。而作为最抽象的神经功能的代表，数学逻辑、空间探索能力则部分来自**顶叶（E）**。

图 1-2 将介绍大脑的外部未经解剖的结构。

人类大脑简介.

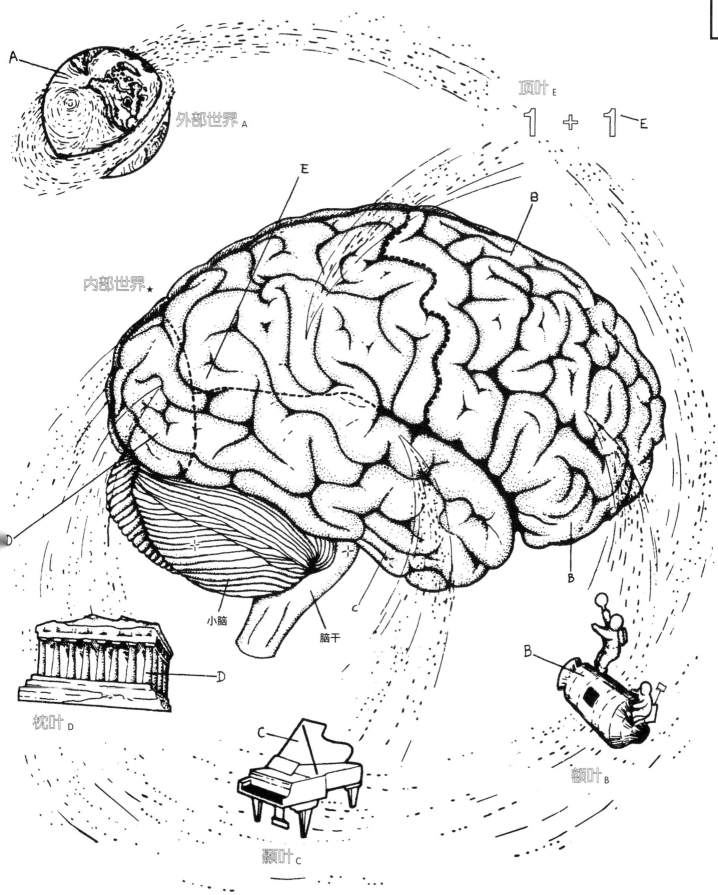

外部世界 A

顶叶 E

1 + 1 E

内部世界 ★

小脑

脑干

枕叶 D

颞叶 C

额叶 B

图 1-1　人类大脑简介

本节详细阐述了大脑半球的一些结构标志和功能区域，它们主要位于前脑，也涉及后脑的一些部分。第五单元将对此进行更为细致的描述。图1-2中部分结构在图1-1中已出现过，本图中给出了相同的下标，涂色时应与图1-1中颜色保持一致。

图1-2中，B、C、D、E所示结构同图1-1，其颜色应保持一致。将标题 A ~ D 及所示结构涂色。对于具有相同下标但不同上标的结构，建议使用不同深浅的相同颜色。裂缝（A和G）、沟槽（F）的尺寸有所夸大以便于涂色。

纵裂（A）的深槽把大脑分成左半球和右半球，其他的凹槽（裂缝或沟）将两个半球分成许多叶片。两个这样的凹槽分别是**中央沟**（F，Rolando 裂）和**外侧裂**（G，Sylvius 裂）。中央沟从半球的顶部（顶点）向下向前延伸，大约在半球前后两端的中间位置。侧向裂向后并稍微向上延伸并表现为颞叶和顶叶之间的深沟。

在中央沟前面的半球部分是**额叶**（B），构成1/3的半球表面。额叶的主要功能是针对个人需求进行预测和编程。额叶的下部主要在左侧，专门用于发音（**言语区**，B^1）。中央沟前方的一条薄薄的额叶具体控制身体运动（**运动区**，B^2）。这个部位的损伤会导致对侧身体瘫痪。

半球下部横裂下方是**颞叶**（C），其最高部分与听觉有关。大脑这部分的损伤会导致听力受损或耳聋。颞叶的内表面发挥记忆加工作用。剩余的颞叶部分可能涉及多个人体感觉功能，如听觉、视觉和触觉。

中央沟后边的半球部分是**顶叶**（E），其边界较难划定。与疼痛、温度、触觉和压力等感觉相关的神经刚好在中央沟后面的顶叶部分（**初级感觉区**，E^1）。研究人员已经证实顶叶下部的结构异常与阅读障碍有关。有意识的患者该部位受到刺激时会产生味觉。

枕叶（D）位于顶叶和颞叶的后面，在图示上用一条垂直的虚线将其与顶叶和颞叶分开，垂直的虚线在上面的裂缝和下面的缺口之间，从外侧裂缝的末端画出一条虚线，再画回这条垂直线，分开顶叶和颞叶。枕叶加工处理视觉信息，对这一区域的损害会导致部分或完全失明。大脑中的视觉机制是神经科学中研究最深入的内容之一。

请用不同颜色涂出标题"后脑"和H、I、J及其所示结构。

后脑的最低部分，**延髓**（J）与脊髓相连。这个 2.5 cm 长的区域负责呼吸和心率等重要功能。在髓质上方是**脑桥**（H），作为中间桥梁，连接大脑半球和**小脑**（I）。小脑表面褶皱清晰，易与大脑半球表面区分。小脑负责人类在书写及行走时肌肉的协调与平衡。

大脑结构 I.

前脑★
　纵裂 A
　中央沟 F
　外侧裂 G
　额叶 B
　　言语区 B¹
　　运动区 B²
　颞叶 C

顶叶 E
　初级感觉区 E'
枕叶 D

后脑★
　脑桥 H
　小脑 I
　延髓 J

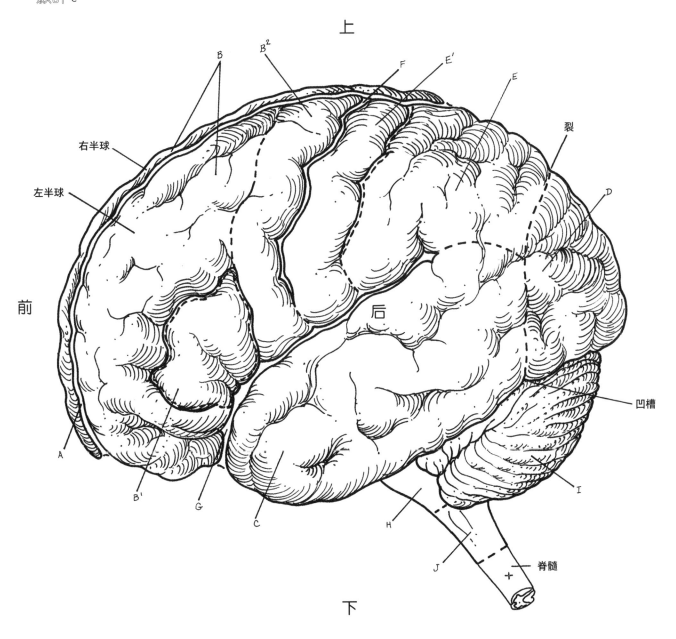

上

前　　　　后

下

右半球
左半球

裂
凹槽
脊髓

图 1-2　大脑结构 I

大脑结构 Ⅱ

这部分对大脑的介绍将涉及大脑和上脊髓。现在我们已经熟悉了前两部分图中所示的大脑半球，接下来我们将会看到它们与大脑其他部分的关系。同样，图中所示结构与前两部分图中相同的部分下标相同，同前涂相同颜色。

用相同的颜色涂前边已出现过的 B、C、D、E、H、I 和 J 所示结构。涂色标题"脑半球"和小标题 B—F，以及上边两个插图所示结构。

大脑半球由五个脑叶组成，其中四个我们已在大脑的侧面图上涂色。在这里，我们看到的是大脑右半球内侧表面。此时，假设左半球已被完全移除。从前部向后移动，可以看到**额叶**（B）、**顶叶**（E）和**枕叶**（D）的内侧表面，它们的外部或外侧表面重叠。该图还显示了**颞叶**（C）的下侧和围绕大脑半球与脑干交界处排列的**边缘叶**（A）。1-1 和 1-2 已介绍了额叶、颞叶、顶叶和枕叶的某些功能。边缘叶与性行为、情感及记忆的加工处理有关。

在大脑半球的表面之下，有大量的纤维（图片未显示）在各个方向上传导脉冲，在半球底部形成细胞群：它们是**基底神经节**（F），其主要作用有规划和执行运动、活动。基底神经节疾病表现为震颤和不受控制的行动。

请为标题"上脑干"，小标题 G—L 及所示结构涂色。

脑干的最上部（夹在半球的凹底）主要由**丘脑**（G）、**下丘脑**（K）和**松果体**（L）组成。丘脑是感觉进入大脑半球的传导接替站。除了嗅觉以外，所有感官的通路在进入大脑半球之前都会在丘脑停止。下丘脑将一系列功能汇集于一身（但体积只比四颗豌豆放在一起略大一些）。它控制内脏神经系统，刺激肌肉纤维的收缩和内部器官的腺体分泌；调节食欲、口渴和体温；控制垂体的激素分泌，从而控制身体的许多内分泌腺。

位于丘脑后的松果体在功能上类似生物钟，调节身体节奏和性活动。

请为其余标题，小标题 M—N 及所示结构涂色。

脑干的中部是**中脑**（M），它在一定程度上控制着与视觉和听觉系统相关的非自主（反射）活动。中脑的深层部分与其他重要的运动反射有关。下脑干是后脑的一部分，由**延髓**（J）和**脑桥**（H）组成，见图 1-2。**小脑**（I）是后脑的另一部分，其功能请见 1-2 节的文字描述。

脊髓（N）与位于颅底的髓质相接，并被包裹在脊柱或脊柱的神经管内。它包括上升（通常与感觉有关）和下降（通常与运动有关）两种通路，用于向和从大脑传导脉冲。脊髓是人类神经系统中最原始的部分，它从身体的各个部位（面部除外）接收感觉信息，并发出运动指令。

大脑结构 II.

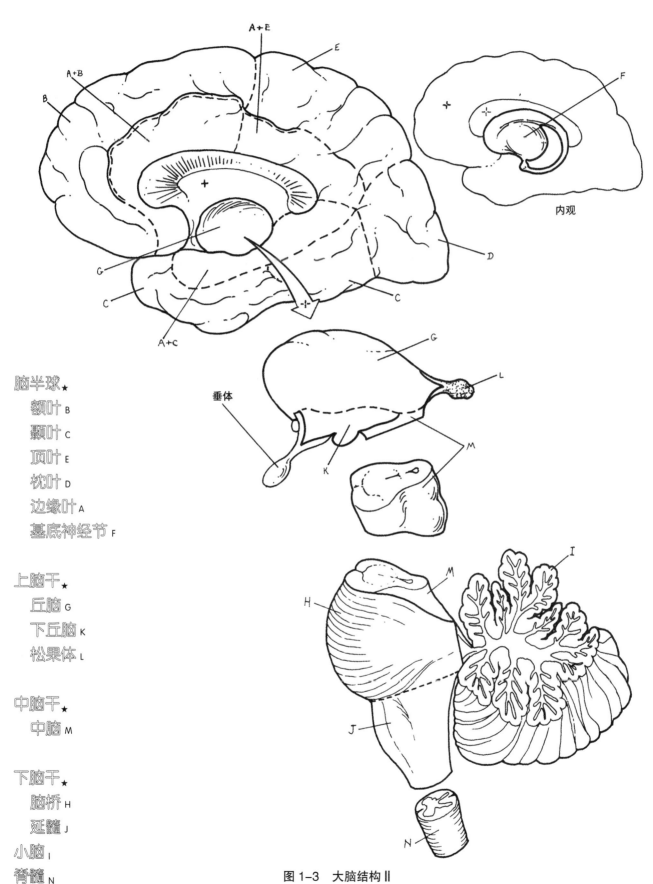

内观

脑半球★
　额叶 B
　颞叶 C
　顶叶 E
　枕叶 D
　边缘叶 A
　基底神经节 F

上脑干★
　丘脑 G
　下丘脑 K
　松果体 L

中脑干★
　中脑 M

下脑干★
　脑桥 H
　延髓 J

小脑 I

脊髓 N

垂体

图 1-3　大脑结构 II

1-4
神经系统

大脑两个半球结构已经很复杂，不过人的神经系统远不止于此。我们将在本节介绍神经系统的整体结构：中枢神经系统、周围神经系统和内脏神经系统。

请为小标题 A—C 和所示结构涂色。使用明显不同的颜色区分三个系统。

人类的神经系统包括中枢神经系统和周围神经系统。位于颅腔内的**大脑**（A^1）和椎管内的**脊髓**（A^2），合起来构成**中枢神经系统**（central nervous system，CNS）。它们不仅位于中心位置，而且是神经系统功能的中心。大脑是第五单元的主要内容，不过其主要成分或区域已在前边涉及。左右两个半球无疑是大脑最大的部分，但它们也仅是一个组成部分。大脑左右半球依赖于神经系统的其他部分来接收信息并传送和修改指令。

大脑与脊髓在颅底的大孔（图6-2）处汇合。第四单元的主题就是脊髓，此外还包括脊髓和大脑的通路。

周围神经系统（peripheral nervous system，PNS）由**脑神经**（B^1）和**脊神经**（B^2）组成，位于中枢神经系统之外。在12对脑神经中，除了第一对脑神经外，其余都起源于脑干。脑干一侧的四对脑神经如图所示。脑神经主要与头部有关，是第六单元的主题。

31对脊神经（其中几对如图1-4所示）起源于脊髓，就像脑神经一样，其神经细胞进行与感觉相关的冲动或与运动相关的冲动。人体除了头部由脑神经负责，其他部分都是由脊神经负责的，脊神经是第七单元的主题。

内脏神经系统（visceral nervous system，VNS）（C，也被称为自主神经系统），与心肌运动神经支配、腺体运动神经支配、体腔器官平滑肌及内脏感觉神经支配有关。内脏包括胸腹腔和盆腔内的器官，头部和颈部的特定结构，以及皮肤中的血管、汗腺和立毛肌。内脏神经系统包括了部分脑和脊髓，脑神经和脊神经，以及一些特定部分。图1-4显示的是位于胸、腹、盆腔和脊髓神经部分的内脏神经系统神经细胞链。这些内脏神经系统的运动神经细胞的神经过程被引导到内脏结构上。内脏运动神经是第八单元的主题。内脏感觉神经排列比运动神经更复杂，不能区别于感觉轴突和身体（肌肉骨骼和皮肤）的结构。

实质上，这三种神经系统都在不断地进行相互作用。它们被分开介绍是因为各具特点。

神经系统.

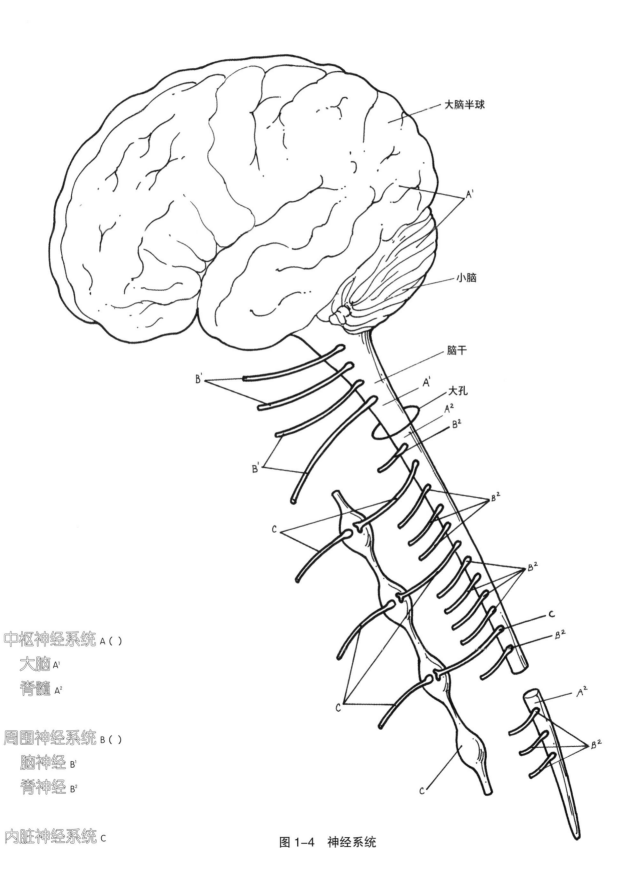

中枢神经系统 A ( )
　大脑 A¹
　脊髓 A²

周围神经系统 B ( )
　脑神经 B¹
　脊神经 B²

内脏神经系统 C

图 1-4　神经系统

1-5
方向术语

大脑是一个有复杂形状与方向的器官，使用一些特殊的表示位置和方向的术语将有助于描述它的结构。这些术语在解剖学、医学和生物学中的使用已很普遍，因此，在我们开始研究神经系统前应学会这些术语。一旦学会了，它们将会有助于精确描述，用处很大。在此图中，我们先从适用于四足动物的术语开始，然后将它们与有关大脑和脊髓的术语联系起来。其他应用于神经系统的术语也将会被提到。

请将标题"四足动物"，副标题"头部""尾部""背部""腹部"，小标题 A—D，以及与马有关的箭头涂色。

解剖四足动物如马时，使用的方向术语有四个基本点：前方的头，后方的尾，上方的背，以及下方的腹。这种术语的前提是动物处于站立状态。相关经典术语来自拉丁语或希腊语。

近头部或前部者为**前侧**或**嘴侧**或**颅侧**（A），近尾部或后部者为**后侧**或**尾侧**（B），近背者为**背侧**（C），近腹者为**腹侧**（D）。

请将标题"双足动物"，小标题 A^1—D^1，与脑和脊髓有关的箭头涂色。请将小标题 E—J，以及相关箭头涂色。

随着人类直立姿势的发展，人体在三维空间中的四个基本参考点有一个完整的 90° 变化。站着的人，前面也是腹部，后面也是背部。

近头者为上：**颅侧**（A^1）或**上侧**（A^2）。在大脑的某些区域（除脑干和脊髓），描述四足动物的术语**背侧**（C^1）也为"上"。

近尾部为下：**下侧**（B^2）或**尾侧**（B^1）。术语尾侧指脑干或脊髓，而不是大脑。在大脑的某些区域（除了脑干和脊髓），描述四足动物的术语**腹侧**（D^1）也为"下"。

脑后部和脊髓为**后侧**（B^3）。对于脑干和脊髓（或者说是身体多数部分），**背侧**（C^1）也称为"后"。虽然这两个术语均见于解剖学中，但后者常见。

大脑和脊髓的前部为**前侧**（A^4）或**嘴侧**（A^3）。对于脑干和脊髓（或者说是身体多数部分），**腹侧**（D^1）也称为"前"。虽然这两个术语均见于解剖学中，但后者常见。

说到人体，还有另外几个方向术语。如果一个结构在参照点的同一侧，那么则称为**同侧**（E）。如果一个结构在参照点的对面，则称为**对侧**（F）。例如，你左手的运动是由右脑半球指令的。

当比较两个结构时，靠近中线的结构被认为是**内侧**（G），远离中线为**外侧**（H）。例如，脊髓和脑干的内侧丘系比外侧丘系更接近中线。

近侧（I）和**远侧**（J）指的是距离一个参照点的相对距离。在图 1-5 中，即靠近躯干的根部为近侧，而相对距离较远或末端的部位为远侧。例如，上肢桡神经的损伤更可能发生在肘部近侧，而不是远侧。

方向术语.

四足动物.

头部★
前／嘴侧 A
尾部★
后／尾侧 B
背部★
背侧 C
腹部★
腹侧 D

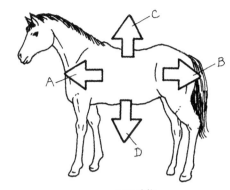

四足动物

双足动物.

颅侧 A¹／
上侧 A²／
背侧 C¹

嘴侧 A³／
前侧 A⁴
下侧 B²／
腹侧 D¹

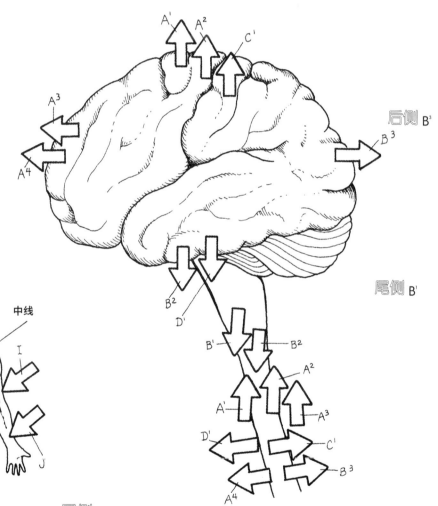

图 1-5　方向术语

参照点
中线

同侧 E
对侧 F
内侧 G
外侧 H
近侧 I
远侧 J

双足动物.

1-6
不同截面和尺寸

一个多世纪以来，对中枢神经系统结构的探索一直是建立在对以一组或另一组特定方向切断脑实质的切片的详细研究的基础上的。因此，我们对内部结构或结构之间的关系的理解取决于对这里所示截面的平面的了解。

请涂出标题"截面"，小标题 A—E 和右侧面上边三个图中的相关结构。

中间平面（A）沿纵轴将大脑分为左半部分和右半部分。大脑两半球的正中或中线部分常被用来研究紧邻中线的结构（图 1-3）。

矢状面（B）沿平行于正中面的纵轴。大脑两个半球的矢状切片部分，即脑干或小脑，常被用来研究内部结构（图 5-41～图 5-44）。

冠状面（C）沿垂直于半球长轴的冠状面（片），划分大脑半球，常用于研究内部结构（图 5-35～图 5-40）。

"横截面（D）"一词也应用于脊髓和脑干的横截面。

水平面（E）垂直于冠状面和矢状面，与地球的地平线平行。大脑两半球的水平面部分常被用来研究大脑内部结构（图 5-45～图 5-48）。

请涂出标题"单位"，小标题 F—J 及相关垂直条和缩写，这里推荐使用明亮、对比鲜明的颜色，注意图上边框所示结构的相对直径。

神经系统的所有描述，包括关于大小（线性尺寸、体积、重量）的定量陈述，都在度量系统中表示。结构的长度和厚度以及它们之间的表观距离是所有描述性科学的重要方面。在公制中，线性测量的基本单位是**米**（F），比码长约 10%。这个系统的不同单位之间的倍数是 10 的倍数。因此，分米（英文缩写为 dm，很少使用）是 1/10 m，厘米（英文缩写为 cm，可写作 10^{-2} m）是 1/100 m，**毫米**[（G），英文缩写为 mm，可写作 10^{-3} m] 是 1/1000 m。

在细胞生物学领域，我们面对的结构是千分之一毫米 [**微米**（H），英文缩写为 μm，可写作 10^{-6} m] 和百万分之一毫米 [**纳米**（I），英文缩写为 nm，可写作 10^{-9} m]。下一个最小的数量级，即千万分之一毫米，是**埃**（J），缩写为 Å，写成 10^{-10} m。埃是以瑞典物理学家安德斯·J. 埃斯特朗（Anders J. Ångström）的名字命名的。今天已很少使用。皮米这个术语，英文缩写为 pm，是比较常用的术语。

我们涂后边的神经系统图时，有时需要涉及尺寸，尤其是对比与此图中下部列出的各直径的相对大小时，将需要返回参考本节内容。

不同截面和尺寸.

截面 .

中间平面 A

矢状面 B

冠状面 C

横截面 D

水平面 E

单位 .

米（m）F

毫米（mm）G

微米（μm）H

纳米（nm）I

埃（Å）J

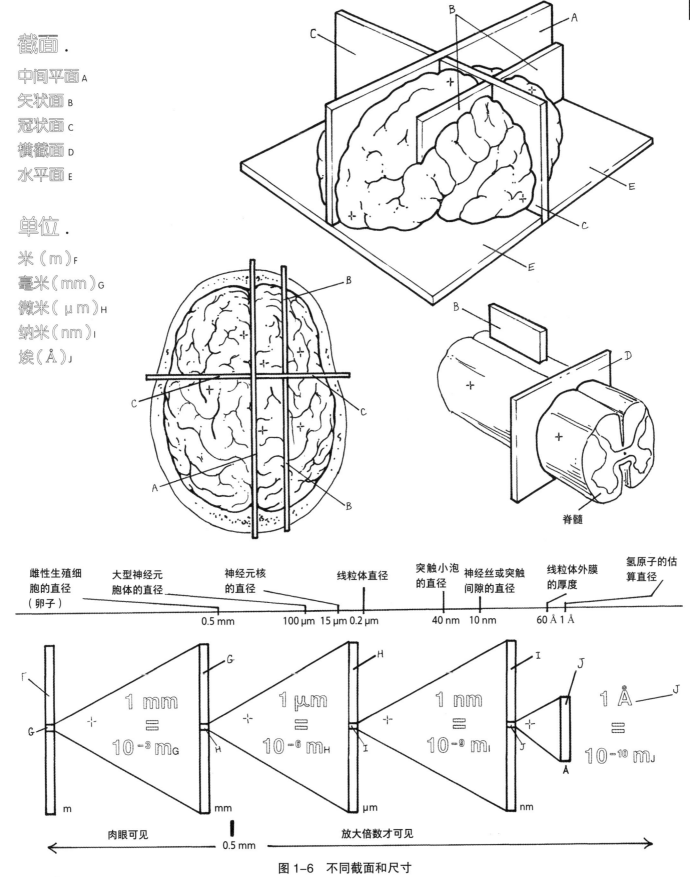

脊髓

雌性生殖细胞的直径（卵子）	大型神经元胞体的直径	神经元核的直径	线粒体直径	突触小泡的直径	神经丝或突触间隙的直径	线粒体外膜的厚度	氢原子的估算直径

0.5 mm   100 μm 15 μm 0.2 μm   40 nm   10 nm   60 Å 1 Å

$1\ mm$
$\equiv$
$10^{-3}\ m$ G

$1\ \mu m$
$\equiv$
$10^{-6}\ m$ H

$1\ nm$
$\equiv$
$10^{-9}\ m$ I

$1\ Å$
$\equiv$
$10^{-10}\ m$ J

肉眼可见　　0.5 mm　　放大倍数才可见

图 1-6　不同截面和尺寸

2-1
神经

神经元是神经系统的基本功能单位。数千亿的神经元通过无数细胞间连接形成一个完整的功能镶嵌体，从而认识和解释各种感官刺激（理解）、保存经验（记忆）并做出一系列应对策略（行为）。

请在图 2-1 中用不同颜色涂出标题"神经元"和"突起"，小标题 A—F 及所示结构。胞核（B）需通过胞体（A）壁观察，因此 A 和 B 涂两色（可以考虑用两色交叉阴影或点缀）。E—E⁴ 使用同一颜色的不同色调。

神经元由带**胞核**（B）的**胞体**〔A，也叫**体细胞**（soma）〕和许多突起（极性延伸或分支）组成。该图所示神经元具有许多由胞体发出的突起，因此称多极神经元。如图所示的突起有 7 个：**树突**（C）6 个，**轴突**（E）1 个。

树突由神经元胞体发出，形如树枝状，大大增加了神经元接受刺激的表面积，扩大了神经元间突触联系的空间。此处树突已被剪断。这些树突依靠神经元胞体而生存（包括营养供应、DNA 的生长和修复等），长达几十微米到几毫米。像无线电天线一样，树突可以接收其他神经元或感受器的传入信息。这些传入信息可直接到达树突表面或其表面的棘状突起，称为**树突棘**（D），这些树突棘向外突出几微米，看起来像插在树突表面的小棒棒糖森林。传入信息再以膜电干扰的形式到达神经元胞体（图 2-7）。

神经元及其各部分构成一个具有高度可塑性的整体，能够进行大量的生长和重塑，尤其是在树突树的末端。但是，树突棘被认为是整个神经元中最具可塑性的部分，其产生、生长、形态和大小的变化以及消失与否，都视传入神经元的信息模式而定。

除了个别神经元外，一般神经元胞体都是通过单一的突起——轴突实现神经冲动的传出。轴突多由神经元胞体的锥形隆起即**轴丘**（E¹）发出，其行程取决于母神经元和目标神经元的性质。轴突长短不一，短的只有 100 μm 或更短，长的可达 1 m 以上。轴突由**髓鞘**（F，在周围神经系统由施万细胞形成，在中枢神经系统由少突胶质细胞形成）包裹，有的髓鞘内含鞘磷脂绝缘物质，有的则不含。

大多数轴突沿着主干发出侧支，被称为**轴突侧支**（E²），有助于同时将神经冲动传导至神经系统的多个部分。当达到目标神经元时，轴突（和侧支）以少数**终末支**（E³）终止。轴突末端有一个重要的特殊结构叫**突触终端**（E⁴），能够将神经冲动从一个神经元传递到另一个神经元，是神经系统中细胞间信息传递的主要部位之一。在神经系统中，目标神经元或其他类型细胞（如肌细胞）的突触终端相接触构成一个最重要的结构和功能统一体——突触（图 2-4 和图 2-5）。

请在图 2-1 中用不同颜色涂出标题"树突树结构"和小标题 G—K 及其相关结构。

树突的各部分分支结构可以通过它们的分支顺序来标识。目前，借助离心标谱技术，我们称树突的第一部分分支结构（直接由胞体发出的分支）为**一级分支**（G），**一级分支分叉处**（H）发出二级分支（I），**二级分支分叉处**（J）发出三级分支（K），依此类推。值得注意的是，一级树突分支上几乎没有树突棘，因此其全长各点终端都可能直接与其他树突分支接触。二级、三级等树突分支上的树突棘逐渐增多，但到达外围最远分支时树突棘的数量再次减少。

神经.

神经元★
  胞体 A
  胞核 B
突起★
  树突 C
  树突棘 D

轴突 E
  轴丘 E¹
  髓鞘 F
  轴突侧支 E²
  终末支 E³
  突触终端 E⁴

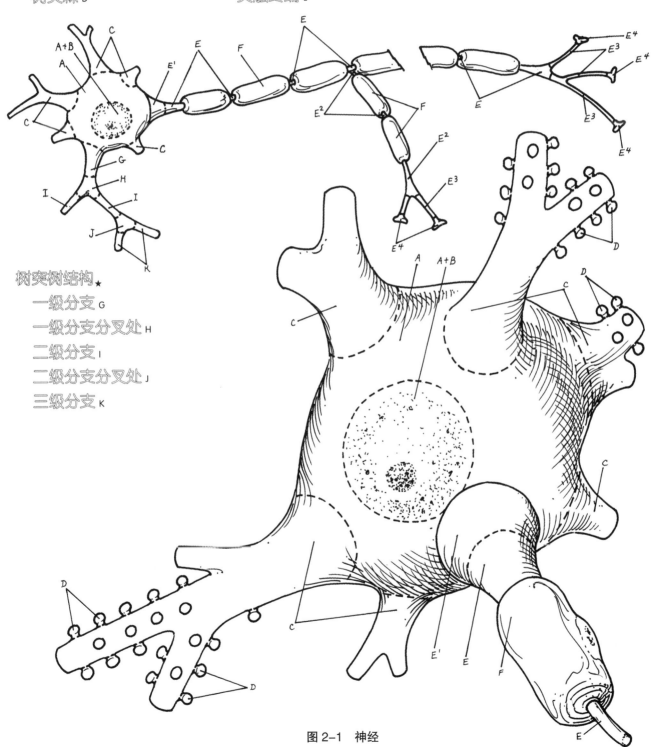

树突树结构★
  一级分支 G
  一级分支分叉处 H
  二级分支 I
  二级分支分叉处 J
  三级分支 K

图 2-1　神经

2-2
神经元的超微结构

前一部分主要是关于神经元及其突起的全部内容。下面着重介绍电子显微镜下观察到的神经元超微结构。这些结构单位的综合功能可产生和传导神经冲动，这对神经活动至关重要。

保留图 2-1 中用于 A 和 B 所示结构的颜色，并用于图 2-2 中的这些结构。请在图 2-2 中标题"神经元"与小标题 A—B³ 及相关结构的大图上涂色。

神经元胞体表面是三层高度卷曲、富含脂蛋白的**细胞膜（A）**，它能够以惊人的速度摄取和排出细胞瞬息活动过程中所需的神经递质和其他物质。神经元胞体内部是致密的凝胶样细胞质，内含细胞核和许多细胞器。

细胞核（B）位于神经元的中央，核表面是含核孔的**核膜（B¹）**。这些核孔由颗粒状结构配布而成，是核内容物和细胞质之间进行物质输送的场所。细胞核内部是**核质**（B²），主要由决定细胞生命活动的遗传物质——染色质组成。这些染色质（图中未显示）可经核孔与细胞质的细胞器进行通信和物质交换，主要是关于结构蛋白的产生。神经元的细胞核通常很大，可能与神经元多级树突表面膜中大量蛋白质供给的代谢负荷有关。**核仁**（B³），由许多蛋白质和核糖核酸组成，明显突出于浅染的细胞核，与核糖体合成密切相关。在功能活跃的神经元中，可能会有许多核仁。

通常，细胞核位于神经元胞体中央。但是，也有少数细胞类型的细胞核偏于一侧。受损神经元的细胞核总是偏位移向周边，这是病理学家和其他科学家判断神经组织损伤或变性的指征之一。

请在图 2-2 的大图中用不同颜色涂出标题"细胞质"和小标题 C—E 及相关结构。

同其他细胞一样，神经元细胞质内含有许多细胞器。与细胞呼吸和能量代谢有关的**线粒体（C）**几乎分布于整个神经元，尤其是在胞体和突触终端（图 2-4）。在胞体和树突分支中可见许多平行排列的板层样膜囊，称为**内质网**（D，也称 ER 或尼氏体）。内质网上附有大量小颗粒体（核糖体），是合成蛋白质的重要结构。**高尔基体**（E）是层层堆叠的膜囊或囊泡样结构，主要功能是将内质网合成的蛋白质如神经递质在囊泡中进行加工、修饰与包装，然后输送到特定的部位或排出细胞外。

请在图 2-2 的大图中涂出微管（F）及其结构，然后在下面的小图中用不同颜色涂出标题"胞内运输"和小标题 G—H 及相关结构。小标题"神经丝"及其相关结构不涂色。

合成的蛋白质产物可通过轴浆和树浆流或运输到轴突和树突的最远处。神经元内的大量液态和固态成分处于从慢（1～10 mm/d）到快（100～400 mm/d）的持续流动状态。较高的运输速率可能与长长的管样细丝**微管（F）**和**神经丝**（F¹）有关。微管和神经丝在神经元胞体内合成，并延伸至整个突起，构成了神经元的细胞骨架。神经元胞内运输有出胞体和入胞体两种类型：**出胞体**（G）即运输远离胞体，**入胞体**（H）即向胞体运输。这种胞内运输机制尚不清楚。

关于神经元，有各种各样的颜色术语（图中未显示），包括脂质-蛋白质复合物，称为脂褐素，是一种随着年龄增长常会出现于脑特定区域神经元中的黄褐色沉积物。

神经元的超微结构.

神经元★
　细胞膜 A
　细胞核 B
　　核膜 B¹
　　核质 B²
　　核仁 B³

细胞质★
　线粒体 C
　内质网 D
　高尔基体 E
　微管 F
　神经丝 F⁻¦⁻

胞内运输★
　出胞体 G
　入胞体 H

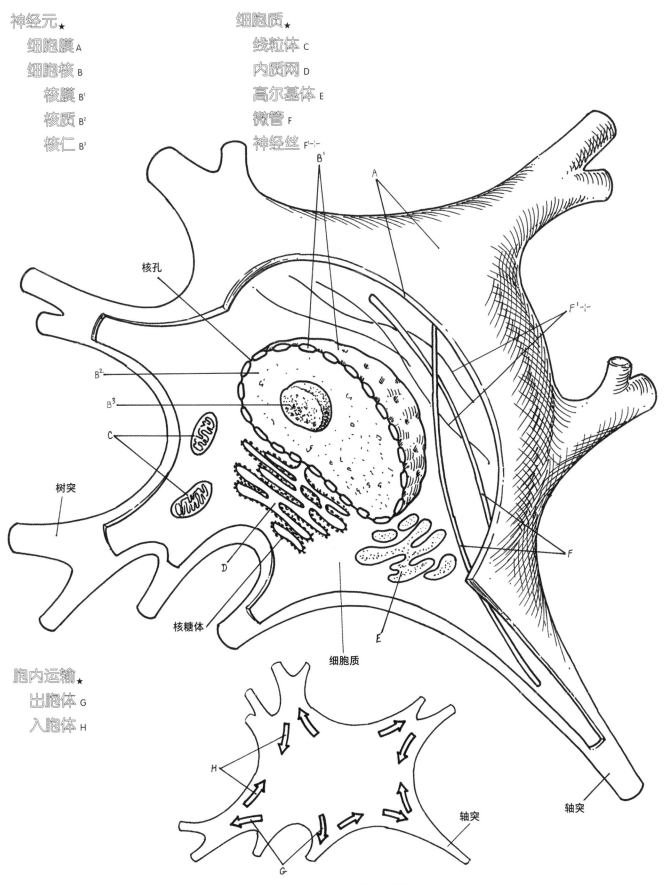

图 2-2　神经元的超微结构

2-3
神经元的分类

微观上，构成神经系统每一部分的神经元在大小、形态和排列方式上差异较大。尽管一些神经元具有许多内部共性，但它们的种类不同，一般是根据神经递质的结构、功能和类型进行分类的。该节着重介绍神经元在结构和功能方面的分类。

神经元的胞体常聚集成团。在中枢神经系统，神经元胞体聚集成的散在团块称为神经核；在周围神经系统，神经元胞体聚集成的被包裹的团块称为神经节。在中枢神经系统，大量的神经元胞体和神经胶质细胞主要形成了脑和脊髓的灰质。

神经元纤维或轴突也常聚集成群。在中枢神经系统，凡起止、功能基本相同的神经纤维或轴突聚集成束称为纤维束，它形成了中枢神经系统的白质。在周围神经系统，若干来自外周组织的神经纤维或轴突聚集成为神经，可将骨骼肌和腺体的运动性指令传递向中枢。

请在图 2-3 中用不同颜色涂出标题"结构"，小标题 A—C² 及相关结构和箭头。

结构上，神经元可以根据其突起的数目进行分类。但胚胎神经组织的神经元没有或只有一个突起（图 3-3），这些神经元被称为非极性和单极神经元（这里未显示）。具有两个可融合的突起的神经元称为**假单极神经元**（A），常见于中枢神经系统之外的感觉神经元。这些神经元从胞体发出一个短突起主干，很快分为两支：一支是传导神经冲动至脑和脊髓的中枢突，另一支是传导神经冲动至胞体的周围突，且沿着周围突传导至胞体的神经冲动可能早于中枢突。在结构和功能上，周围突和中枢突就像假单极神经元的轴突。

双极神经元（B）有两个突起，通常是一个树突和一个轴突，偶尔会出现两个树突，如第Ⅷ脑神经的前庭和蜗

神经节、视网膜和嗅上皮的感觉神经元。

多极神经元（C）具有一个轴突和两个以上的树突，是神经系统中最常见的神经元。**高尔基Ⅰ型神经元**（C¹）是多极细胞，其轴突较长，可延伸很长距离到达其靶细胞，遍及整个神经系统，大脑皮质的锥体细胞、小脑皮质的浦肯野细胞和脊髓的前角细胞皆属于此型。**高尔基Ⅱ型神经元**（C²）也属多极神经元，轴突较短，典型的代表就是大脑皮质的颗粒细胞或星形细胞。在所有神经元中，多极神经元的形态和大小最具多样性。

请在图 2-3 中用不同颜色涂出标题"功能"，小标题 D—F 及相关箭头。

按功能神经元可分为：感觉神经元、运动神经元和中间神经元。

感觉神经元（D）可将神经冲动（如光、声、触、痛等）从感受器传向脑和脊髓，是脊神经和脑神经的感觉（传入）纤维成分，其胞体主要构成脊神经节和脑神经节。它是典型的假单极或双极神经元。

运动神经元（E）可将来自脑和脊髓的神经冲动传导至身体各部的效应器（如肌肉和腺体），引起肌肉的收缩或腺体的分泌。运动神经元是脊神经和脑神经的运动（传出）纤维成分。事实上，它们常被称为下运动神经元，属多极神经元。

中间神经元（F）的胞体和突起仍位于中枢神经系统，间接与外周感受器和效应器联系。一组重要的中间神经元就是上运动神经元，其轴突较短并终止于脑干和脊髓的运动神经元。中间神经元主要负责对传入和传出信息进行修正、协调、整合和分析，并传至其他部位。从结构上看，中间神经元属多极神经元。

神经元的分类.

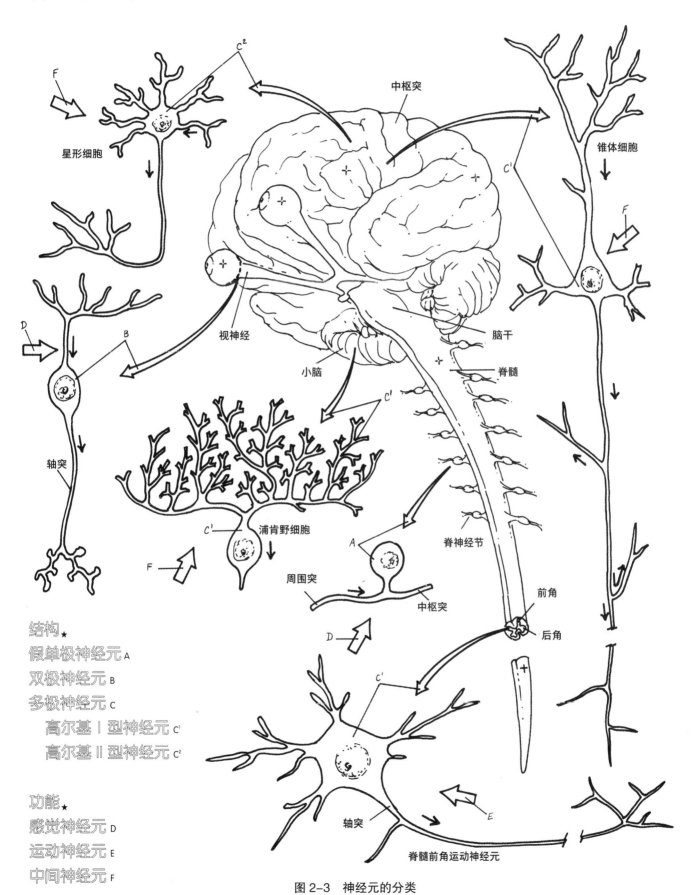

图 2-3　神经元的分类

结构★
假单极神经元 A
双极神经元 B
多极神经元 C
　高尔基 I 型神经元 C'
　高尔基 II 型神经元 C²

功能★
感觉神经元 D
运动神经元 E
中间神经元 F

2-4
突触的结构和类型

神经元的信息交流作用和神经系统对行为的神经支配作用都是通过神经元间的联系实现的。神经元间的联系部位称为**突触**（A）或突触连接，学习其具体结构对我们理解脑的工作原理至关重要。我们将在本节和下节主要介绍突触的基本结构和类型、突触的超微结构及其功能。

请在图 2-4 的左上方图中用不同颜色涂出小标题 A—C[1] 及相关结构，突触间隙（E）不涂色。

突触都由传送神经冲动的一个神经元的**突触前膜**（B）和接受神经冲动的另一个神经元的**突触后膜**（F）组成。神经冲动需经过位于突触前、后膜间的狭窄间隙（约 20 nm），即**突触间隙**（E）。突触内部前、后膜并不直接接触，通常靠化学载体（称为**神经递质**，D[1]）来连接。因此，具备从突触前膜释放神经递质的化学性突触是哺乳动物神经系统中最常见的类型。

电镜下可见化学性突触的突触前末梢中存在许多小泡状结构称为**突触小泡**（D），内含神经递质，其大小（直径 20～120 nm）和形态（圆形或椭圆形）各异，与特定的递质有关。因为递质释放所需能量由突触前末梢的**线粒体**（C）产生。被释放的神经递质通过突触间隙与突触后膜的受体结合后可改变该膜的通透性。根据神经递质和突触后膜受体的性质不同，可产生突触后兴奋或抑制的不同效应。在突触后部中也存在**线粒体**（C[1]）。

请在图 2-4 中用不同颜色涂出标题"突触传递的神经元结构"和小标题 G—I 与 F[1] 及相关结构。然后再涂标题"化学突触"和小标题 J—R，从大神经元的左上角开始，先涂 I 型突触（J）箭头及所指结构，再到右侧，绕着神经元顺时针涂完每类突触的箭头及所指结构，最后到电突触（S）时停止不涂色。如果相同的颜色需要使用两次时，请将其隔开以免造成视觉混淆。

通常化学突触是以组成它们的神经元结构（**轴突**，G；**树突**，H；**树突棘**，H[1]；**胞体**，I）来命名的，可分为不对称性突触（**I 型突触**，J）或对称突触（**II 型突触**，K）两种。不对称性突触的特点是突触前膜和突触后膜的密度不同，**突触后致密区**（F[1]）较厚，含有一种蛋白质组分，也可能与突触后受体有关。对称性突触的突触前膜和突触后膜的厚度相同，均较薄。

正如图 2-4 的主图所示（从正上方开始绕着神经元顺时针观察），突触可形成于轴突和胞体间（**轴突-胞体型突触**，L）、轴突和树突间（**轴突-树突型突触**，M）、轴突和树突棘间（**轴突-树突棘型突触**，N）、轴突和轴突间（**轴突-轴突型突触**，O）、树突和树突间（**树突-树突型突触**，P）、胞体和胞体间（**胞体-胞体型突触**，Q）。更为复杂的就是两个以上神经元结构间形成的突触，常被神经胶质鞘包裹，称为**突触小球**（R）。

请在图 2-4 主图的底部涂出电突触（S）及其组成结构。

另一类主要的突触就是**电突触**（S），最先在无脊椎动物中发现，后来在哺乳动物中的报道也逐渐增多。电突触的突触前膜和突触后膜近乎直接接触（仅有 2 nm 的间隙），这样神经冲动就能直接从一个细胞传递到另一个细胞，无须化学物质介导。

突触的结构和类型.

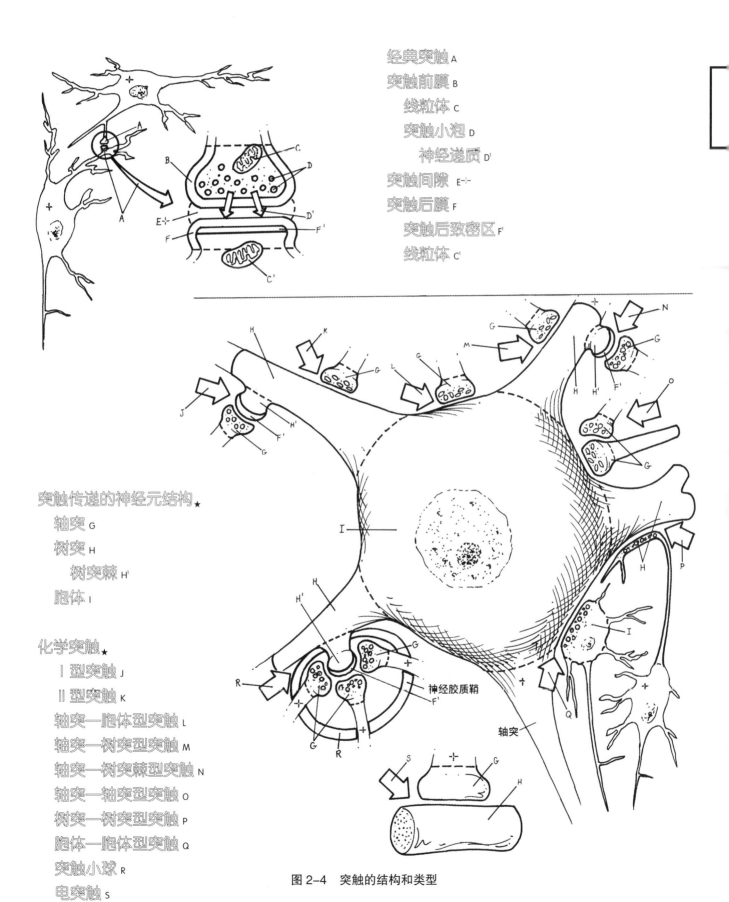

经典突触 A
突触前膜 B
线粒体 C
突触小泡 D
神经递质 D'
突触间隙 E┴
突触后膜 F
突触后致密区 F'
线粒体 C'

突触传递的神经元结构★
轴突 G
树突 H
树突棘 H'
胞体 I

化学突触★
Ⅰ型突触 J
Ⅱ型突触 K
轴突—胞体型突触 L
轴突—树突型突触 M
轴突—树突棘型突触 N
轴突—轴突型突触 O
树突—树突型突触 P
胞体—胞体型突触 Q
突触小球 R
电突触 S

神经胶质鞘

轴突

图2-4 突触的结构和类型

2-5
突触的结构和功能动力学

在过去的 30 年中，科学家们对化学性突触的超微结构和作用机制做了大量的研究。化学性突触不仅传递神经信号，还能产生和释放称为神经递质的化学物质。此外，它们还能回收多余的神经递质，进行重加工和包装以贮存备用。本节我们主要介绍神经递质（如乙酰胆碱）的传递、释放、摄取和再合成的动力学，它是神经元间进行神经信号传递和整合过程中不可或缺的一部分。

请在图 2-5 的主图中用不同颜色涂出标题"突触前末梢"，小标题 A—I 和 C¹ 及相关结构。

有些**神经递质**（C），如多肽类神经递质，在神经元胞体合成后，由**囊泡**（B）包裹摄取并通过轴浆流（沿**神经微管**，A）顺着轴突运输到突触前末梢的**突触小泡**（B¹）。还有一种递质合成途径是递质底物可通过突触前末梢附近胞质内的前体物质催化而产生，如乙酰胆碱。无论何种情况，突触小泡向**突触前膜**（F）运输靠近是至关重要的。

当神经冲动抵达突触前末梢时，**钙离子**（Ca^{2+}，D）从组织液转移进入神经元胞质，由膜外进入膜内的钙离子与载体分子**钙调蛋白**（E）结合，促使一定量的突触小泡向突触前膜迁移，然后突触小泡膜与突触前膜**融合**（G）出现裂口，小泡内递质以**胞吐作用**（H）的方式快速释放，**游离神经递质**（C¹）进入**突触间隙**（I）。最近研究表明，突触前末梢的胞质中也可能存在乙酰胆碱。

请在图 2-5 中用不同颜色涂出小标题 J 和标题"突触后结构"，小标题 K—N 及相关结构，包括右下方突触后膜放大图及构成它的受体分子（L）和离子特异性通道（L¹）。

释放到突触间隙的游离神经递质直接与**突触后膜**（K）的**受体分子**（L）结合，大量**离子特异性通道**（L¹）开放，带电离子所携带的电流通过突触后膜，影响局部电位。这样，就会增加或降低突触后膜的电兴奋性（通过膜电位去极化或超极化，详见第 2-8 节），引起兴奋性和抑制性突触后电位，进而产生神经冲动。

在某些情况下，神经递质一旦释放进入突触间隙，很快就被特定的酶降解失活，形成的**神经递质碎片**（J）要么被清除，要么通过**内吞作用**（M）再被突触前膜摄取利用，形成新的囊泡，称为**有被小泡**（N），其外观与突触小泡略有不同。值得注意的是，黑寡妇蜘蛛的毒液可导致突触小泡和突触膜快速融合，进而阻止有被小泡的重新形成。

经内吞作用再摄取的神经递质碎片最后会被重新合成为完整的神经递质。在有些情况下，就像含胺类递质一样，如去甲肾上腺素，突触间隙的神经递质不被酶解成碎片，而是作为整体被突触前膜回收到突触前末梢。

请在图 2-5 的左下图中涂出小标题 O 及相关结构。

突触前膜和突触后膜的超微结构尚未完全明确。诸多科学家认为，突触前膜与**突触前网格**（O）有关。突触前网格是由粗细交替的细丝状结构规律排列而成，与突触小泡由囊泡池传递到其与突触前膜融合点的调控密切相关。

突触的结构和功能动力学.

突触前末梢 ★
  神经微管 A
  囊泡 B
  突触小泡 B'
    神经递质 C
  钙离子（Ca^{2+}）D
  钙调蛋白 E
  突触前膜 F
  融合 G
  胞吐作用 H

突触间隙 I
  游离神经递质 C'
  神经递质碎片 J

突触后结构 ★
  突触后膜 K
  受体分子 L
  离子特异性通道（开放）L'

内吞作用 M
有被小泡 N

突触前网格 O

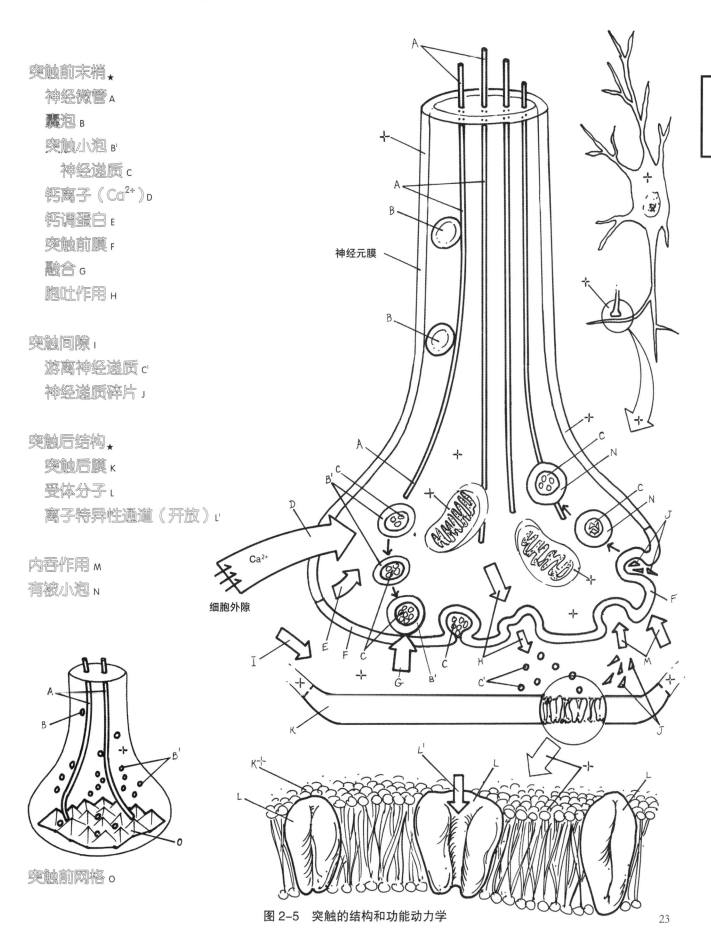

神经元膜

细胞外隙

图 2-5 突触的结构和功能动力学

2-6
神经胶质细胞

神经胶质细胞也称神经胶质或胶质细胞，参与神经元功能活动的主要包括中枢神经系统的大胶质细胞、小胶质细胞和室管膜细胞，以及周围神经系统的卫星细胞和施万细胞。神经胶质细胞的发生发展见第3-4节和第3-11节。

神经胶质细胞行使支持和保护神经元的功能。在某种程度上，它们可调节脑和脊髓神经元胞外离子的浓度（如钾离子），在血脑屏障中发挥重要作用。本节主要介绍神经胶质细胞的其他几个功能。

与神经元不同，神经胶质细胞终身具有分裂、增殖能力。事实上，它们通常也是脑部生长缓慢的肿瘤的结构成分。此外，神经胶质细胞不形成突触，虽然可以产生缓慢的电活动，但无法传递神经冲动。

请给图 2-6 涂色。标题"中枢神经系统"和左侧的脑和脊髓涂为灰色，"血管"和相关结构涂为红色，中央的神经元和轴突涂为灰色。然后涂标题"大胶质细胞"和小标题 C—E^3 及相关结构。对于相同下标字母但不同编号的结构，建议使用相同的色调。

大胶质细胞包括**星形胶质细胞**（C—C^2）和**少突胶质细胞**（E—E^3）。

星形胶质细胞是**中枢神经系统**（A★）最常见的胶质细胞，它主要包括两种类型：**原浆性星形胶质细胞**（C^1）和**纤维性星形胶质细胞**（C^2）。前者主要分布于灰质中，突起粗短，分支多；后者主要分布于白质中，突起细长，分支较少。二者体积均比少突胶质细胞大。

星形胶质细胞的一些突起末端常膨大，称为"终足"或脚板。有些脚板可贴附在**血管**（B）（称为**血管足**，D），靠近脑和脊髓表面的脚板则附着在树突（**树突脚板**，D^1）和软脑膜（**软膜脚板**，D^2）内面。血管足主要参与血管和神

经元间的物质运输；树突脚板主要见于树突未与突触接触的部位，可能与神经元膜的新陈代谢有关；软膜脚板形成一个功能性保护膜，称为软膜神经胶质膜。

少突胶质细胞较星形胶质细胞小，突起也较少。其中，紧靠神经元细胞膜周围的称为**卫星少突胶质细胞**（E^1）；分布于中枢神经系统神经元的轴突周围形成髓鞘的称为**束间少突胶质细胞**（E^2），在周围神经系统，形成髓鞘的是**施万细胞**（J），二者的不同之处在于，施万细胞形成的是单层髓鞘，而少突胶质细胞形成的则是板层髓鞘；也有分布于毛细血管周围的称为**血管周少突胶质细胞**（E^3）。

请给小标题 F 和 G 及相关结构涂色。

小胶质细胞（F）是最小的一种神经胶质细胞，在中枢神经系统损伤时增殖活跃。静息状态可见核小而细长，染色较深，胞质稀疏。激活状态下（如清除异物或神经损伤时），小胶质细胞因吞噬异物而体积膨胀，被称为"格子细胞"（可能指膨胀后海绵样或多孔的外观）。

室管膜神经胶质细胞（G）是衬于脑室和脊髓中央管腔面的细胞。将在第3-4节中讨论。

请为标题"周围神经系统"及其相关结构涂色，脊神经及脊神经根涂灰色。然后在脊神经节的放大视图中涂出小标题 I 和 J 及相关结构。

周围神经系统（H★）的神经胶质细胞包括**卫星细胞**（I，围绕在脊神经节的神经元胞体周围）和**施万细胞**（J，包裹周围神经系统神经元的轴突）。卫星细胞似乎与中枢神经系统的大胶质细胞具有相似的营养和支持功能，施万细胞在神经再生过程中发挥重要作用（见第7-6节）。

神经胶质细胞.

中枢神经系统 A★
血管 B

大胶质细胞 ★
　星形胶质细胞 C ( )
　　原浆性星形胶质细胞 C¹
　　纤维性星形胶质细胞 C²
　　血管足 D
　　树突脚板 D¹
　　软膜脚板 D²

少突胶质细胞 E ( )
　卫星少突胶质细胞 E¹
　束间少突胶质细胞 E²
　血管周少突胶质细胞 E³

小胶质细胞 F
室管膜神经胶质细胞 G
周围神经系统 H★
　卫星细胞 I
　施万细胞 J

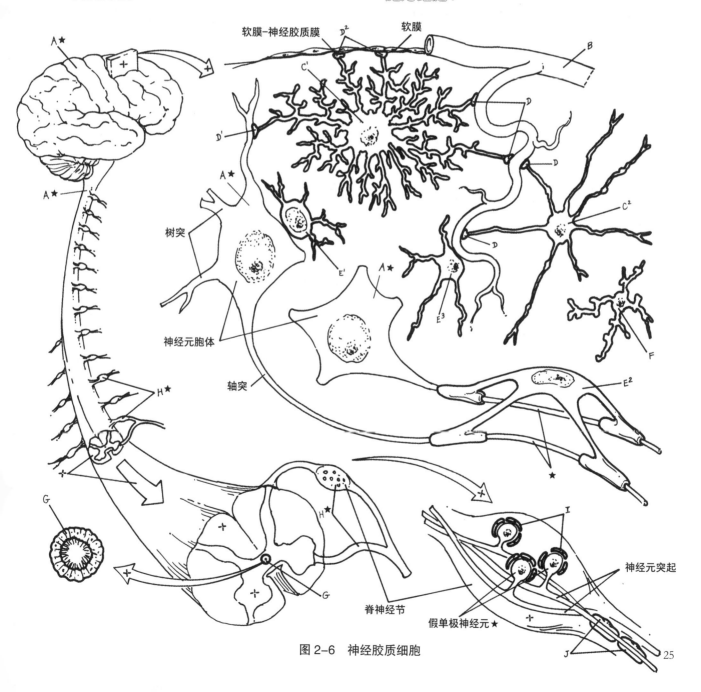

图 2-6　神经胶质细胞

25

2-7
膜电位

人体组织中水的比重约占 60%，内含大量的无机盐，这些无机盐随所带电荷的不同会形成许多带电粒子。体内细胞膜的分子排列结构和性质为某些离子跨膜流动创造了屏障，导致膜两侧离子电荷不同而产生电位差。

所有细胞膜内、外都存在一个相对稳定的**静息电位**（A）。但某些细胞是可兴奋性细胞，如神经细胞和肌细胞。当受到刺激时，这些细胞会迅速产生一系列动作电位，形成神经冲动。神经冲动是神经系统的信息流，将在下一节中介绍，本节主要介绍静息电位和动作电位的形成机制。

图 2-7 显示的是一个轴突的两个纵切面。每个切面上都有一个示波器和相连的记录电极，以记录细胞膜内、外的电压。电压以毫伏（mV）为单位，数值即示波器屏幕左侧小横线所指值。

请将图 2-7 顶部所列结构涂在上幅图中，结构 C 和 F 涂浅色，正负电极单独上色。涂前请先阅读以下内容。

静息电位是由**细胞膜**（B）对其两侧的**细胞外液**（C）和**细胞内液**（F）中各种离子的选择通透性不同而产生的。在静息状态下，细胞膜实际上对胞外的**钠离子**（Na^+，D）和胞内的**蛋白质离子**（Pr^-，G）是几乎**无通透性**的（D^1，G^1），而对胞外**氯离子**（Cl^-，E）和胞内**钾离子**（K^+，H）则具有**通透性**（E^1，H^1）。

由于细胞膜的选择性离子通透性和膜两侧 K^+ 浓度的分布不均衡，导致 K^+ 外流。这样，K^+ 的净外流在神经细胞膜上产生了一种内**负**外**正**约 –70 mV 的静息电位。神经元每发出一个神经冲动就会产生这样一次静息电位。

请在图 2-7 的下幅图中涂出底部标题"动作电位"及其相关结构。从左半部分所示的去极化阶段（D^2—H^1）开始，先涂外周长（I），然后到复极化阶段（D^3—H^2）和超极化阶段（K），还是先涂右半部分的外周长（J）。正负电极单独上色，细胞膜和细胞内、外液的着色同前。最后涂最右边的插图。

受到刺激后，细胞膜对 Na^+ 的**通透性**（D^2）改变，钠离子通道开放，Na^+ 内流，导致膜电位从 –70 mV 迅速上升至 +35 mV，这种膜极化状态变小（或者是膜内电位的负值变小）的过程称为**去极化**（I）。0.8 毫秒后，Na^+ 通道逐渐关闭失活，同时 K^+ 通道逐渐开放（**K^+ 通透**，H^1），于是胞内 K^+ 外流，使膜电位又下降至初始的静息电位值 –70 mV，这种现象称为**复极化**（J）。在此阶段，膜电位会出现短暂的**超极化**（K）或"超射"。

复极化过程主要通过 Na^+ 泵、K^+ 泵（D^3，H^2）的活动分别将流入的 Na^+ 泵出和流出的 K^+ 泵入。这些离子通过代谢能量和酶泵逆着浓度梯度跨膜移动，直至膜电位恢复到约 –70 mV 的静息电位。

膜电位.

静息电位 A

细胞膜 B

细胞外液 C

　钠离子（Na⁺）D/

　　无通透性 D¹

　氯离子 E/

　　有通透性 E¹

正电荷（+）

细胞内液 F

　蛋白质离子（Pr⁻）G/

　　无通透性 G¹

　钾离子（K⁺）H/

　　有通透性 H¹

负电荷（−）

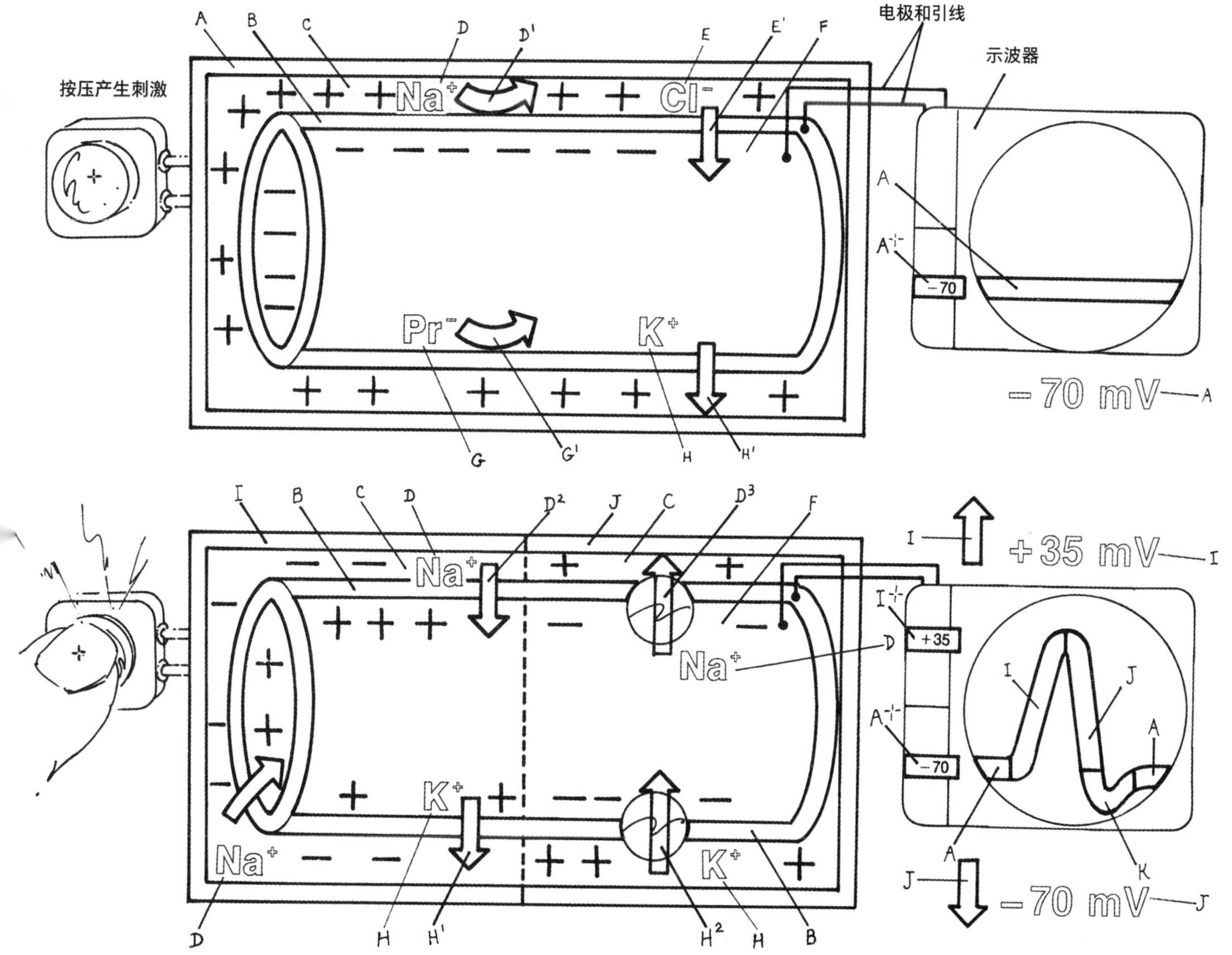

动作电位 ★

去极化 I

　Na⁺ D/ 通透性 D²

　K⁺ H/ 通透性 H¹

复极化 J

　Na⁺ 泵 D³

　K⁺ 泵 H²

超极化 K

图 2-7　膜电位

2-8
神经冲动和跳跃式传导

仅靠神经元细胞膜简单地产生一个动作电位是不够的，该动作电位必须沿着膜的长度传导下去才能形成神经冲动。许多情况下，神经元细胞膜是轴突的一部分，随轴突延伸可长达 1 m，但是，动作电位的传导速度很快。那么，当你踩到尖锐物体后，多长时间才能意识到疼痛？本节就来介绍动作电位（神经冲动）的传导机制和增加传导速度的因素。

请将图 2-8 顶部所列结构涂于上幅图中。与图 2-7 重复的结构（A、B、I、J 和电荷）用相同的颜色。先从最右边"开始"箭头旁的 A 结构开始一直涂至左侧，请涂完每阶段电活动（A、I、J 和 A）区中的所有结构后再进入下阶段电活动区。虚线处的电位是一过性的，与不应状态（E）一致。涂完第一部分后，再涂神经冲动（D）。涂色前请阅读下文。

神经冲动沿着**细胞膜**（B）传导有赖于一系列提前触发的局部电活动。

局部细胞膜的**去极化**（I）可引起邻近细胞膜的局部离子交换（A，在结构 I 的右侧），如果去极化达到阈电位水平，就可在该局部产生一次完整的动作电位。这种去极化的传导是由带正电荷（+）的阳离子内流进入负电荷区域（-）（见胞内箭头）和胞外阳离子涌入去极化区域（见胞外箭头）所产生的**局部电流**（C）而引发的。这种局部电流沿着轴突传导，寻求阻力最小的途径，膜电阻越高，传得越远。这样**神经冲动**（D）就可以沿着细胞膜一直自行传导下去。

理论上，神经冲动可以双向传导。但实际上可能不是这样，因为冲动后方最近处去极化区域（I）的局部细胞膜片（J）正从去极化状态恢复（**复极化**，J），因此仍然可能

处于无反应或**不应状态**（E）。神经冲动传导后出现的绝对不应期正好也解释了为什么每个轴突都有一个最大传导速率，超过该速率则不能传导。不应期过后，膜电位就恢复到**静息电位**（A，图中轴突最右侧的部分）。

请给图 2-8 底部的标题及 F 和 G 所示结构涂色。在下幅图中，先涂包绕轴突的髓鞘（F）和指向相邻髓鞘间隙的箭头（郎飞结，G），然后涂右侧胞外空间的正电荷，接着是流向胞外负电荷区的电流（C）箭头。再往下是胞内正电荷、电流箭头（C）和胞内负电荷。最后涂代表神经冲动传导的动态箭头（D）。

在周围神经系统中，直径大于 1 μm 的轴突表面有一层富含脂蛋白的膜鞘称为**髓鞘**（F）。髓鞘由施万细胞重复折叠而成，在一些部位中断缺如，这个缺如的部位称为**郎飞结**（G），此处轴突是裸露的，成为神经冲动产生和传导的节点。脂质髓鞘不导电，且其下轴突细胞膜上的 Na^+ 通道的数量有限。而无髓鞘的郎飞结处，Na^+ 通道的分布比神经元细胞膜的其他任何部位都密集。郎飞结在中枢神经系统中也有发现。

当外界刺激作用于有髓神经纤维时，动作电位就从一个郎飞结跳跃式传导到下一个郎飞结节点（跳跃式传导）。那么，胞内电流是如何跳跃式传导的？当动作电位向下一个郎飞结传导时，髓鞘阻止电流通过细胞膜。郎飞结间的距离越大，传导速度就越快，而且通常轴突越大，神经冲动传导速度就越快。

有些粗大的有髓感觉纤维和运动纤维的传导速度可达 100 m/s，最细小的有髓纤维传导速度也在 3 m/s 或更快。而更多的无髓纤维，没有郎飞结，也不存在跳跃式传导，其传导速度更慢。

神经冲动和跳跃式传导.

细胞膜 B

静息电位 A

　正性/负性电流 +, −

去极化 I

　局部电流 C

　正性/负性电流 +, −

　神经冲动 D

复极化 J

　不应状态 E

　正性/负性电流 +, −

　静息电位 A

　正性/负性电流 +, −

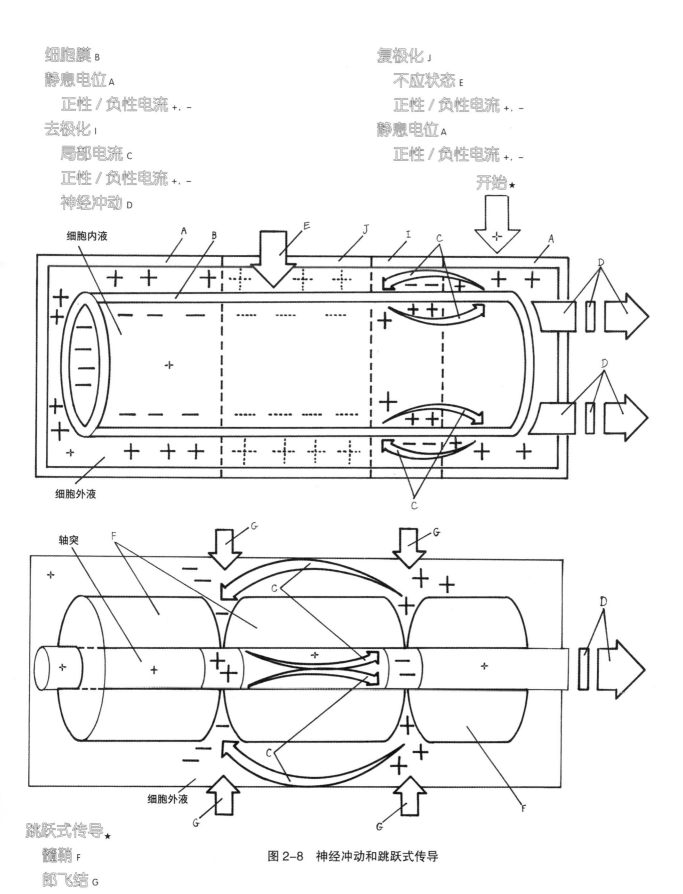

图 2–8　神经冲动和跳跃式传导

跳跃式传导 ★

　髓鞘 F

　郎飞结 G

2-9
体表的一般感受器

人体表面会不断受到外界刺激，并被感觉神经末梢的特定感受器识别，经感觉神经传入脊髓，或经脑神经的感觉纤维传入脑，进行信息整合和做出反应。皮肤表面的感受器可以感受温、痛、触、压各种刺激，而且有些感受器类型可以特异性地感受某一种或几种特定的刺激。

感受器本质上就像传感器，换言之，它们能以特定形式接收刺激信号，并将其转化为另一种形式的传入信号。皮肤中的大多数感受器，能够将外界刺激的机械能转换成电化学信号，进而产生神经冲动。感受器的种类很多，最常见的分类方法是根据感受器在体内的位置而分的（Sherrington 于 1906 年提出）。分布于体表接受各种外界环境刺激的感受器称为"外感受器"；分布于骨骼肌、肌腱和关节的感受器称为"本体感受器"（图 2-10）；分布于体腔内壁的感受器称为"内感受器"，如内脏壁和血管壁的各类感受器。本节着重介绍分布于皮肤和皮下的代表性外感受器。外感受器又可以根据刺激类型和感受器结构进一步分类。

请在图 2-9 中用不同的颜色涂出标题"皮肤"和"未封闭型外感受器"和小标题 B—E¹ 及相关结构。接着涂与感受器 B、C 和 D 结构相连的 H 和 I 所示结构，最后涂标题"刺激源"和小标题 J、K 和 L 及相关示踪箭头。

未封闭型感觉神经末梢以**游离的**（B）分支状纤维止于**皮肤**（A★）上皮层，并缠绕头发根部的毛囊（**毛囊周围**，C），或形成扁平盘样结构（**Merkle 盘**，D）紧托修**饰的上皮细胞**（E）。皮肤的游离感觉神经末梢是最简单的感受器类型。当亲本**轴突**（H）到达上皮层时，失去**施万细胞鞘**（I）并发出许多分支，呈辐射状分布于整个皮下

组织。皮肤的游离感觉神经末梢对**触觉**（J）、**温度觉**（K）和**痛觉**（L）刺激非常敏感。

触摸手臂上或头上的毛发时你会产生触感。位于毛囊周围的感觉神经末梢通常是丝状的游离神经末梢。一个亲本轴突在接近中末端处髓鞘消失，它可以发出多达 100 个分支至毛囊周围，支配大量头发的一般感觉。

某些感受器的感觉神经末梢形成扁平盘样结构（也叫 Merkle 盘），包绕上皮细胞的基部，紧邻上皮细胞内的**囊泡**（E¹）。有研究表明，轻触上皮细胞可释放其内的囊泡，释放的囊泡进而刺激 Merkle 盘产生触觉。

请在图 2-9 中用不同的颜色涂出标题"封闭型外感受器"，小标题 F 和 G，相关结构及相连的轴突和鞘，然后涂 M 和 N 结构的示踪箭头。

封闭型感觉神经末梢的家族成员很多，其中最具代表性的就是**梅氏小体**（触觉小体，F）和**帕奇尼小体**（环层小体，G）。

梅氏小体分布于皮肤的无毛部位，最常见的部位是指尖的上皮层、手掌和足底、乳头和外生殖器。梅氏小体呈球囊状，中间是裸露的螺旋状感觉神经末梢，外周由结缔组织包围成囊状。在神经纤维髓鞘与结缔组织囊交汇处，髓鞘提前终止而缺失。它对皮肤受到的机械性剪切力特别敏感，并且能进行两点辨别。帕奇尼小体是分布最广泛，也是最大的有髓鞘感觉受体，实际上是肉眼可见的（约 0.5 mm）。其周围的结缔组织囊类似于洋葱片样层层包绕，层间由透明液体和微小血管分离。除了**压力**（M）刺激外，帕奇尼小体对上、下肢的**振动**（N）刺激也很敏感。

体表的一般感受器.

皮肤 A★

未封闭型外感受器★

　游离的 B

　毛囊周围 C

　Merkle 盘 D

　修饰的上皮细胞 E

　　囊泡 E¹

封闭型外感受器★

　梅氏小体（触觉小体）F

　帕奇尼小体（环层小体）G

轴突 H

　施万细胞鞘 I

刺激源★

　触觉 J

　温度觉 K

　痛觉 L

　压力 M

　振动 N

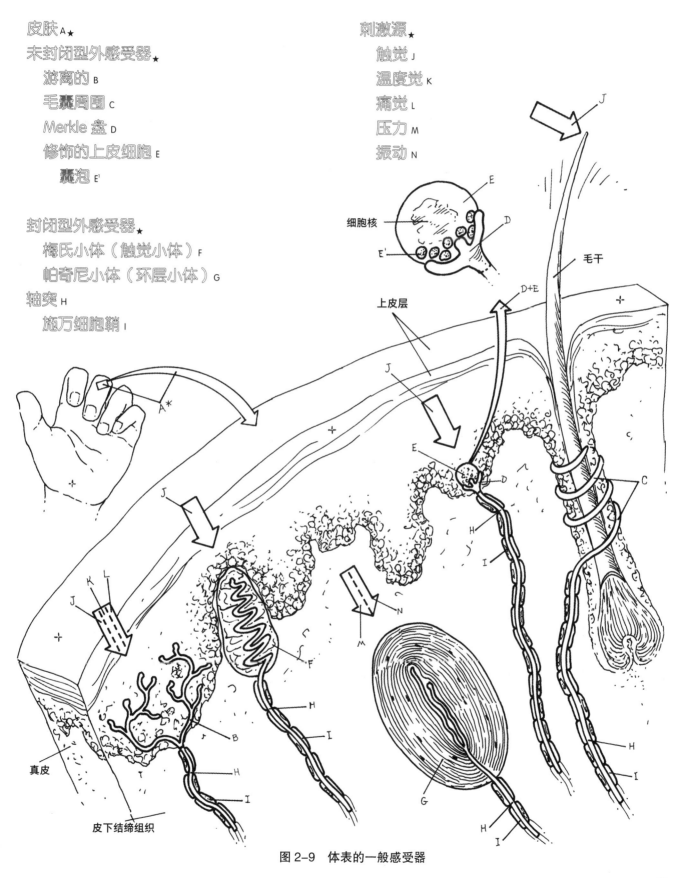

细胞核

毛干

上皮层

真皮

皮下结缔组织

图 2-9　体表的一般感受器

2-10
牵张感受器

肌肉、肌腱、韧带和关节需要特殊的感受器，以传递肌肉和关节的空间运动和位置信息。本节主要介绍两种本体感受器：神经肌梭或**肌梭**（A）和神经腱梭或**高尔基腱器**（J）。它们可接受分别来自自身肌肉和肌腱牵拉的刺激信号，并将这些刺激信号经脊神经和脑神经传递到中枢神经系统的特定区域，如小脑，以协调肌肉的活动。

请在图 2-10 的大图中用不同颜色涂出小标题 A—D、标题"梭内纤维"及其相关结构。涂色前请仔细规划配色方案。

四肢肌中存在大量的神经肌梭，尤其是在手和足的小肌肉中。肌梭是细长的、**结缔组织囊**（B）包裹的感受器，平均长度为 2～4 mm，平行排列于骨骼肌的可收缩部——肌腹。肌梭的中心部都含有一定量的液体，使其外观饱满。每个肌梭内一般含有 2～12 条细长的特化的骨骼肌纤维，称为梭内纤维。与梭外纤维不同的是，梭内纤维更细小，其收缩只能使肌梭产生张力，不能引起关节运动。梭内纤维有两种类型：**核袋纤维**（C）和**核链纤维**（D）。前者中段膨大似袋状，细胞核堆积在肌纤维中段，肌纤维向两侧延伸到结缔组织囊末端之外（即图中超出结缔组织囊的标记 C 所示），且收缩相对缓慢；后者的细胞核在肌纤维中段纵行排列成链，肌纤维末端一般不延伸至结缔组织囊外，而是附着于核袋纤维。

请在图 2-10 的大图中用不同颜色涂出标题"神经支配模式"，小标题 E—H[1] 结构及相关的轴突和末端。注意，α 运动神经元轴突（I）不涂色。

肌梭受感觉神经纤维和运动神经纤维的双重支配。感觉神经纤维（传入纤维）有两种类型：粗大的有髓鞘神经纤维（A 类，**初级传入纤维**，E）和细小的有髓鞘神经纤维（A 类，**次级传入纤维**，F）。前者到达肌梭后以环旋状末梢（E[1]）包绕并止于核袋纤维和核链纤维，而后者到达肌梭后以**花枝状末端**（F[1]）主要止于核链纤维。梭外肌做牵张运动时，肌梭的感觉神经纤维仅对此时梭内纤维的牵张刺激敏感，而对梭外纤维的收缩刺激不敏感。

运动神经纤维（传出纤维）是特化的、相对细小的有髓鞘传出纤维（A 类，**γ 传出纤维**，G），与梭外肌粗大的 α 运动神经元（I）纤维不同，γ 传出纤维有两种终末：一种是分布于核袋纤维和核链纤维的少量细小纤维，称为**尾纤维**（G[1]）；另一种是分布于核袋纤维末端的离散**终板**（G[2]）。此外，有些梭外肌的运动神经纤维——**β 传出神经**（H）可通过 β **终板**（H[1]）分布到核袋纤维出结缔组织囊末端之外的部分。γ 传出纤维接到中枢指令后，引起梭内肌收缩，进而导致传入神经末梢重新调整其对梭外肌和肌梭牵张活动的敏感性（见第 4-11 节和第 4-12 节）。

请在图 2-10 的左图中用不同颜色涂出标题"神经腱梭"，小标题 J—O 及相关结构。

神经腱梭（高尔基腱器）（J）是分布于大多数**肌腱**（N）的封闭型感受器。肌腱是**肌纤维**（O）非收缩性的末端，由大量结缔组织（胶原）纤维组成并附着于骨骼或其他肌腱。这些感受器外周是层层密布的**细胞鞘**（K），内部由大量相互交织的**胶原纤维**（L）构成，并与 **Ib 型传入纤维物**（M）交织在一起。因此，肌肉舒张与收缩可牵拉肌腱的原纤维，产生肌腱牵张力，进而刺激肌腱内部截留的神经纤维并产生动作电位。

牵张感受器.

肌梭 A
　结缔组织囊 B

梭内纤维 ★
　核袋纤维 C
　核链纤维 D

神经支配模式 ★
　初级传入纤维 E
　环旋状末梢 E¹
　次级传入纤维 F
　花枝状末梢 F¹
　γ 传出纤维 G
　尾纤维 G¹
　终板 G²
　β 传出神经 H
　β 终板 H¹
　α 运动神经元 -⊢-

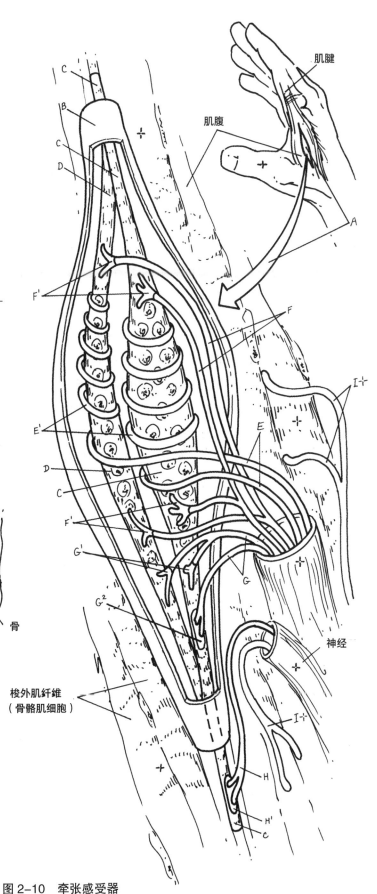

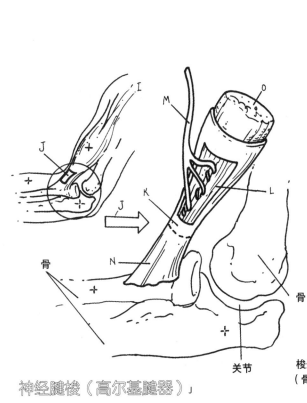

神经腱梭（高尔基腱器）J
囊 ★
　细胞鞘 K
感受器 ★
　胶原纤维 L
　Ib 型传入纤维物 M
肌腱 N
肌纤维 O

图 2-10　牵张感受器

2–11
肌梭 / 肌腱器官动力学

关于肌梭和神经腱梭的结构和神经支配模式已在前文叙述，本节主要关注**肌梭**（C）和**神经腱梭**（D）的功能。要想充分理解和完成本节内容，涂好图 2-10 是非常重要的。

本节给出了关于肌梭 / 神经腱梭活动状态的 6 幅图。每种活动都发生在肌肉的肌腱连接处下端（见右上方插图）。每幅图中都显示了与感受器相连的神经纤维全长，但只有在特定肌肉状况下活跃状态的纤维才需要涂色。

请用不同的颜色将小标题 A—D 及相关结构（C¹ 和 C² 结构除外）涂在图 2-11 的右上图。然后再将 A—D 相关所有结构涂于下面的 6 幅图中，注意图中梭外肌形态上的粗、细分别代表收缩和舒张，也要注意肌梭的紧张和松弛。各图的相同结构建议使用相同色调。然后将小标题 E—I 相关结构涂于这 6 幅图中。涂色时注意留意无色符号（-|-），涂色后要阅读核对相应的文本。

当受到外界刺激时，在 α 运动神经元（**α 传出神经**，H）的支配下，大量的**梭外肌**（A）纤维缩短，进入收缩状态（图 1）。**肌肉收缩**（A¹）使**肌腱**（B）紧张，引起骨骼运动。此时，梭外纤维的收缩使肌梭张力消失，梭内纤维传入终末的刺激信号消失，肌梭的**传入纤维**（E 和 F）无法传递信号。然而，肌腱内的神经腱梭被牵拉，可将神经冲动沿着**肌腱的传入纤维**（G）向脊髓传递。

如果肌肉被牵拉后再收缩（图 2），与前面的单纯收缩没什么不同。在牵拉期间，肌梭紧张，传入纤维终末开始发出刺激信号。然而，当梭外纤维收缩时，肌梭张力消失，传入纤维终末无法发出刺激信号。肌肉牵拉和收缩时的肌腱紧张，均可刺激神经腱梭。

当**梭外肌**（A²，图 3）持续受**牵拉**时，肌梭被拉伸，初级和次级感觉神经末梢都会发出神经冲动。研究表明，在持续牵拉期间，肌梭的次级传入纤维的传导速率较初级传入纤维快，这表明，在牵拉活动过程中**核链纤维**（C²）对长度变化的刺激比对速率变化的刺激更敏感。在肌肉的持续牵拉过程中，神经腱梭如上所述发出刺激信号，但是传出神经纤维无法传导。

当肌肉处于不同程度的牵拉或动态牵拉状态时（图 4），初级感觉传入神经的传导速率比次级感觉传入神经快得多。事实上，在肌肉的动态牵拉过程中，次级感觉传入神经的传导速率没有明显变化。这表明**核袋纤维**（C¹）比核链纤维对牵拉速率变化更敏感，而核链纤维似乎仅对牵拉本身敏感。为了说明这一点，图 4 中的次级传入神经（F）不需要涂色，或者可以十分清淡地涂一下，意味着该神经纤维虽然是活跃的，但它并不传导动态信息。

非常重要的是，当梭外肌长度发生变化时，中枢神经系统能够改变肌梭的敏感度，从而为全身骨骼肌的位置和空间活动持续不断地传递神经信号。它是通过神经系统的 γ 传出神经纤维实现的。当肌梭被牵拉时（图 5），传入神经末梢发出神经刺激信号，同肌腱的传入纤维一样（见第 4-7 节和第 4-8 节），这些刺激信号再经初级和次级传入纤维传向中枢。在随后的牵拉和收缩过程中，由 **γ 传出纤维**（I）发出神经信号，导致梭内纤维收缩，肌梭紧张，对环境刺激敏感性增强（图 4-12）。γ 传出纤维不仅在肌肉牵拉活动过程中发挥作用，也可能作用于肌肉收缩活动中（图 6），从而使整个肌肉活动的一连串动态信息能够不停地向中枢传递。

肌梭 / 肌腱器官动力学.

梭外肌 A ( )
    收缩状态 A¹
    牵拉状态 A²
肌腱 B
肌梭 C
    核袋纤维 C¹
    核链纤维 C²
神经腱梭 D
    初级传入纤维 E
    次级传入纤维 F

肌腱的传入纤维 G
α 传出纤维 H
γ 传出纤维 I

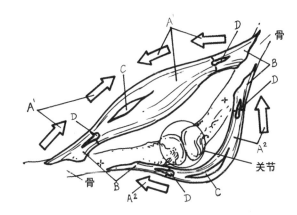

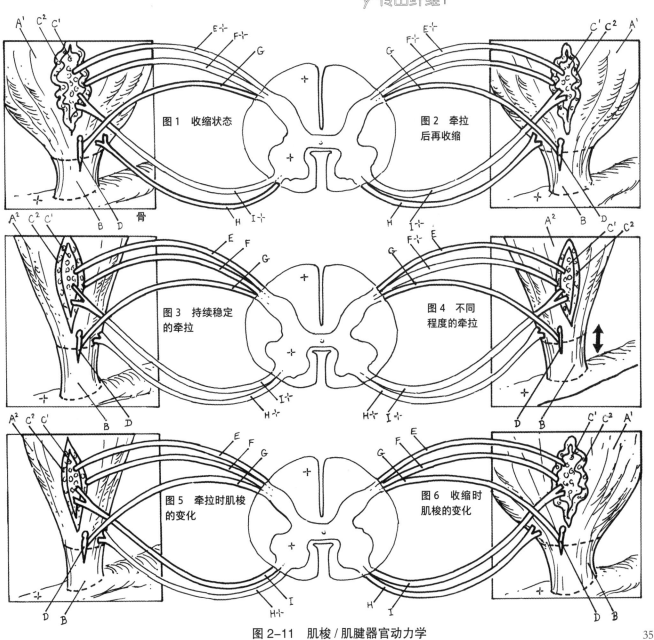

图2-11　肌梭 / 肌腱器官动力学

2-12
效应器：神经肌肉接头

神经末梢释放神经递质可引起骨骼肌收缩。肌肉和神经"接触"处称为神经肌肉接头或肌神经接头，这就是本节的主要内容。虽然本节内容仅限于骨骼肌的神经肌肉接头，但是内脏器官壁的平滑肌也有神经肌肉接头，其结构要相对简单。心肌的神经肌肉接头不太为人所知，但有些情况下它们与平滑肌相似。

请在图 2-12 的上两幅图中用不同颜色涂出小标题 A—E 及相关结构。对于同一字母编号不同上标所指结构，建议使用相同色调。

上面插图描绘的是臂部的**骨骼肌**（A）及其信号来源途径——**运动神经**（B）。中间插图描绘的是神经元发出的一支**轴突**（B^1），被**髓磷脂**（C）和**施万细胞**（D）包裹。轴突又发出**分支**（B^2），止于许多**肌细胞**（A^1，也称肌纤维）的**神经肌肉接头**（E）。一个轴突及其分支可以支配四到几百根肌纤维。一个运动神经元和它所支配的全部骨骼肌纤维构成一个运动单位。

请在图 2-12 的最下幅图中用不同颜色涂出小标题 B^3、G 及相关结构。

每个轴突分支都以**轴突末梢**（B^3）的形式止于每一条肌纤维上。最下面的那个圆形插图描绘的就是电镜下运动神经末梢及与其邻近的骨骼肌细胞膜局部，称为运动终板。在轴突分支抵达运动终板时失去髓鞘，但保留施万细胞，覆盖神经肌肉接头。从这个放大图可见，轴突末梢并没有进入肌纤维，而似乎是嵌入到与之相对的**肌膜**（A^2）凹陷中。

请在图 2-12 的最下幅图中用不同颜色涂出标题"运动终板"，小标题 A^2—A^5 及相关结构。突触间隙（H）相关区域不涂色。

轴突末端的**突触前膜**（B^5）是**神经元细胞膜**（B^4）的延伸，与相对的肌膜间有 20～60 nm 的间隙。这个间隙称**突触间隙**（H）。邻近突触间隙的肌膜卷曲凹陷入**肌浆**（A^4），称为**接头褶皱**（A^3）。相邻接头褶皱间的肌膜上有神经递质的**受体位点**（I）。

轴突末梢的**突触囊泡**（G）释放的神经递质经突触前膜释放到突触间隙，从而刺激相对的肌膜上的受体位点，使钠离子通道开放，通透性增加，钠离子内流致肌膜去极化，肌纤维收缩；分布于突触间隙的乙酰胆碱迅速被乙酰胆碱酯酶分解灭活，分解产物胆碱被轴突末梢重新摄取利用。该过程中信号传递和相关化学事件均由**线粒体**（F，F^1）供能。

重症肌无力等疾病常与神经递质的释放、摄取或清除功能失调有关，患者神经肌肉接头处肌膜上的受体位点较少，肌肉收缩力弱。

效应器：神经肌肉接头．

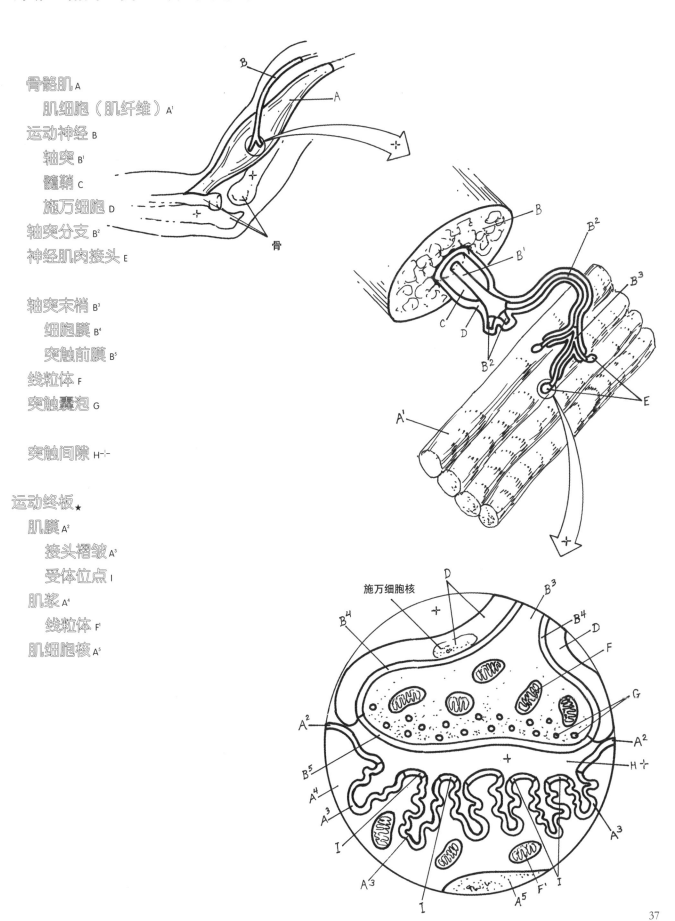

骨骼肌 A
　肌细胞（肌纤维）A¹
运动神经 B
　轴突 B¹
　髓鞘 C
　施万细胞 D
轴突分支 B²
神经肌肉接头 E

轴突末梢 B³
　细胞膜 B⁴
　突触前膜 B⁵
线粒体 F
突触囊泡 G

突触间隙 H⊹

运动终板 ★
　肌膜 A²
　　接头褶皱 A³
　　受体位点 I
　肌浆 A⁴
　　线粒体 F¹
　肌细胞核 A⁵

施万细胞核

图 2-12　效应器：神经肌肉接头

3-1
生命之初

首先我们来认识一下人类发展的第一阶段，这将会增进大家对神经系统生长发育和成熟的理解。

请在图 3-1 中用不同颜色涂出小标题 A—F^1 及相关结构。在给 A 结构涂色时，避免覆盖正在发育中的生殖细胞（B）、生殖细胞内的卵泡（C，C^1）和黄体（C^3），涂 A 和 E 结构时建议使用柔和的浅色。

与所有哺乳动物一样，人类的形成过程也发生在母体的生殖系统中。**卵巢**（A）近似杏仁体样大小和形状，位于骨盆深处并由韧带支撑固定，是**生殖细胞**（B）发育的场所，生殖细胞将进一步成熟为受精时的卵子。女性出生前卵巢内有数十万个生殖细胞，在 35~40 年的育龄期内只有几百个生殖细胞发育成熟。通过卵巢内的一系列准备工作，生殖细胞周围的细胞发育分化成一个结实的**发育中的卵泡**（C）或细胞球。随后，生长卵泡内很快形成了一个包绕生殖细胞的卵泡腔，腔内是卵泡液。这时的卵泡称为**格拉夫（Graafian）卵泡**或**成熟卵泡**（C^1）。随着成熟卵泡体积增大，不断突向卵巢表面，并排出包裹在透明带（图中未显示）内的未成熟的生殖细胞和**卵细胞**（C^2）。这个过程被称为**排卵**（D）。其余卵泡分化成一个富含脂肪的腺体样结构，称为**黄体**（C^3），其主要功能是分泌生殖系统在特定时段内必需的激素。

覆盖于卵巢表面的**卵巢伞**（E^1）可摆动、引导排出的卵细胞进入**输卵管**（E）。此时，通过输卵管内表面纤毛向子宫腔的定向摆动力和管壁平滑肌的收缩，将生殖细胞向子宫（I）输送。在输卵管的壶腹部，单个**精子**细胞（F^1）穿透卵细胞的过程，称为**受精**（F）。通过受精，父系基因和母系基因融合，这在个体发育过程中具有关键意义。

请在图 3-1 中用不同颜色涂出小标题 G—N 及相关结构。建议胚胎（G—G^2 结构）使用同一颜色的不同色调，I 结构使用浅色。

在受孕后的第 24~30 小时，受精卵发育分裂成两个子细胞（卵裂球），两个子细胞形成一个 **2 细胞胚胎**（G），第 40~50 小时再次分裂成 **4 细胞胚胎**（G^1），约第 60 小时再次分裂成 **8 细胞胚胎**（G^2）。随着分裂进程继续，大约第 72 小时形成一个很小的多细胞球，称为**桑椹胚**（H）。在此期间，只是卵裂细胞数量增加而体积大小没有明显生长。

到达 32 细胞期时，卵裂球内的这些小细胞开始形成一个中空的球形体，称为**囊胚**（J）。囊胚的外细胞层构成**滋养层**（N）。滋养层通过与子宫内膜及其血管紧密结合形成胎盘，以滋养胚胎的发育。附着在囊胚内一侧的一群细胞称为**内细胞团**（K）。这些细胞大部分很快变平形成胚盘，胚盘起初包括两层，即**未来的外胚层**（也称上胚层，L）和**未来的内胚层**（也称下胚层，M）。其中，未来的外胚层将来发育形成表皮及其附属结构，以及神经系统，这是我们接下来要重点探讨的内容。

由胚盘外胚层发育而来的第三胚层（中胚层）对神经管形成的影响将在下节讨论。

生命之初 .

卵巢 A
　发育中的生殖细胞 B
　发育中的卵泡 C
　成熟卵泡 C¹/ 卵细胞 C²
　黄体 C³
　排卵 D

输卵管 E
　卵巢伞 E¹

受精 F
　精子 F¹

2 细胞胚胎 G
4 细胞胚胎 G¹
8 细胞胚胎 G²

桑椹胚 H

子宫 I

囊胚 J
　内细胞团 K
　　胚盘 ★
　　未来的外胚层 L
　　未来的内胚层 M
　滋养层 N

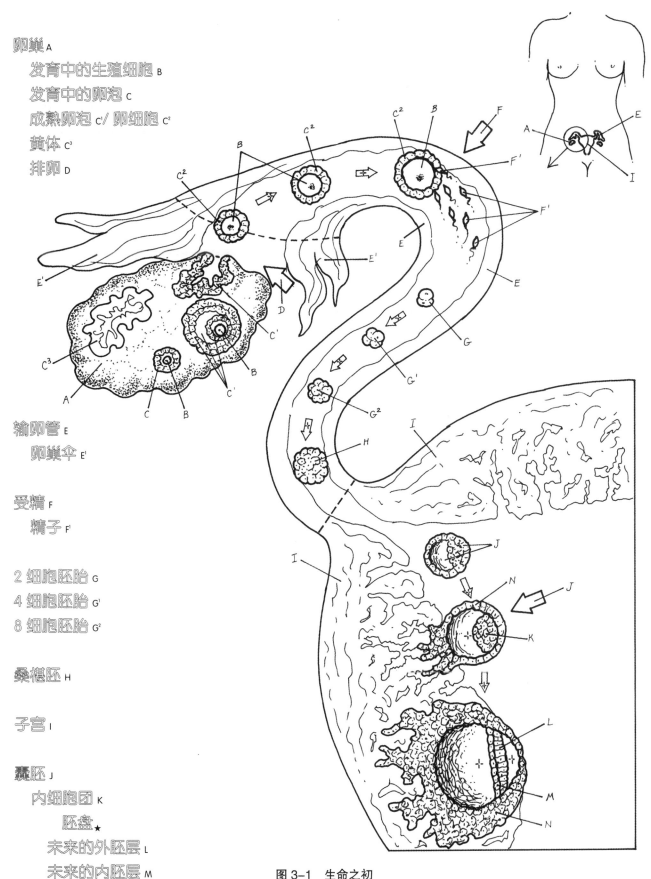

图 3-1　生命之初

3-2
神经管的形成

胚盘分化从两胚层到后来的三胚层（外胚层、中胚层和内胚层），是人体全身各器官发育的基础。本节着重介绍神经管的形成，完全发育的神经管将进一步分化发育为脑和脊髓。

若图 3-2 中某些结构与图 3-1 中 L 和 M 所示结构相同，则使用与图 3-1 中 L 和 M 相同的颜色。该图中没有下标为字母 N 的结构。请在这 6 幅图中用不同颜色涂出标题"胚盘"，小标题 L—O 及相关结构，标题"中胚层分化"，小标题 O^1—O^2 及相关结构。对于相同下标字母但不同编号所示结构，建议使用相同颜色的不同色调。

在此，需要回顾一下图 3-1 中由早期胚盘的内细胞团分化而来的**未来的外胚层**（L）和**未来的内胚层**（M）。新分化的细胞从外胚层的下面分离，形成第三胚层，即**中胚层**（O）。一些中胚层细胞向中轴靠拢分化形成绳状**脊索**（O^1），而其他中胚层细胞向两侧横向分化形成**体节**（O^2），是肌肉和骨骼的前体细胞。在随后的发育过程中，脊索将形成椎间盘的中央部（髓核，图中未显示）。

大约胎龄 16 天，脊索诱导其上单层覆盖的外胚层结构改变，形成多层新分化的细胞板，即**神经板**（A，小图 2），它将是整个神经系统的来源。

请在这 6 幅图中用不同颜色涂出标题"神经外胚层分化"，小标题 A—F 及相关结构。在给 E 和 F 结构涂色时请慎重选择颜色，因为后续内容中的相同结构会再次用到这些颜色。F 结构有必要使用柔和的浅色。

早期神经管沿着神经板（A，小图 2）中轴发育下陷，形成**神经沟**（B^1，小图 3 和小图 4）。下陷的神经沟使两侧形成弯向背侧的**神经褶**（B^2），随着神经沟的不断加深（小图 4），两侧的神经褶越长越高，最后愈合形成**神经管**（E，小图 5），脱离上方的外胚层，形成了**神经管腔**（F，小图 5）。

在神经管形成过程中，一团特殊的细胞从神经褶脱落，呈薄层、不规则排列于神经管与其上两侧的外胚层之间（小图 5），这些细胞称**神经嵴细胞**（C）。它们将向神经管两侧迁移，沿着神经管长轴成群分布，这部分内容将在第 3-5 节讨论。

未完全发育成熟的神经管的两末端有两个临时开口：**前神经孔和后神经孔**（D、D^1，小图 6）。这是因为两侧神经褶的愈合过程是从胚盘中心开始的，随后就像两个彼此远离的拉链一样，神经褶分别向前（头端）、后（尾端）方向愈合，直至最后神经孔闭合。如果神经孔无法正常闭合，则会发生神经系统畸形。前神经孔闭合失败会导致致命的无脑畸形（脑形成缺陷，图中未显示）；后神经孔闭合缺陷会导致各种脊柱结构异常（图中未显示），包括无脊柱畸形和脊柱裂等。

神经管的形成.

胚盘★
　未来的外胚层 L
　外胚层 L'
　未来的内胚层 M
　内胚层 M'
　中胚层 O

中胚层分化★
　脊索 O'
　体节 O²

神经外胚层分化★
　神经板 A
　神经管的发育 B
　　神经沟 B'
　　神经褶 B²
　神经嵴 C
　前神经孔 D / 后神经孔 D'
　神经管 E
　　神经管腔 F

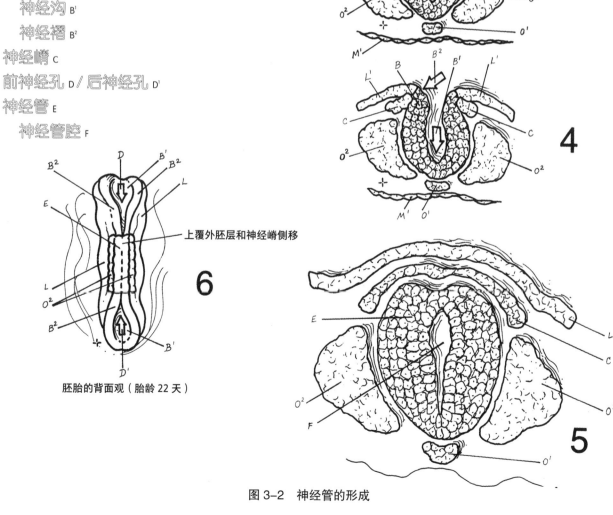

胎盘膜 M

尾侧切开的胚盘
（胎龄 16 天）

上覆外胚层和神经嵴侧移

胚胎的背面观（胎龄 22 天）

图 3-2　神经管的形成

3-3
神经元的起源

脑和脊髓（中枢神经系统）的所有细胞均由**神经管**（E）壁发育而来。构成神经管的神经外胚层细胞称为**神经上皮**（A），它们经有丝分裂能够产生1000多亿神经元和神经胶质细胞。除了少数特殊区域外，出生后神经元不可再生。本节我们着重探讨胚胎时期神经管的神经上皮是如何形成神经元的。

在本节接下来的篇幅中，下标字母的分配会最大可能地满足整个神经系统发育过程中结构概念的连续性。因此，在好多篇幅中会看到贯穿始终的一些结构使用相同下标字母，并且可能的话尽量涂相同的颜色。

若图 3-3 中某些结构与前图中 E 和 F 所示结构相同，则使用与前图中 E 和 F 相同的颜色。请用不同的颜色将 E—E¹ 所示结构尽可能地涂于图 3-3 右上角插图、神经管左半切图及其再往左侧的放大图中，然后再涂成神经细胞（G）所示结构。在涂色前请先仔细阅读以下段落。

神经上皮（A）出现于胎龄 23 天的**神经管腔**（F）和其外的**室管膜**（E¹）间。此时，神经上皮细胞在有丝分裂（**有丝分裂细胞，A¹**）和合成遗传物质 DNA（**DNA 合成细胞，A²**）之间交替活动。在任何特定的细胞分裂周期中，神经上皮细胞分裂产生的子细胞的细胞核从神经管腔向室管膜移动（**核移动，B**）。然后，细胞核合成遗传物质 DNA，这时称为 DNA 合成细胞，其细胞核再移动向神经管腔，变为有丝分裂细胞。这样往复的循环分裂周期需要 5～24 小时。一旦这种分裂周期停止，神经上皮细胞就开始分化为**成神经细胞**（G）。大概在胎龄 35 天时，这些成神经细胞就开始从神经管腔向外周迁移。

接下来再涂神经管右半切图及其再往右侧的放大图，还有神经元（H）所示结构。

随着成神经细胞从神经管腔向外迁移，神经上皮层逐渐变小，外迁的成神经细胞形成一个新的**外套层**（C），将发育成为脊髓和脑的灰质（主要是神经元胞体和树突）。此时，成神经细胞已发育成熟为**神经元**（H）。发育中的神经元的轴突向外延伸和迁移形成神经管的最外层或**边缘层**（D），这将发育成为脊髓和大部分脑的白质。术语"白质"反映了边缘层的外观，因为其轴突大部分被白色脂质材料（髓磷脂）包裹。

神经元的另一起源就是第 3-5 节中即将探索的神经嵴细胞。

神经元的起源.

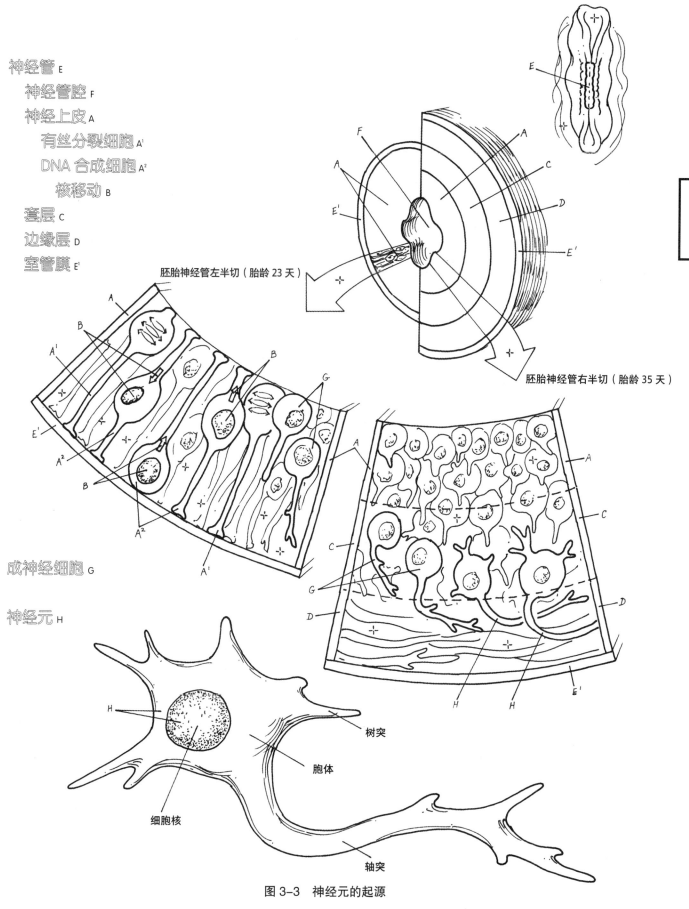

胚胎神经管左半切（胎龄 23 天）

胚胎神经管右半切（胎龄 35 天）

树突

胞体

细胞核

轴突

图 3-3　神经元的起源

3-4
神经胶质细胞的起源

神经胶质细胞（回顾第 2-6 节）构成了中枢神经系统的大部分，而且数量远远超过我们更熟悉的神经元。本节主要介绍发育中的神经管的神经上皮是如何分化产生神经胶质细胞的。其中，卫星细胞和施万细胞起源于神经嵴细胞（见第 3-5 节），此处不再介绍。小胶质细胞（图中未显示）起源于中胚层，并且可能迁移至发育中的神经管以发挥吞噬功能。

请按照图 3-3 的配色方案涂出图 3-4 中小标题 E— E^1 及相关结构。涂色顺序同前，从右上方的插图开始，依次是神经管左半切图及其再往左侧和中间的两个放大图。然后，在中间的放大图中涂出标题"神经胶质细胞"下小标题 H 和 H^1 及相关结构。

在胎龄 23 天时，神经胶质细胞与神经元无法区分，因为二者都起源于**神经管（E）**的**神经上皮（A）**。神经胶质细胞的发育过程，同神经元一样遵循**有丝分裂细胞（A^1）→ DNA 合成细胞（A^2）→核移动（B）**的分裂周期，但神经胶质细胞需要的时间更长。大约当新生的成神经细胞开始向外迁移形成**套层（C）**时，随着神经管变厚，原始神经胶质细胞（**成胶质细胞，H**）通过保持与**神经管腔（F）**表面及其外的**室管膜（E^1）**的连接而使自身延长。

这些成神经胶质细胞大多数会发育成为**放射状成胶质细胞（H^1）**，呈轮状排列在神经管样辐条周围。这样，它们可能引导成神经细胞向神经管外的套层和**边缘层（D）**迁移（回顾第 3-3 节）。

接下来再涂神经管右半切图。注意，此时最内层是室管膜（G）而不是图 3-3 的神经上皮（A）。此处我们关注的是神经胶质细胞在原始神经管的室管膜层或神经上皮最内层的发育，而图 3-3 中我们关注的是神经元在整个神经上皮层的发育。**给小标题 G^1、I、J 和 K 及相关结构涂色时，先涂神经管右半切图再往右侧的放大图，随后涂下方的单个神经胶质细胞。**

随着放射状成胶质细胞进一步成熟，它们开始失去与神经管腔表面及其外室管膜的连接。但少数仍连于神经管腔表面形成**室管膜细胞（G^1）**。这些室管膜细胞又形成单层细胞厚度的**室管膜层（G）**，衬在脊髓中央管腔和脑室腔的内面。绝大多数细长的成胶质细胞聚集在不断扩大的套层内，发育成为单极或双极细胞，然后很快分化成成熟的神经胶质细胞：**原浆性星形胶质细胞（I）、纤维性星形胶质细胞（J）和少突胶质细胞（K）**。

神经胶质细胞的起源.

神经管 E
　神经管腔 F
　神经上皮 A
　　有丝分裂细胞 A¹
　　DNA 合成细胞 A²
　　　核移动 B
　室管膜层 G
　套层 C
　边缘层 D
　　室管膜 E¹

神经胶质细胞 ★
　室管膜细胞 G¹
　成胶质细胞 H
　　放射状成胶质细胞 H¹
　原浆性星形胶质细胞 I
　纤维性星形胶质细胞 J
　少突胶质细胞 K

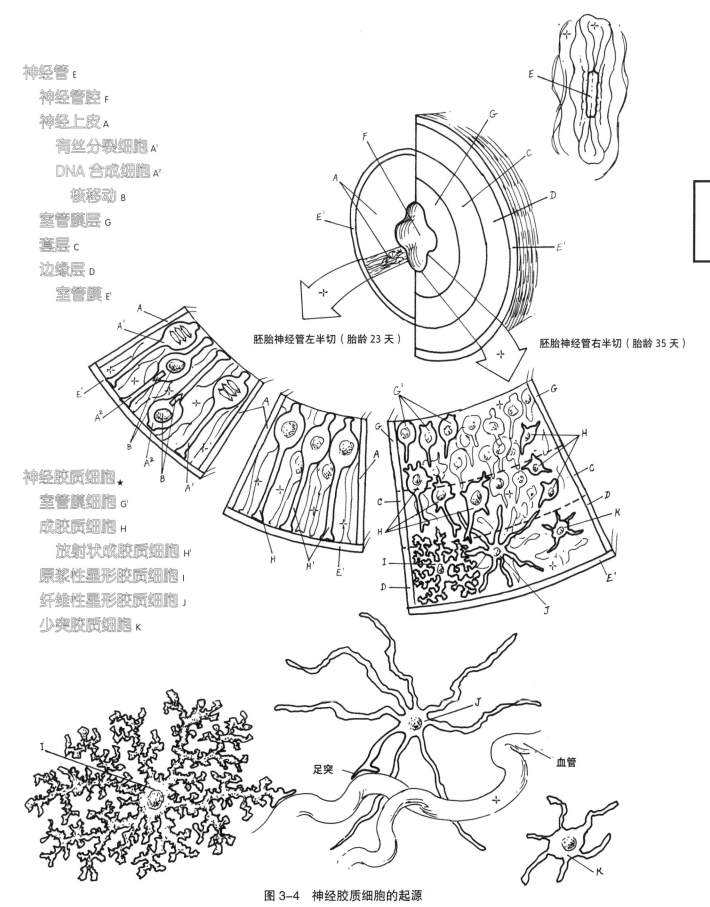

胚胎神经管左半切（胎龄 23 天）

胚胎神经管右半切（胎龄 35 天）

足突　血管

图 3-4　神经胶质细胞的起源

3-5
神经嵴的命运

　　神经嵴细胞（A，回顾第 3-2 节）可迁移到身体的各个部位，迁移过程中它们形态改变，并发育成熟以发挥特定的作用。本节主要介绍神经嵴细胞的迁移模式。

　　请在图 3-5 最上方的插图中用不同的颜色涂出小标题 A 和 A^1 及相关结构和箭头。然后在中间的两幅大插图中涂出标题"神经嵴的衍生结构"和小标题 B—C 及相关结构。

　　许多神经嵴细胞在胚胎早期就开始从神经管附近的细胞带向外周迁移；而其他未迁移的细胞则依旧于未来中脑到未来脊髓末端的神经管周围呈带状分布，这些细胞群被称为脑神经节和**脊神经节**（B，也称**后根神经节**），并且主要发育为脑神经和脊神经的**感觉神经元**（B^1）**胞体**（B^2）。这些神经元属于假单极神经元（回顾第 2-3 节），其胞体发出的中枢突伸向神经管，发出的周围突连于感觉受体。下部大插图仅显示了一个感觉神经元及其感觉性后根。事实上，每个感觉性神经根均包含数千个感觉神经元。神经嵴的衍生结构也会围绕感觉神经元胞体并形成**卫星细胞**（C）。这些卫星细胞是神经胶质细胞的一种，可为神经元提供物理和化学支持。

　　请在图 3-5 中间的两幅大插图中用不同的颜色涂出小标题 D—D^3。先从上部插图的 D^1 细胞开始，然后到相关箭头 A^1，再到 D^2 细胞和相关箭头，以及原始消化管周围的箭头和细胞（D^3）。最后转到下部插图涂交感神经链、神经和动脉周围的 D^1 和 D^2 细胞。

　　神经嵴细胞和神经管的前灰质形成一系列运动神经元。在脊髓发育过程中这些神经元的胞体成串聚集在脊髓的两侧和脊神经节的前面，形成**椎旁（交感）神经节**（D^1，见下面大插图）。随后，脊柱（图中未显示）形成并包围脊髓及其脊神经根，使它们与两侧的椎旁神经节链分离。有些神经嵴细胞从椎旁神经节链继续向前迁移，很快到达脊柱前方的腹主动脉（腹腔的主要动脉），在腹主动脉分支的周围形成大量多极胞体，称为**椎前（交感）神经节**（D^2，见下面大插图）。

　　还有一些神经嵴细胞迁移到腹腔和盆腔器官壁内，形成数小团多极运动神经元，称为**壁内（副交感）神经节**（D^3，见上面大插图）。其他神经嵴细胞迁移形成头部的副交感神经节（图中未显示）。这些神经节内的（节后）神经元与脊髓和脑内的部分（节前）运动神经元形成突触联系，支配整个人体的平滑肌和某些腺体。

　　请在图 3-5 中用不同的颜色涂出小标题 E 和 F。先涂上部大插图中神经管外侧的细胞（E），再在下部大插图中脊神经外周涂出它们的衍生结构（E）。最后在上部大插图中涂出细胞（F）和相关箭头（A^1），在左下方的框图涂出它们的衍生结构（F）。

　　施万细胞（E）是一种周围神经胶质细胞，其沿着轴突迁移并包裹在轴突表面（见下页下方插图）形成独立的鞘。大多数施万细胞由神经嵴细胞分化而来，有些可能通过脊神经的运动根由神经管产生。在周围神经系统中施万细胞的主要功能就是包裹在某些轴突周围形成髓鞘。

　　另有一些神经嵴细胞从**椎前（交感）神经节**（D^2）向外侧迁移进入正在发育的肾上腺皮质，占据腺体的中心位置，构成**肾上腺髓质**（F）。这些细胞能够释放化学物质（如肾上腺素），其作用与交感神经相似（如增加心率等）。

神经嵴的命运.

神经嵴细胞 A
  迁移路径 A'
神经嵴的衍结构 ★
  脊神经节 B
  感觉神经元 B'
  胞体 B²
卫星细胞 C
VNS 神经节 D（）
  椎旁（交感）神经节 D'
  椎前（交感）神经节 D²
  壁内（副交感）神经节 D³
施万细胞 E
肾上腺髓质 F

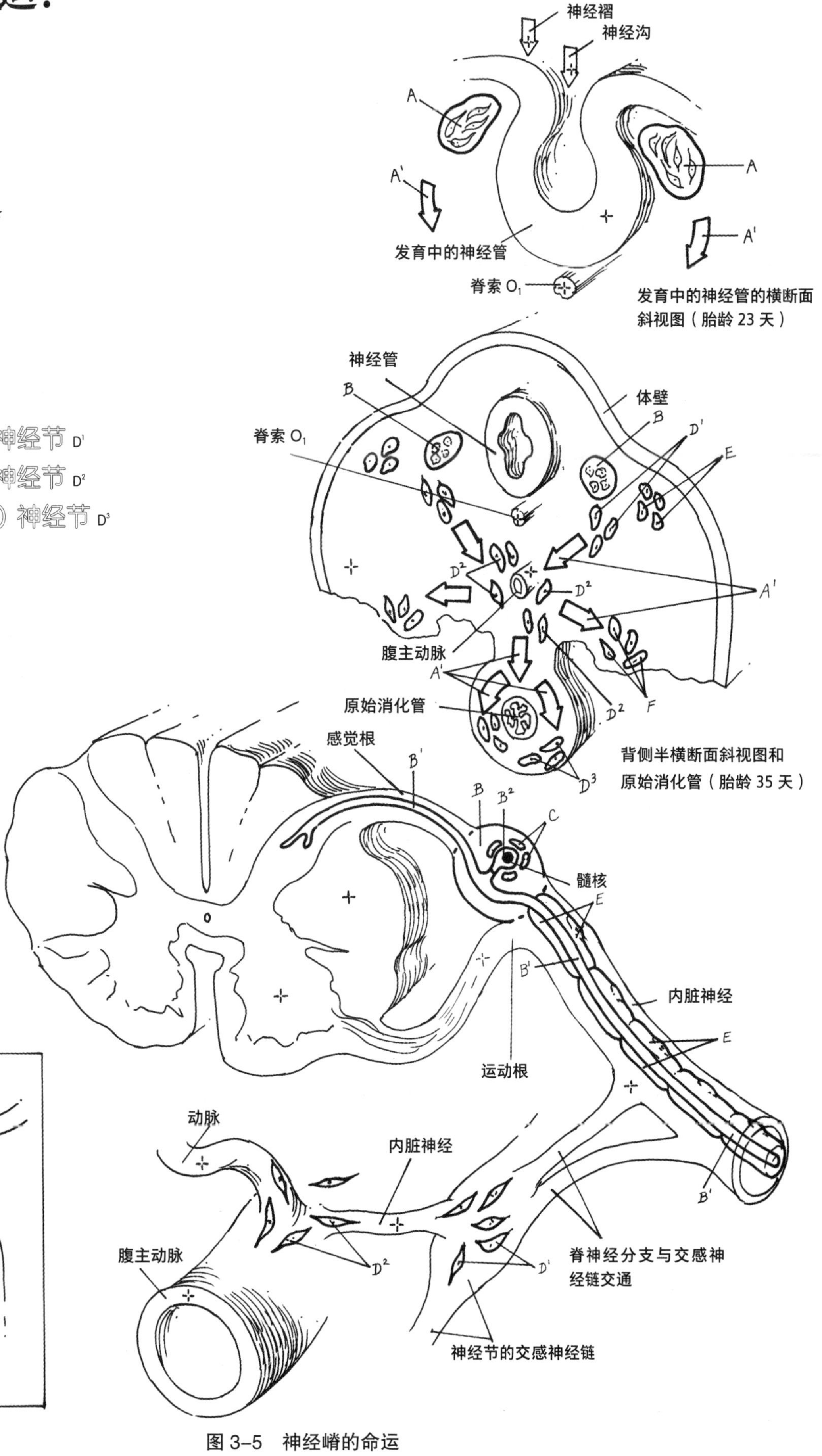

神经褶
神经沟
A
A'
A
A'
发育中的神经管
脊索 O₁
发育中的神经管的横断面
斜视图（胎龄 23 天）

神经管
体壁
B
B
D'
E
脊索 O₁
D²
A'
D²
腹主动脉
A'
原始消化管
D²
F
D³
背侧半横断面斜视图和
原始消化管（胎龄 35 天）

感觉根
B'
B
B²
C
髓核
E
B'
内脏神经
E
B'
运动根

成熟脊髓、脊神经和脊神
经根的横断面的斜视图

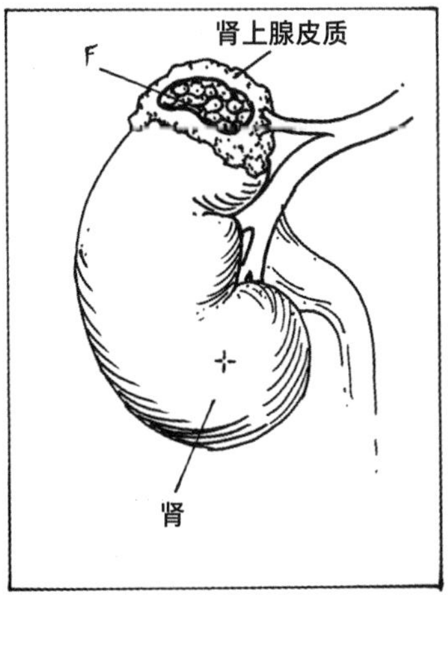

肾上腺皮质
F
肾

动脉
内脏神经
腹主动脉
D²
D'
B'
脊神经分支与交感神
经链交通
神经节的交感神经链

图 3-5 神经嵴的命运

3-6
脊髓的形成

神经管持续的发育变化导致脑和脊髓出现。神经管大部分区域的发育分化是有基本模式规律的，这也是特定区域发育形成新结构的参考依据。本节主要介绍**脊髓**（E）的发育，即神经管下 2/3 段的发育。

请在图 3-6 的上面两幅图中用不同的颜色涂出小标题 E、F、G 和 A，标题"套层"下 B—D 所示结构。D、E、F 和 G 结构与图 3-4 中的对应下标所示结构使用相同颜色。

发育中的神经管具有一个大的**中央管**（神经管腔，F），内衬**室管膜层**（G）。中央管的内面出现了左右两条纵行凹陷，即**界沟**（A），它是神经管套层的前方（腹侧部）**基板**（C）和后方（背侧部）**翼板**（B）的分界。界沟从脊髓下端一直延伸至中脑，在中脑以上不太明显。第 3-3 节和第 3-4 节中提到，套层是由从神经上皮层迁移至其外周的成神经细胞和成胶质细胞构成的。但是，翼板的神经元与外周感受器向脑和脊髓的信息传入（感觉性）有关。基板的神经元与脑和脊髓向人体肌肉和腺体的信息传出（运动性）有关。

神经管的**底板**（H）和**顶板**（I）缺乏原始神经元，仅包含神经胶质细胞。**边缘层**（D）是神经元的突起逐渐增长并向套层外周的脊髓上下延伸而形成的（再回顾一下第 3-3 节和第 3-4 节）。

请在图 3-6 的下面两幅图中用不同的颜色涂出小标题 E^1—G^1，标题"灰质"，小标题 B^1—K 及相关结构和箭头。对于相同下标字母但不同编号的结构，建议使用相同颜色的不同色调。

相对于周围组织，**脊髓**（E^1）的**中央管**（F^1）比神经管的管腔小得多，但它仍保留有**室管膜层**（G^1）。

后方（背侧部）的翼板增厚，沿着脊髓中线两侧形成两组连续的神经细胞柱。在横切面上观察，每个细胞柱似号角状，被称为脊髓灰质的**后**（或背）**角**（B^1）。后角主要与神经信号的传入和相关功能有关。

前方（腹侧部）的基板形成脊髓灰质的**前**（腹侧）**角**（C^1）、**侧角**（C^2）和中间的**灰质连合**（C^3）。前角与神经信号的传出（支配骨骼肌的运动）有关，根据所在脊髓平面不同，其大小和形态也不尽相同。侧角仅限于脊髓的中段（胸髓和腰髓），与内脏神经系统的活动有关，主要由内脏传出神经元（支配平滑肌和腺体的活动）组成。灰质连合存在于全部脊髓，由连接两侧的无髓鞘轴突组成。

神经管的边缘层分化形成脊髓的**白质**（D^1）和大部分脑的**白质**（D^1）。脊髓后部的白质被由神经胶质细胞和软脑膜的结缔组织构成的**后正中隔**（J）分隔成左、右两部分。除了中间一小块由有髓鞘轴突构成的**白质前连合**（D^2）外，脊髓前部的白质也被**前正中裂**（K）分隔成左、右两半部分。颈髓的前正中裂内有脊髓前动脉经过（图 3-6 中未显示，见图 9-13）。

脊髓的形成.

脊髓 E
　神经管腔 F
　室管膜层 G
　界沟 A
　套层 ★
　　翼板 B
　　基板 C
　　底板 H
　　顶板 I
　　边缘层 D

脊髓 E'
　中央管 F'
　室管膜层 G'
　灰质 ★
　　后角 B'
　　前角 C'
　　侧角 C²
　　　灰质连合 C³
　白质 D'
　　白质连合 D²
　后正中隔 J
　前正中裂 K

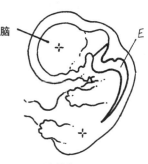

胎龄约 35 天

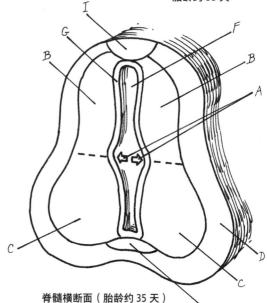

脊髓横断面（胎龄约 35 天）

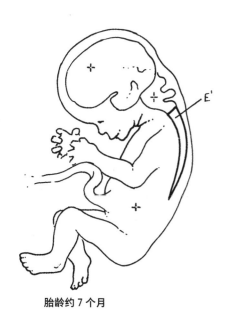

胎龄约 7 个月

脊髓横断面（胎龄约 7 个月）

图 3-6　脊髓的形成

3-7
脑的形成

本节主要讲述神经管上 1/3 段（**未来的脑，E**）的分化发育。不像脊髓一样，翼板和基板分化相对均匀；脑发育过程中，翼板衍生结构显著增加，而与运动相关的基板衍生结构则不然。占脑总质量 80%～90% 的大脑半球，在起源上完全是感觉性的。

请在图 3-7 的小图 1 中用不同的颜色涂出小标题 E、D 和 D¹ 及相关结构，与图 3-2 中的对应下标所示结构使用相同颜色。然后在小图 1～小图 5 中涂 F 所示管腔，本节中所有脑的神经管腔使用同一种颜色。

胎龄 3 周时，神经管的头段开始沿其长轴出现一系列膨大，**神经管腔**（F）尚未闭合，两端可见**前神经孔、后神经孔**（D 和 D¹，小图 1）。到胎龄 4 周末，神经管腔基本闭合。后续整个脑的生长发育在一定程度上主要体现为脑室腔的变化（小图 1～小图 5）。

先在图 3-7 的小图 2 中用不同的颜色涂出标题"脑"和三大脑区的 A、J 和 L 及相关结构，然后在小图 2～小图 5 中涂出前脑的 B—I 所示区域和管腔，对于同一个结构，涂完所有小图后再涂下一个结构。涂 C 和 G 区域时可用各自的颜色以点或交叉阴影线覆盖已涂过的脑室（F）。

脑发育形成三个明显的球形脑泡（小图 2）：**前脑**（A）、**中脑**（J）和**菱脑**（L）。除了极少数结构外，如前脑的松果体（图中未显示），每个脑泡都将发育形成双侧的结构。早期的解剖学家称前脑（forebrain）为**前脑泡**（prosencephalin，A）。前脑泡很快发育分化为三部分：两部分形成**端脑**（C，小图 3），另一部分形成**间脑**（G）。前

脑泡头端的成对脑泡从中线上的间脑向两侧突出。早期端脑中线上最前端的壁叫**终板**（B，小图 2～小图 4）。终板是原始神经管最前端的部分，代表了封闭前神经孔（D¹）的组织类型。从脑发育的正中切面（图 5-26）上可见，它是脑泡发育为巨大**大脑半球**（C¹）的基准或参考点。该区的神经管腔发育形成**侧**（第一和第二）**脑室**（F + C，小图 3、小图 4）。

间脑在发育过程中可能会受增生的大脑半球的挤压，最明显的就是其脑室腔——**第三脑室**（F+G，小图 3）变得相对扁平。从间脑腹侧面生长出的**视柄**（H，小图 3）扩大形成**视杯**（I），其进一步分化发育形成视网膜和视束。

涂完小图 2～小图 5 中所有剩余下标字母所示结构、管腔和箭头。

中脑被早期的解剖学家称为**中脑泡**（J），没有进一步分裂。该区的脑室腔仍然保留其管状特征，称为**中脑水管**（F+J，小图 3、小图 4）。在脑的快速和不对等生长发育期间（主要是大脑半球），中脑部向后弯曲形成**头曲**（K，小图 2、小图 4 和小图 5）。

菱脑被早期的解剖学家称为**菱脑泡**（L），并演变为头侧的**后脑**（M）和尾侧的**末脑**（O）。菱脑内的管腔演变为**第四脑室**（F+M 和 F+O，小图 3～小图 5）。渐增的头曲使后脑前面暂时出现了一个反方向的向前弯曲，叫**脑桥曲**（N，小图 5）。弯曲形成的膨大部为后脑的脑桥。另一个弯曲出现在末脑和更靠尾侧脊髓之间，称为**颈曲**（P，小图 4、小图 5）脑发育过程出现的这些弯曲有助于使快速生长的脑和缓慢增长的颅腔相适应。

脑的形成.

脑 E
　前神经孔 D/ 后神经孔 D'
　神经管腔 F

脑 ★
前脑 A
　终板 B
　端脑 C/ 大脑半球 C'
　　侧脑室 F + C

　间脑 G
　　第三脑室 F + G
　　视柄 H
　　视杯 I

中脑 J
　中脑水管 F + J
　头曲 K

菱脑 L

　后脑 M
　　第四脑室 F + M
　　脑桥曲 N

　末脑 O
　　第四脑室 F + O
　　颈曲 P

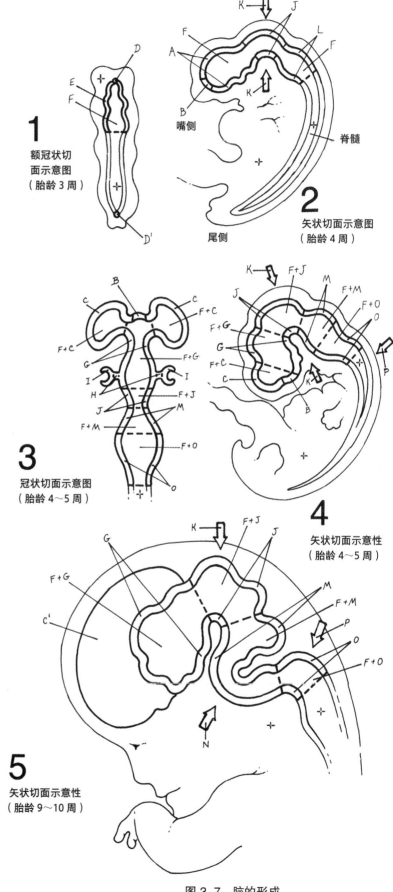

图 3-7　脑的形成

3-8
脑壁发育：脑干

本节主要介绍脑泡壁和脑泡腔的主要衍生结构的发育过程（端脑除外）。相对于扩展的端脑，下四个囊泡呈茎干状，除小脑外其余三部分被称为脑干。本节展示了该区 4 个平面的横截面图。每个横截面图的右半侧涂翼板和基板分布，左半侧涂主要衍生结构。

请按照图 3-6 中 F、A、B、C 和 I 及图 3-7 中 O、M、J 和 G 所示结构的配色方案给图 3-8 中对应的相同结构涂色。室管膜层（D）的配色采用图 3-6 中该层的颜色。先在最上面的插图中涂标题"脑干的衍生结构 / 小脑"下的主要结构 O、M、J 和 G，以及横截面线（代表下图的横截平面）和每个横截面上方的字母。然后在横截面图中涂脑室管腔（F）至顶板（I）的相关结构和箭头，从 O 截面开始。对于同一个结构，涂完所有可用的图后再涂下一个结构。注意，顶板和室管膜一起时采用两种颜色。

随后的发育期间，脑干**神经管腔**（F）的大小和形态在各部不同，内衬覆**室管膜层**（D）。除**中脑**（J）外，脑干脑泡的**顶板**（I）基本上就是室管膜（I＋D）。在**末脑**（O）、**后脑**（M）和**间脑**（G）中，室管膜层逐渐与神经管周围覆盖的软脑膜中的小血管（图中未显示）相连，共同形成**脉络丛**（E），是脑脊液产生的部位。

神经管内两侧的纵形**界沟**（A），一直延伸到脑干，将神经管的套层分为后方（背侧）的**翼板**（B）和前方（腹侧）的**基板**（C）。翼板发育演变成感觉区和一些运动区，端脑除外；基板发育演变成运动区。除了个别区域外，顶板和底板处都没有神经元。翼板和基板都是双侧的，本节的横截面图仅显示了一侧。

请在各个横截面图中涂出各部脑干（O、M、J 和 G）下的相关结构和箭头，再涂上部的矢状切面图。

在生长发育期间，末脑向两侧扩展，牵拉顶板成薄膜状。大多数情况下，翼板区形成与该区脑神经相关的感觉神经核柱，基板形成运动神经核柱。末脑最后发育演变成**延髓**（O¹），与第Ⅷ～Ⅻ对脑神经（图中未显示）相连。

后脑从前半部顶板和部分翼板发育演变成**小脑**（M¹）。基板的细胞团形成脑桥核，其轴突弯向脑干的两侧并伸入小脑，这样形成了**脑桥**（M²）。第Ⅴ、Ⅵ、Ⅶ对和部分第Ⅷ对脑神经核（图中未显示）发育形成于后脑。

在**中脑**（J），翼板形成**四叠体**（J¹），基板内是来自前脑的大量下行轴突形成**大脑脚**（J³）。翼板和基板的中心部位称为（大脑）**被盖**（J²），形成大量独立的中继神经核团、感觉神经核团和运动神经核团。运动神经核的轴突形成第Ⅲ和第Ⅳ对脑神经（图中未显示）。

间脑（G）是脑干最靠前的区域，其双侧的翼板发育形成**丘脑**（G¹）。这些大量的主要感觉神经核通过下丘脑沟（见矢状切面图）与基板衍生的**下丘脑**（G²）分离，这条下丘脑沟类似于界沟，但又可能不完全相同。间脑的顶板和翼板演化形成上丘脑（松果体是其中的一部分，图中未显示）。间脑的衍生结构视杯（图中未显示）发出第Ⅱ对脑神经（视神经，图中未显示）。

脑壁发育：脑干.

神经管腔 F
室管膜层 D
脉络丛 E
界沟 A

套层★
翼板 B
基板 C
顶板 I

脑干的衍生结构 / 小脑★
末脑 O（ ）
延髓 O¹

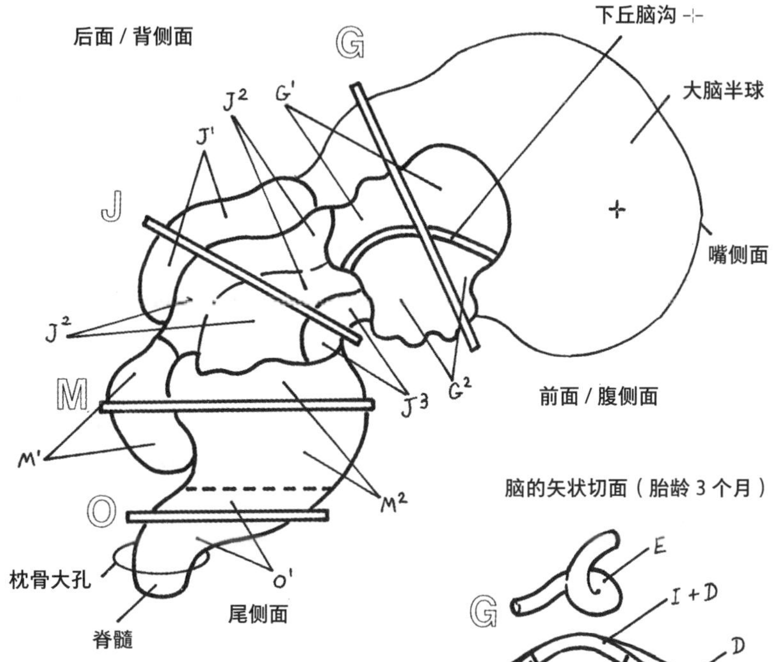

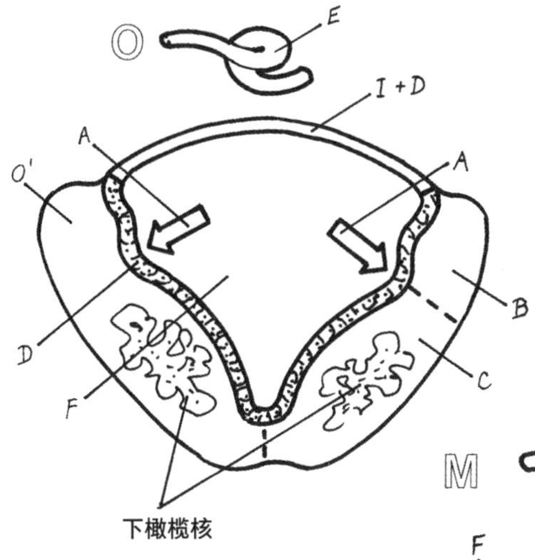

后面 / 背侧面

G

J²
J¹
G¹

J

J²

M

J³
G²

M¹

O

M²

枕骨大孔

尾侧面

O¹

脊髓

下丘脑沟 -‡-

大脑半球

嘴侧面

前面 / 腹侧面

脑的矢状切面（胎龄 3 个月）

间脑 G（ ）
丘脑 G¹
下丘脑 G²

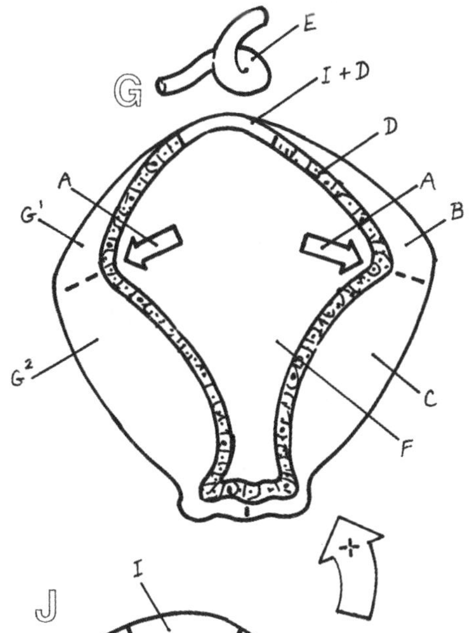

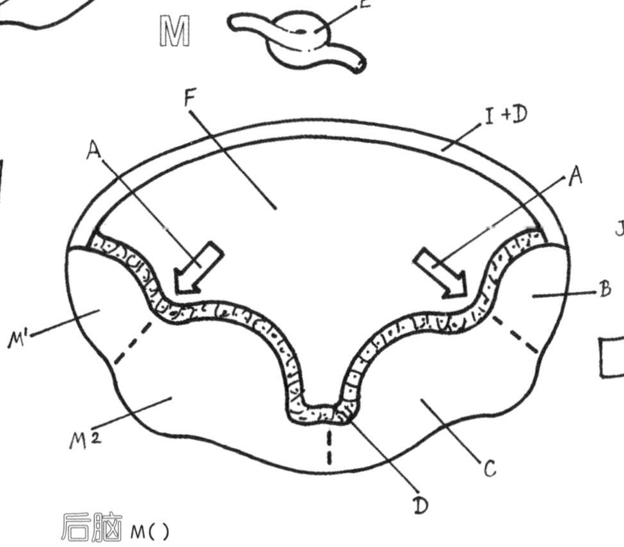

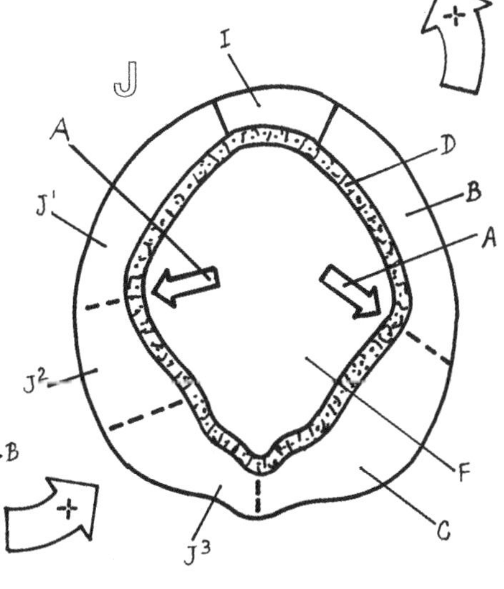

G

E

I + D

D

A

A

G¹

G²

C

F

O

E

I + D

A

A

O¹

B

D

C

F

下橄榄核

M

E

F

I + D

A

A

M¹

B

M²

C

D

后脑 M（ ）
小脑 M¹
脑桥 M²

J

I

A

D

J¹

B

A

J²

F

J³

C

中脑 J（ ）
四叠体 J¹
被盖 J²
大脑脚 J³

图 3-8　脑壁发育：脑干

3-9
脑壁发育：大脑（第1部分）

本节和下节主要介绍由早期前脑泡发育而来的大脑（大脑半球）。为了便于参考，这两节的所有小图放在一起按顺序编号为1~9。

请参考图3-3中A结构、图3-6中G结构及图3-7中B和F结构的颜色给图3-9中的相同结构涂色。图3-9和3-10的小图号1~9采用黑色或深灰色。在图3-9中涂出左侧列表顶部标题下小标题A—G及相关结构，其中A、B、C、D和F结构涂在小图1中，G结构涂在小图6和小图8中。

胚胎第5周时，前脑呈囊泡状向两侧突出形成前脑泡（小图1），其界标就是神经管前端的**终板**（B，回顾第3-7节）。每侧脑泡壁从管腔（F）向外由**神经上皮**（A）、**套层**（发育中的灰质）和**边缘层**（白质，C，小图1）组成。脑壁的基板分化发育为**纹状体**（D，在下篇中介绍）。随着成神经细胞和成胶质细胞向外迁移，就剩一层**室管膜细胞**（G）衬贴于侧脑室内壁（小图6和小图8）。虽然，第3-6节中已介绍了灰质和白质发育模式，但这只发生在大脑发育的起初阶段。介于大脑皮质的复杂性，脑壁的发育过程发生了显著的变化。

每侧大脑半球脑壁和底板的神经元和神经胶质的快速增殖导致大脑半球的体积急剧生长。本节着重介绍脑壁的分化发育，尤其是外层灰质，下节将介绍皮质下区域。

请在图3-9的小图2和小图3中涂出标题"大脑皮质"，小标题E—I及相关生长指示箭头，小图4中涂出相关结构和箭头；在图3-10的小图5和小图6中涂出E所示结构，小图8中涂出E¹，E⁴和E⁵所示结构。对于具有相同下标字母但编号不同的结构，建议使用相同颜色的不同色调。

覆盖大脑半球表面几毫米厚的灰质称为大脑皮质。根据进化阶段（种系发生和个体发生），大脑皮质又分为三部分：古皮质、旧皮质（J）和新皮质（E）。

其中，新皮层是面积最大且生长最快的皮质区域，其向前扩展发育形成**额叶**（E^1），向两边的上外侧发育形成**顶叶**（E^2），向后下扩展发育形成**枕叶**（E^3），以及再往外侧弯曲成倒C形以形成双侧的**颞叶**（E^4）（小图2~小图4）。新皮质中的一个区域生长相对缓慢，而其上的额叶、顶叶和颞叶生长发育更快并最终覆盖这个缓慢生长区，形成一个皮质岛，称为**岛叶皮质**（E^5，小图4）。

大脑皮质最初是发育形成一层表面光滑的细胞层（小图3）。然而，胎龄6个月时，皮质快速分裂细胞必须适应有限的颅腔。因此，光滑的皮质表面开始形成褶皱或凸起（脑回），被一些凹陷（脑沟）大致分成四份（小图4）。这些凸起（脑回）和凹陷（脑沟）的形成大大增加了大脑皮质的表面积。这个发育过程使2/3的成熟皮质被深藏脑底和脑沟壁。**中央沟**（H）和**外侧沟**（I）是最早出现的脑沟（小图4）。新皮质的生长将在第3-11节介绍。

最后，在图3-9的小图2、小图3和小图4和图3-10的小图6和小图7中涂出小标题J和J¹及相关结构。

如上所述，虽然新皮质继续变厚并扩大延伸，但是在额叶的下部出现了源于脑室底的旧皮质（图中未显示）。**旧皮质**（J）指的是**嗅脑**，将以一个成熟结构在第6-5节中详细讨论。本节和下一节仅阐述**嗅球和嗅束**（J^1）及邻近的旧皮质。

脑壁发育：大脑（第1部分）.

端脑.

脑壁★
　　神经上皮 A
　　终板 B
　　套层 / 边缘层 C
　　纹状体 D
　　神经管腔 / 脑室 F
　　室管膜层 G

大脑皮质★
　　新皮质 E
　　　额叶 E¹
　　　顶叶 E²
　　　枕叶 E³
　　　颞叶 E⁴
　　　岛叶皮质 E⁵
　　　中央沟 H

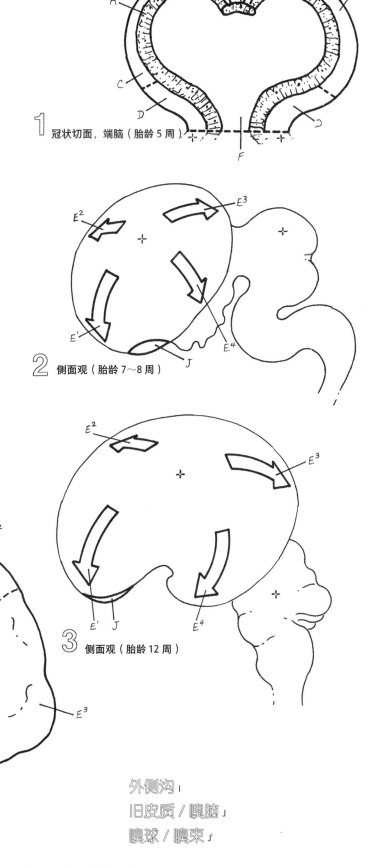

1 冠状切面，端脑（胎龄5周）

2 侧面观（胎龄7~8周）

3 侧面观（胎龄12周）

4 侧面观（胎龄7周）

外侧沟 I
旧皮质 / 嗅脑 J
嗅球 / 嗅束 J'

图 3-9　脑壁发育：大脑（第1部分）

3-10
脑壁发育：大脑（第2部分）

本节主要介绍古皮层、纹状体、侧脑室、脉络丛及皮质下白质的发育过程。本节和上一节都是关于大脑发育的介绍，因此，本节的某些结构及其下标字母（G、E、J和J^1）放在了上一节。

请在图3-10的小图5～小图9中用不同颜色涂出标题"大脑皮质"，小标题$K—K^3$及相关结构。每个要涂色的结构，涂完所有可用的图后再涂下一个结构。同前，对于相同下标字母但不同编号所示结构，建议使用相同颜色的不同色调。

古皮质（K）出现在每侧大脑半球的内侧壁上，在早期阶段被称为海马脊（K^1，小图5和小图6）。凸入侧脑室的海马脊神经元胞体向后迁移，然后弧形绕过颞叶（小图9），形成齿状回和海马（K^2）。有点像具有弓形火红尾巴的彗星，成簇的海马细胞在从大脑半球的内侧壁到颞叶迁移的痕迹中留下一串轴突。这种白质"痕迹"称为穹隆（K^3，小图8和小图9）。

和前面一样，在小图5～小图9中用不同颜色涂出小标题$D—D^4$及相关结构，而且基本色调要和上节图中的D结构相同。

纹状体（D）是始于每侧大脑半球底的增厚的灰质团块，位于侧脑室下方和第三脑室两侧（小图1）。随着纹状体扩大，其中的一部分称为尾状核（D^1），凸起延伸到室间孔（L，小图5和小图6）外侧的侧脑室。当每侧大脑半球在间脑上方伸展收回时（上节的小图2和小图3），纹状体也被收回。当颞叶形成后，尾状核的弯曲末端（尾状核尾，

D^2）掠过颞叶周围，位于海马上方（小图9）。

同时，迁移经过大脑半球基底部的大量轴突纤维将纹状体分为尾状核和豆状核（D^3，小图8）。正是因此处灰、白质交织形成肉眼可见的条纹，才有了纹状体这个名字，也正是这个过程导致了尾状核和豆状核被这样命名。豆状核又可被进一步细分为更小的核团（图中未显示），这将在后面的第5-24节介绍。

杏仁核（D^4，小图8和小图9）是纹状体出现最早的部分，也是最复杂的部分。杏仁核始于室间孔底部增厚的灰质团块（图中未显示）。当颞叶形成时，杏仁核融合到尾状核的尾，并最终分布于侧脑室下角尖端上方的颞叶前端（见小图8和小图9）。

和前面一样，在小图5、小图6和小图8中用不同颜色涂出小标题$F^1—N$及相关结构。

随着大脑半球的扩大，侧脑室（F^1）经历了相当大的变化。最初，它们从第三脑室的两侧向外扩大（小图6）。在生长发育过程中侧脑室和第三脑室之间的连接通道仍然存在，被称为室间孔（L）。然后侧脑室沿着大脑半球的生长方向，突入到额叶和枕叶，甚至弯曲伸入到颞叶（侧脑室下角，见小图8底部的K^2和D^4之间，以及小图9～小图11）。侧脑室的顶部布满小血管形成（沿着上覆的软脑膜）脉络丛（M，见小图6和小图8，回顾第3-8节）。

大脑的皮质下白质（N，见小图6和小图8）由来自和到达大脑皮质神经元胞体的有髓纤维组成。如小图8所示，白质占据了大脑半球的相当大的体积，这部分内容将在第5-33节讨论。

脑壁发育：大脑（第 2 部分）.

大脑皮质★（续）
古皮质 K（）
　海马脊 K¹
　海马 / 齿状回 K²
　穹隆 K³
纹状体 D（）
　尾状核 D¹
　　尾状核尾 D²
　豆状核 D³
　杏仁核 D⁴
侧脑室 F¹
室间孔 L
脉络丛 M
皮质下白质 N

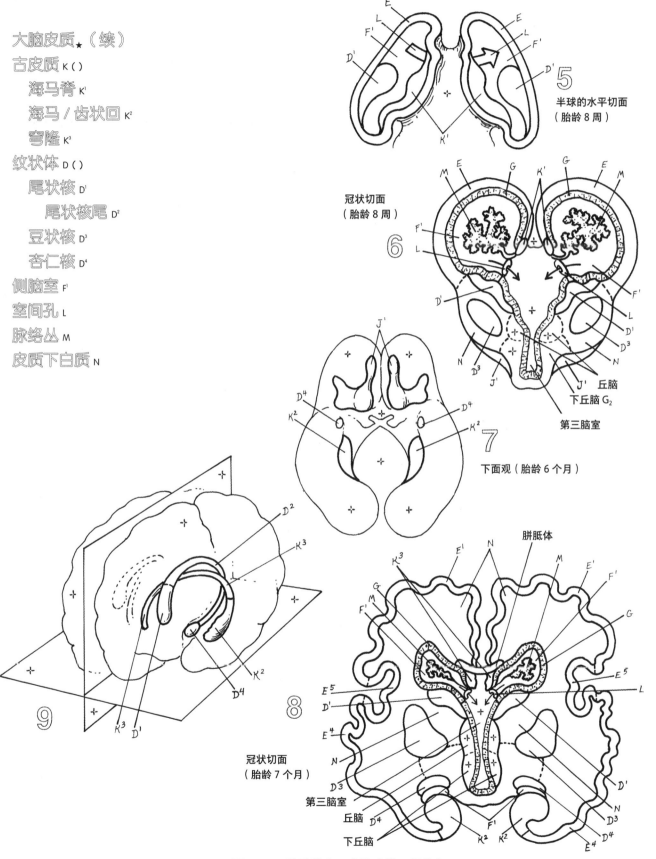

半球的水平切面
（胎龄 8 周）

冠状切面
（胎龄 8 周）

下丘脑 G₂

第三脑室

下面观（胎龄 6 个月）

胼胝体

冠状切面
（胎龄 7 个月）

第三脑室

丘脑

下丘脑

图 3-10　脑壁发育：大脑（第 2 部分）

3-11
脑壁发育：大脑的新皮质

本节继续讨论大脑新皮质的成熟演变过程，这是神经结构最复杂的部分，其中蕴藏着人类大部分的智慧。

采用图 3-4 中 C、D、F、G 和 H¹ 结构，图 3-9 中 A 和 E 结构，以及图 3-10 中 N 结构用过的颜色，在图 3-11 左上角的"端脑泡截面图"中和下方"皮质形成大模式图"的左侧涂出左上角标题"端脑泡"和小标题 B—F¹ 及相关结构。再在"形成模式图"胎龄 5 周和 3 个月部分中涂出放射状成胶质细胞（H¹）和成神经细胞（I）相关结构。该图中未使用下标字母 H 和 M。

早期端脑的**脑泡壁（B）**从**神经管腔（F）**向外由**神经上皮层（A）**、**套层（C）**和**边缘层（D）**组成，其发育有赖于神经上皮层中**成神经细胞（I）**的快速增殖（见"形成模式图"胎龄 5 周和 3 个月部分）。随后这些细胞向上迁移并形成套层和边缘层。然而，再往后产生的成神经细胞进行下一阶段的迁移，沿着迁移路径不断原地分裂产生大量原始神经元，并继续发育分化。这种由内而外的迁移过程就像美国西部的西进运动，通过一批批移民的不断开拓和努力而寻找和拓宽土地。端脑的这种生长发育模式所产生的结果与脊髓（见第 3-6 节）和脑干（见第 3-8 节）的生长发育模式大相径庭。

关于端脑这种由内向外发育的机制，值得注意的是**放射状成胶质细胞（H¹）**，其突起向外延伸以形成大脑皮质的外界膜。成神经细胞便以此为向导，逐渐迁移到最终的位置（见"形成模式图"胎龄 5 周和 3 个月部分）。而这些神经胶质细胞的胞体仍然留在发育中的**室管膜层（G，见**"形成模式图"胎龄 5 个月和 8 个月部分的底部）。

在"主模式图"的胎龄 5 周和 3 个月部分中涂出标题"微观结构"和小标题 G—E⁶ 及相关结构、罗马数字和竖线。对于 E¹—E⁶，建议使用 E 结构所用颜色的不同色调。再在胎龄 5 周和 8 个月部分中涂出标题"神经元类型"，小标题 J、K 和 L 及相关细胞类型（包括成神经细胞）。最后涂右上角的胎龄 8 个月大脑冠状切面图。

根据轴突和树突的形态、大小及排列方式，这些神经元最终到达的位置形成了可区分的六层大脑新皮质。与前面所述的由内向外的迁移模式一致，最深层的细胞（第 V 和 Ⅵ层，E⁵ 和 E⁶）是最早产生和迁移到达该位置的。第 Ⅵ层的神经元通常为**梭形（J）**或**锥体形（K）**，其轴突形成联系**皮质下白质（N）**的投射纤维，然而，这层本身似乎是新皮质所有层中组织最少的。第 V 层的细胞最后发育成大的锥体神经元，其轴突形成联系皮质下白质的投射纤维和联络纤维（见第 5-33 节）的传出部分。锥体细胞的特征在于：①其尖端发出一条较粗的主树突；②其胞体底部的轴突周围还发出一些较短的基树突，沿水平方向扩展。

形成第 Ⅰ 层（E¹）的细胞要比第 Ⅱ、Ⅲ 和 Ⅳ 层（E²、E³ 和 E⁴）的早些迁移到达和成熟。事实上，第 Ⅰ 层细胞的功能似乎在出生前就开始活跃，而出生一年或两年后退化。当第 Ⅰ 层细胞死亡时，它们被平行排列的神经胶质细胞和更深层皮质细胞的树突取代。

第 Ⅱ 层和第 Ⅲ 层的细胞发育形成小、中型锥体细胞，它们的轴突将仍保留在原始大脑半球，通过一种连合纤维系统（胼胝体）进入另一个大脑半球，或者通过投射系统离开大脑皮质（见第 5-33 节）。

迁往第 Ⅳ 层的大多数成神经细胞变成**星状细胞（L）**或颗粒细胞，其特点是轴突很短，局部连接严密（高尔基 Ⅱ 型细胞）。这些细胞接受上行的感觉传导纤维。

大脑新皮质各部的神经元类型和分布不同，但本节呈现的图片具有相当的代表性。

脑壁发育：大脑的新皮质.

端脑泡★
脑泡壁 B
神经上皮 A
套层 C
边缘层 D
神经管腔 F/ 脑室 F'

脑壁微观结构★
室管膜层 / 室管膜细胞 G
皮质下白质 N
新皮质层 E
Ⅰ E^1 Ⅱ E^2 Ⅲ E^3 Ⅳ E^4 Ⅴ E^5 Ⅵ E^6

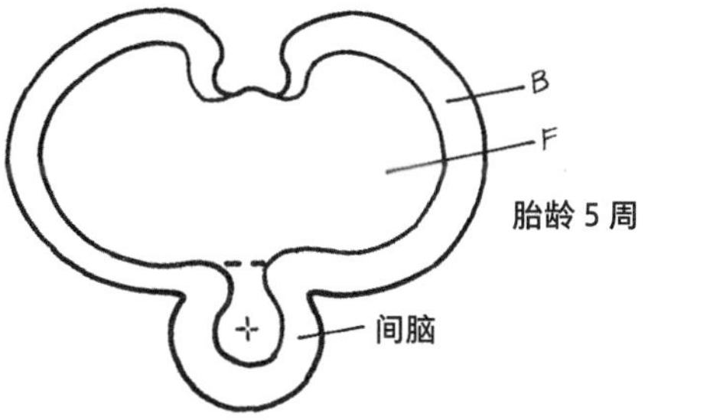
B
F
胎龄 5 周
间脑

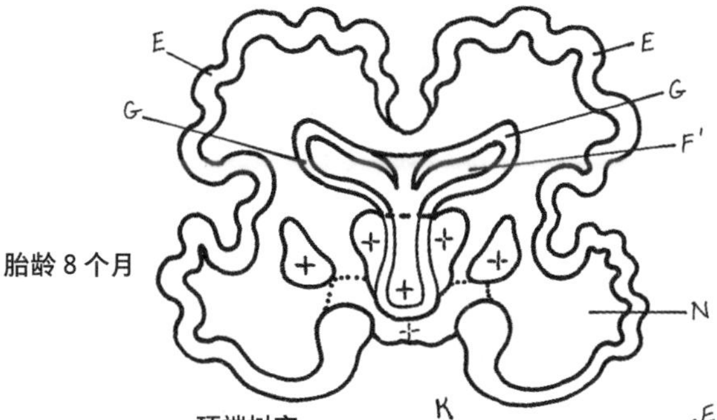
E
E
G
G
F'
胎龄 8 个月
N

神经元类型★
梭形神经元 J
锥体形神经元 K
星状神经元 L

放射状成胶质细胞 H'
成神经细胞 I

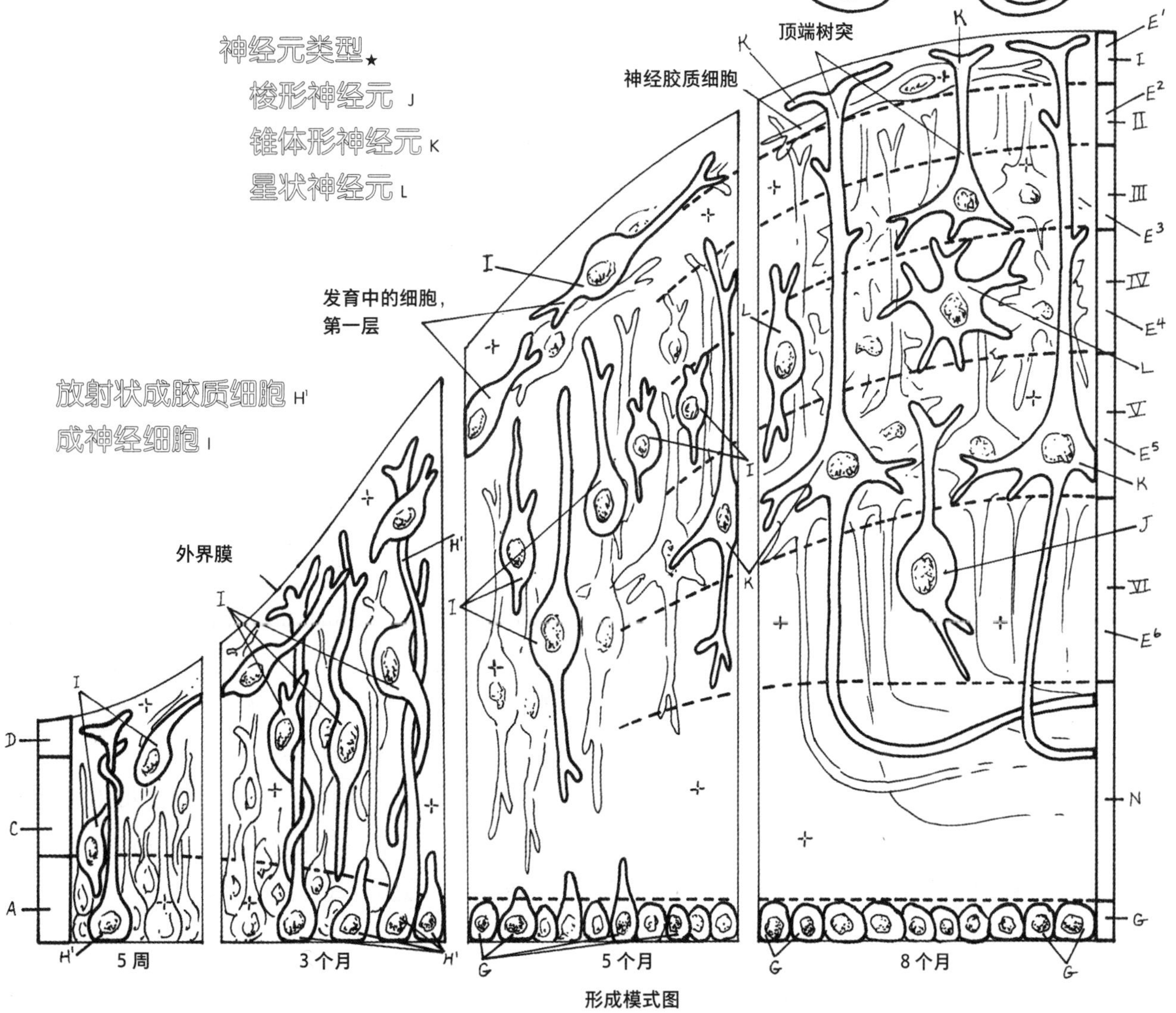
顶端树突
神经胶质细胞
K
K
E'
I
E²
II
III
E³
IV
E⁴
L
V
E⁵
K
J
VI
E⁶
N
G
发育中的细胞，
第一层
I
L
I
外界膜
H'
I
I
K
D
C
A
H'
5 周
3 个月
H'
G
5 个月
G
8 个月
G

形成模式图

图 3–11　脑壁发育：大脑的新皮质

3-12
神经系统的可塑性

本节主要讲述个体生命活动过程中神经系统对各种环境变化的应激能力。无论是学习和记忆，还是积累经验和教训，每个人的一生都在经历着各种变化，我们的脑神经元必须不断地适应这些变化。

先给最上面的图中标题"发育过程中的神经元丢失"和小标题 A、B 涂色。比较孵出前 12 天和 5 天鸡胚脊髓（A）发育过程中腰部神经元和神经胶质细胞的数量（B）。先涂鸡胚中的 A 和 B 结构，最后涂柱状图。

在神经系统发育的早期阶段，神经元和神经胶质细胞的增殖速度非常快（见第 3-3 节和第 3-4 节）。然而，如图所示，在生长发育的后期阶段这些细胞的死亡率同样十分惊人。本节的实验动物是高级生物体代表——小鸡，关注的是整个 21 天孵化期中仅 7 天内的**鸡胚脊髓（A）神经元和神经胶质细胞（B）**的大量丢失。这种神经组织损伤的原因和意义尚不清楚。脑和脊髓内细胞的存活和死亡受许多因素影响，如氧气和营养成分的含量、生长因子、激素和细胞密度等。

给中间图中标题"衰老过程中的神经元丢失"和小标题 C、C¹、B¹ 涂色。比较 26 日龄和 24 月龄大鼠脑（C）的枕叶皮质（C¹）中神经元和神经胶质细胞的数量（B¹）。先涂年轻大鼠的 C、C¹ 和 B¹ 结构，然后涂老年大鼠的，最后涂柱状图（B¹）。

对大鼠（一种常见的实验动物）的研究表明，神经元和神经胶质细胞的最明显的丢失发生在生命早期，而不是成年后。该研究统计了 11～15 只年轻（26 日龄）、成年（108 日龄）、老年（650 日龄）和极老年（900 日龄）大鼠**枕叶皮质区（C¹）**的神经元数目。如图所示，大鼠神经元和**神经胶质细胞（B¹）**最明显的丢失发生在 100 日龄之前，而 108～900 日龄间的细胞丢失无统计学差异。这些数据

如何与我们生命中每天普遍存在的成千上万个神经元死亡相关呢？衰老与反应迟缓和记忆力减退有关吗？这些难道是化学变化而与神经元死亡无关吗？这些问题目前尚无答案。我们的确知道神经元需要健康的支持系统才能生存，如良好的营养、持续的氧气供应，以及不会产生化学伤害的压力。在这样的环境中，神经元才能在一生中发挥良好的作用。

给最下面图中标题"训练过程中的皮质增厚"和小标题 D、E 涂色。比较丰富环境下大脑皮质（E）与对照封闭环境下大脑皮质（D）的厚度。先涂左边的 D 结构，然后涂箭头（D 和 E）和副标题"丰富"，再涂右边的 E 结构，最后涂柱状图（D 和 E）。

已有研究表明（本节未显示），生活于丰富环境（即生存环境宽阔且有激发好奇心和探索欲望的各种物体）中的动物大脑皮质中神经元体积、复杂性和神经胶质细胞数量会增加。由此可见，神经元复杂性和神经胶质细胞数量的增加意味着动物具有更强的环境适应性，也可能具有更强的记忆储存能力，以及对刺激的反应和应对能力（也就是说，该生长环境下的动物更聪明）。本节最后的插图通过比较饲养于富含玩具和刺激物的大鼠笼中的丰富环境组大鼠和同龄非丰富环境（对照）组大鼠，其研究结果也证实了以上理论。不同年龄段大鼠（6～26 天、60～90 天、600～630 天和 766～900 天）经过相同饲养期后，**丰富环境组大鼠的大脑皮质（E）**明显厚于**对照组大鼠的大脑皮质（D）**，提示经丰富的环境刺激可增加大鼠神经元的复杂性和神经胶质细胞的数量。

由此可推断，无论是正规还是非正规的教育或者探索经历，在某种程度上会反映在我们的大脑结构上。无论过去还是未来，这种进化过程都是惊人的。

神经系统的可塑性.

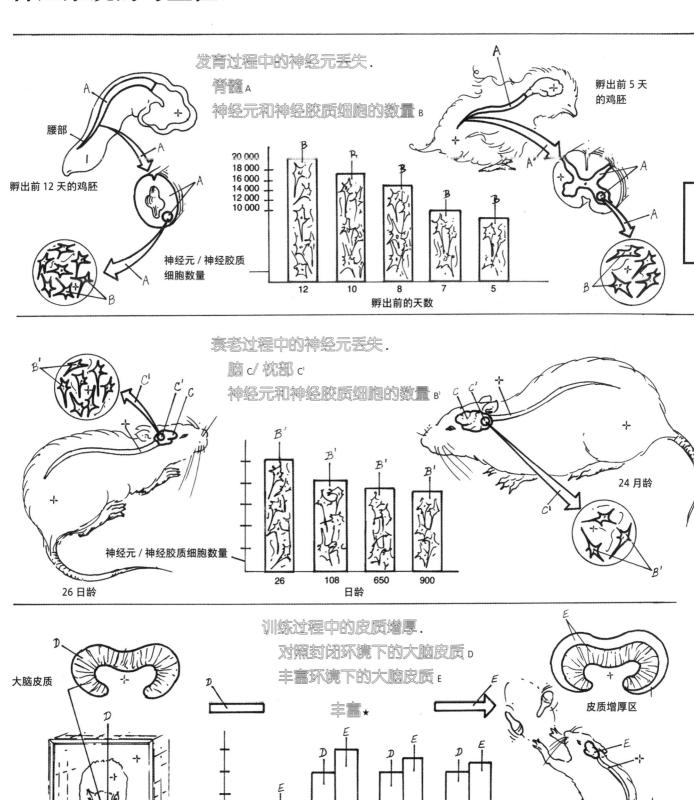

发育过程中的神经元丢失.

脊髓 A

神经元和神经胶质细胞的数量 B

孵出前 12 天的鸡胚

腰部

神经元 / 神经胶质细胞数量

孵出前的天数

孵出前 5 天的鸡胚

衰老过程中的神经元丢失.

脑 C / 枕部 C'

神经元和神经胶质细胞的数量 B'

神经元 / 神经胶质细胞数量

26 日龄

日龄

24 月龄

训练过程中的皮质增厚.

对照封闭环境下的大脑皮质 D

丰富环境下的大脑皮质 E

大脑皮质

丰富★

皮质增厚区

大脑皮质厚度

日龄

图 3-12　神经系统的可塑性

4-1
脊髓平面和节段

脊髓占据中枢神经系统的后（或下）2/3，男性的长约 45 cm，女性的长约 43 cm，位于脊柱的椎管内。脊髓起于颅骨的**枕骨大孔**（A），末端以**脊髓圆锥**（B）止于第 1 或第 2 腰椎水平。脊髓根据其周围椎骨分布的不同而分为不同的髓段。在每个髓段区域，脊髓又进一步细分为不同的节段，与脊神经的节段性外观相对应。本节主要介绍脊髓的分区和分段。

请在图 4-1 中用不同的颜色涂出右上角小标题 A 和 B 及相关结构和箭头。然后涂颈部小标题 C—D 及相关结构，包括灰质（F）和白质（G）、脊髓颈段（C1～C8）、指向颈膨大的箭头 D 和脊髓的 C5 髓段（横断面）。

颈髓（C）由 8 个节段（C1～C8）组成，具有一个从 C4～T1 的**颈膨大**（D），其形成与此处存在大量到达上肢的神经元和神经纤维有关。从颈髓（C5）的横断面可见，脊髓内部为蝶状**灰质**（F），外围为**白质**（G）。脊髓各部不同节段的灰质和白质的分部含量不同。如颈髓前角膨大与此处存在大量到达上肢的前角运动神经元有关。颈髓白质含量很多，包括大量上传到达脑部的上行纤维，及从脑部发起且止于脊髓各个平面神经元的下行纤维。

请在图 4-1 中用不同的颜色涂出胸髓节段及 T7 髓段的横断面。

由于分配到达胸壁、腹壁和二者间背部的神经纤维密度（每单位面积的感受器和效应器的数量）较小，**胸髓**（T）明显比颈髓薄，且灰质含量较少。**胸髓**（T1～T12）很容易区分辨别（见横断面 T7），其前角和后角细小，且第 1 胸髓（T1）到第 3 腰髓（L3）有侧角出现。当然，介于灰质的以上特点，胸髓的白质分布相当广泛。

请在图 4-1 中用不同的颜色涂出腰髓、骶髓和尾髓（L～Co1），节段（L1～L5、S1～S5 和 Co1），以及横断面（L3、S3 和 Co1）和指向腰骶膨大的箭头（E）。

如横断面（L3）所示，**腰髓**（L）灰质比例较大，其中含有大量的神经元，主要体现在到达下肢的**腰骶膨大**（E）和增大的前、后角；剩下仅到达下肢和盆腔的白质量大大减少。脊髓的**腰髓**分为 5 个节段（L1～L5）。

骶髓（S）和**尾髓**（Co）面积均小于其他髓段。骶髓的后角（见横断面 S3）特别大，这可能与来自生殖器、骨盆的大量感觉纤维和少量白质纤维有关。骶髓包括 5 个**节段**（S1～S5），尾髓仅 1 个**节段**（Co1，只与尾椎周围的区域有关）。当灰色和白质最后消失时，尾髓的末端逐渐变细成一点（脊髓圆锥）。

脊髓的被膜和血液供应见第 9～13 节。

脊髓平面和节段.

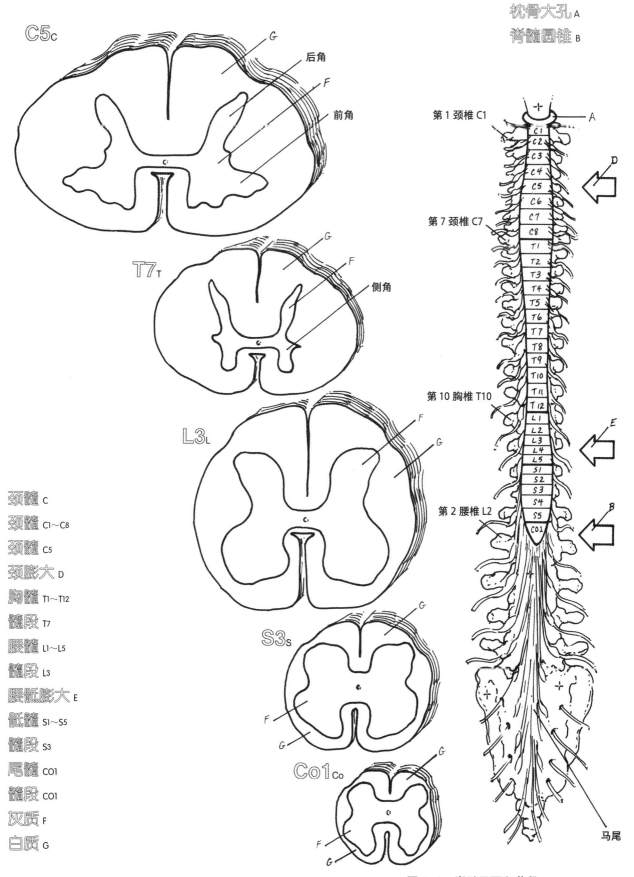

C5c

G
后角
F
前角

枕骨大孔 A
脊髓圆锥 B

T7t

G
F
侧角

L3l

F
G

颈髓 C
颈髓 C1～C8
颈髓 C5
颈膨大 D
胸髓 T1～T12
髓段 T7
腰髓 L1～L5
髓段 L3
腰骶膨大 E
骶髓 S1～S5
髓段 S3
尾髓 CO1
髓段 CO1
灰质 F
白质 G

S3s

G
F
G

Co1co

G
F
G

第 1 颈椎 C1 — A

第 7 颈椎 C7

第 10 胸椎 T10

第 2 腰椎 L2

C1
C2
C3
C4
C5
C6
C7
C8
T1
T2
T3
T4
T5
T6
T7
T8
T9
T10
T11
T12
L1
L2
L3
L4
L5
S1
S2
S3
S4
S5
CO1

D

E

B

马尾

图 4-1 脊髓平面和节段

63

4-2
脊髓的结构

本节着重介绍脊髓外部结构和内部结构，学习外部结构有助于理解内部结构。理解脊髓的结构可帮助大家更轻松地定位后续将要学到的各种纤维束和神经核团。

请在图 4-2 中用不同的颜色涂出标题"外部标志"和小标题 A—F 及相关箭头，涂出标题"白质"和小标题 G—J 及相关区域，涂出标题"灰质"和小标题 K—U 及相关区域。注意，左侧显示的是灰质的主要分层 / 区，右侧显示的是其亚层 / 区。

通常脊髓的表面有各种纵贯全长的沟裂和隔膜。**后中位沟（A）**代表了**后正中隔膜（B）**的位置，后正中隔膜是延伸入灰质连合的一层神经胶质细胞。在脊髓的颈段和上胸段，隔膜每侧的白质均被**后内侧隔（C）**分成两部分。**后外侧沟（D）**和**前外侧沟（E）**分别是脊神经的后根和前根出入的位置。**前正中裂（F）**向内折，伸入到白质连合，将前方的白质分成左、右两半。

脊髓的白质被分成 3 大部分或 3 大索，包括**后索（G）**、**外侧索（I）**和**前索（J）**。这些纤维索进一步细分为体积较小、功能独立的纤维束，如**背外侧束（H）**位于后索和外侧索间。许多纤维束或特殊纤维束的排列将在本单元的后续节中介绍。

脊髓的灰质排列形成**后角 / 柱**和**前角 / 柱（K 和 R）**。这些细胞柱又进一步细分为若干层。在脊髓的胸段，灰质的第Ⅶ层（见第 4-1 节）向外突出形成小的侧角（图中未显示）。

第Ⅰ层（L），也称**后角边缘核**，位于脊髓后角的最外层。该层的神经元主要接受传导某方面痛觉和温度觉的初级传入纤维，发出的纤维参与组成脊髓丘脑束，主要在第

4-5 和第 4-6 节中介绍。

第Ⅱ层（M），也称**胶状质**，在新鲜脊髓切片上呈半透明的凝胶状。此层接受来自后根外侧部（背外侧束）的传入纤维，在痛觉、触觉和温度觉的传导中起重要作用。

第Ⅲ层和第Ⅳ层（N），有时称**后角固有核**，包含接受触觉和压力刺激的中间神经元。一些中间神经元的树突延伸至邻近的第Ⅱ层，而某些中间神经元的轴突交叉到对侧参与形成脊髓丘脑束。

第Ⅴ层（O）位于脊髓后角的颈部。该层的神经元接受传导痛觉和非痛觉性刺激的传入纤维。同第Ⅲ层和第Ⅳ层一样，该层的中间神经元的轴突交叉到对侧参与形成脊髓丘脑束。

第Ⅵ层（P）位于脊髓后角基底部，仅在颈膨大和腰骶膨大处明显，接受来自初级感觉神经元中枢突的传入纤维。

第Ⅶ层（Q），也称**中间带**，由中间神经元组成，其中突出的一组（在胸段和上腰段）是与脊髓小脑后束（见第 4-7 节）相关的 Clarke 背核（Clarke 柱，图中未显示）。在脊髓的胸段该层向外侧突出形成了侧角。

第Ⅷ层（S）一般位于前角的基底部，但其位置在脊髓内会发生变化。下行纤维束与该层的中间神经元之间产生突触联系。

脊髓前角的**第Ⅸ层（T）**由许多大运动神经元（脊髓前角细胞）组成，其轴突形成脊神经的前根。

第Ⅹ层（U），也称**灰质连合**，是位于中央管周围的**灰质连合**，由小中间神经元组成。

目前对脊髓的研究多集中在各层灰质神经元间、前部的中间神经元间及运动和初级感觉神经元间的相互作用。

脊髓的结构.

白质 ★

外部标志 ★
后中位沟 A
后正中隔膜 B
后内侧隔膜 C
后外侧沟 D
前外侧沟 E
前正中裂 F

白质 ★
后索 G
背外侧束 H
外侧索 I
前索 J

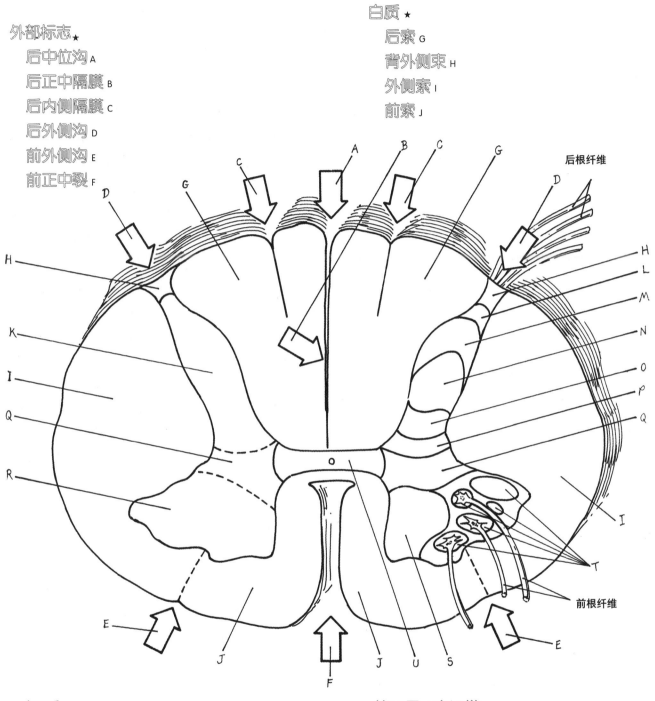

后根纤维

前根纤维

灰质 ★

图 4-2　脊髓的结构

灰质 ★
后柱 / 后角 K
第 I 层 / 后角边缘核 L
第 II 层 / 胶状质 M
第 III、IV 层 / 后角固有核 N
第 V 层 O
第 VI 层 P

第 VII 层 / 中间带 Q
前柱 / 前角 R
第 VIII 层 S
第 IX 层 T
灰质连合 U ( )
第 X 层 U

4-3
脊髓反射

反射弧是一种程序性的行为单位，该过程中作用于受体（反射弧的输入部）的特定刺激可自动地引起效应器（反射弧的输出侧部）做出应对。虽然人类的神经系统能够参与形成更复杂和更新颖的行为，但反射活动仍然是人类行为产生的根源，并且可能在面对压力和危险时最为明显。许多关于控制躯体和内脏活动的脊髓和脑干机制本质上就具有反射性。反射环路复杂多变，这取决于反射的本质。本节将探讨其中两个较简单的脊髓反射，如图中模型所示。

请在图 4-3 的右上图中用不同的颜色涂出标题"牵张反射"和小标题 A—G 及相关结构和箭头。从膝盖开始，对于具有相同下标字母但编号不同的结构，建议使用相同颜色的不同色调。

肌肉（牵张）反射是最简单的反射之一，仅取决于两个神经元和一个突触（单突触反射）。医生用反射锤（**刺激，A**）敲击患者股四头肌**肌腱**（B^1）时，刺激经过膝关节作用于肌腱和肌腹的神经肌腱器和肌梭（**牵张受体，B**），引起肌腱和肌腹的短暂牵张活动。随后神经冲动主要经传入**神经元**（C）的**周围突**（C^1）和**中枢突**（C^2）到达脊髓。虽然有些神经冲动可能会通过**上行纤维束**（C^3）到达脊髓上部，但大多数神经冲动到达脊髓前角同侧**传出（运动）神经元**（E）的**突触**（D），支配牵张的肌肉。这些神经冲动沿着这些传出神经元的**轴突**（E^1）传导至**神经肌肉接头**（F），刺激**效应器**（G，股四头肌）并引起短暂而微弱的收缩，从而导致小腿出现短暂拉直（"膝反射"）。

这是在伸肌和中枢神经系统间的连接中建立的大量短暂反射的例子之一。伸肌是主要的抗重力肌肉，可伸直躯干和下肢关节，以使我们在所生存的重力场中保持直立。伸肌的突然意外伸长被解释为可能失去抗重力，并引发瞬间的缩短反应（牵张反射）以"消除松弛"。

请在图 4-3 的中间主图中用不同的颜色涂出标题"同侧屈肌逃避反射 / 对侧伸肌推力反射"和小标题 H—I（G^1 除外）。然后只在该图的左侧半涂出结构 C^1—G（从"啊！"开始），先涂促进通路（H、E、E^1、F 和 G），再涂抑制性中间神经元（I），抑制性神经元后的运动神经元和效应器（E、E^1、F 和 G）不涂色。最后在该图的右半侧以同样的方式涂出标题"对侧传导通路"和小标题 H^1—I^1 及相关结构，从灰质连合的 H^1 结构开始。G^3 不涂色。

同侧屈肌逃避反射 / 对侧伸肌推力反射是一个涉及两个或两个以上突触（多突触反射）的很好例子。当一条腿受到伤害性刺激时，其屈肌发生屈曲反射以脱离伤害，而对侧肢体在此基础上出现伸直反射（伸肌推力）以稳定身体，防止摔倒。

传入神经元将神经冲动由刺激部位传递到脊髓灰质的大量中间神经元。在同侧，**兴奋性中间神经元**（H）与传出神经元和**抑制性中间神经元**（I）间形成突触。屈膝时，传出神经元促进**屈肌收缩**（G）。同时，在与传出神经元连接的突触部位，抑制性中间神经元会产生抑制性神经递质（如 γ-氨基丁酸或 GABA）并释放作用于伸肌，导致其失活（G^1-|-）。

在对侧，**兴奋性中间神经元**（H^1）接受传入神经元的信号刺激，并与另一个**兴奋性中间神经元**（H^2）间形成突触，而后一兴奋性中间神经元与**抑制性中间神经元**（I^1）和传出神经元间亦形成突触联系。在这种情况下，传出神经元所携带的刺激信号使**伸肌收缩**（G^2），（E、E^1）抑制性中间神经元使支配拮抗肌——屈肌（G^3-|-）的传出神经元失活，引起快速的反射性伸膝动作。

这种突触抑制模型（中间神经元从兴奋到抑制的突触作用模式）不再是公认的唯一模型。越来越多的研究证实，抑制和兴奋的发生可能至少要受突触后膜受体的性质的影响，就像突触前粒子释放过程那样。

脊髓反射.

肌肉（牵张）反射★
　刺激 A
　牵张受体 B／肌腱 B¹
　传入神经元 C
　　周围突 C¹
　　中枢突 C²
　　上行纤维束 C³
　突触 D
　传出神经元 E
　　轴突 E¹
　神经肌肉接头 F
　效应器（肌肉）G

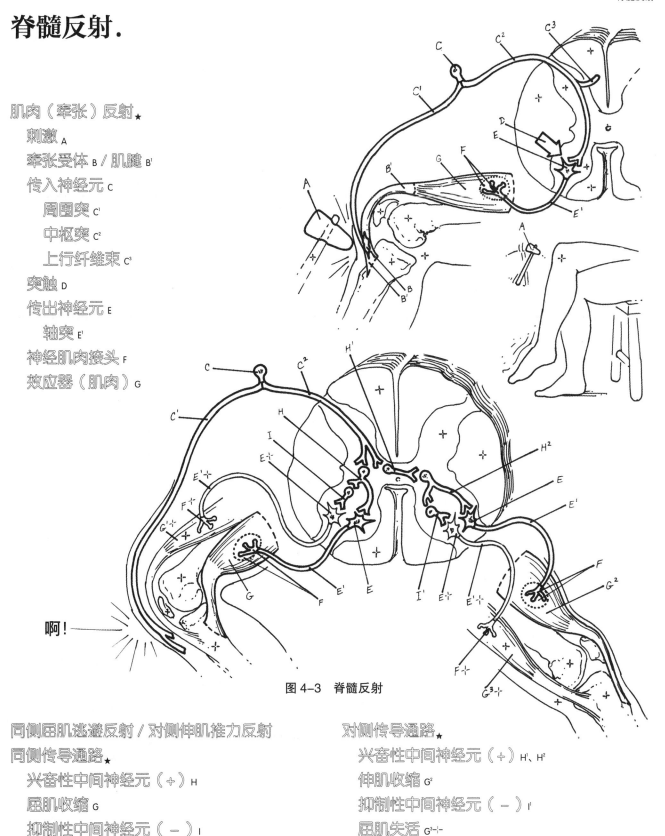

图 4-3　脊髓反射

同侧屈肌逃避反射／对侧伸肌推力反射
同侧传导通路★
　兴奋性中间神经元（＋）H
　屈肌收缩 G
　抑制性中间神经元（－）I
　伸肌失活 G¹-|-

对侧传导通路★
　兴奋性中间神经元（＋）H¹、H²
　伸肌收缩 G²
　抑制性中间神经元（－）I
　屈肌失活 G³-|-

4-4

上行传导通路：后柱

本节和后面的几节中，主要介绍脊髓、脑干和大脑的主要上行和下行传导通路。在每个上行传导通路中，大家要给从受体到大脑或小脑（第一级、第二级，有时会有第三级神经元）的一系列神经元涂色。在下行传导通路中，大家要给从大脑皮质或脑干到效应器的一个或多个神经元依次涂色。每副传导通路图中都包含所涉及的神经元小图。

本节主要介绍脊髓的后柱和内侧丘系，它们主要与精细触觉、运动觉和位置觉的传导有关。后柱在时间和空间辨别中很重要，可使人在没有光线的情况下将钥匙放入门锁中，或者可使人感知身体任何部位的位置而不需要看。其损伤（如来自破坏性肿瘤、出血、瘢痕组织、水肿、感染、外伤等病理性伤害）可导致触觉、运动觉和位置觉消失或减弱。

请在图 4-4 中用不同的颜色涂出小标题 A—B²。在左上角的图中涂第一级神经元（B），在左下图涂指示运动期间受刺激的感受器区域的箭头（A），然后在主图最下方的两个横断面上依次涂出右下角的感受器 A、第一级神经元（B）和相关结构 B¹、B²、C 和 D。

后柱传导通路中**第一级神经元**（B）的胞体位于脊神经节中。这些神经元的周围突始于关节囊（**关节囊感受器，A**）、肌肉及皮肤（触觉和压觉感受器，图中未显示）的感受器。

这些神经元的中枢突直接进入脊髓的后索，不形成突触。来自腰骶部的纤维下行进入脊髓后柱的最底部，因此占据其最内侧部分，靠近后正中隔膜。来自脊髓颈段和胸段的纤维逐渐上行进入脊髓上部，占据后柱的外侧部。来自脊髓颈段和胸段的外侧部纤维与其内侧腰骶部的纤维被后正中隔膜分离，其中内侧的纤维称为**薄束**（B¹），外侧的纤维称为**楔束**（B²）。这两束纤维上行到达脑干的延髓，与此处**薄束核和楔束核**（C 和 D）的**第二级神经元**（E）的胞体形成突触。

第一级神经元的突起很长，其中最长的可超过 2 m，一直从大脚趾的感受器上行到延髓。

请在图 4-4 中用不同的颜色涂出其余小标题。在左上图中涂第二级和第三级神经元，然后在主图中相关结构，从下面倒数第二个横断面的内弓状纤维（E¹）开始，直到大脑皮质（J）为止。对于结构 E¹ 和 E²，建议使用相同颜色的不同色调。

起自延髓楔束核和薄束核的第二级神经元发出的纤维交叉到对侧，形成**内弓状纤维**（E¹），交叉后在对侧脑干内上行的纤维称为**内侧丘系**（E²），其将在第 4-5 节中介绍。第二级神经元发出的纤维最后止于**背侧丘脑**（G）的腹后外侧核，与此处的**第三级神经元**（F）形成突触。第三级神经元发出的纤维继续上行经过**内囊**（H）和某些皮质下的白质组成的**放射冠**（I）。这样，它们最后到达**中央后回**（J），以处理和加工许多躯体感觉信号。

这些纤维可将低位躯体感觉带到高位皮质中枢。来自脊髓胸段和颈段的纤维止于皮质的下部，这种分布促成了大脑皮质感觉区上出现对侧半肢体的倒置人形。

上行传导通路：后柱.

关节囊感受器 A

第一级神经元 B

薄束核 C

   薄束 B¹

楔束核 D

   楔束 B²

第二级神经元 E

   内弓状纤维 E¹

   内侧丘系 E²

第三级神经元 F

背侧丘脑的腹后外侧核 G

内囊 H

放射冠 I

大脑皮质的中央后回 J

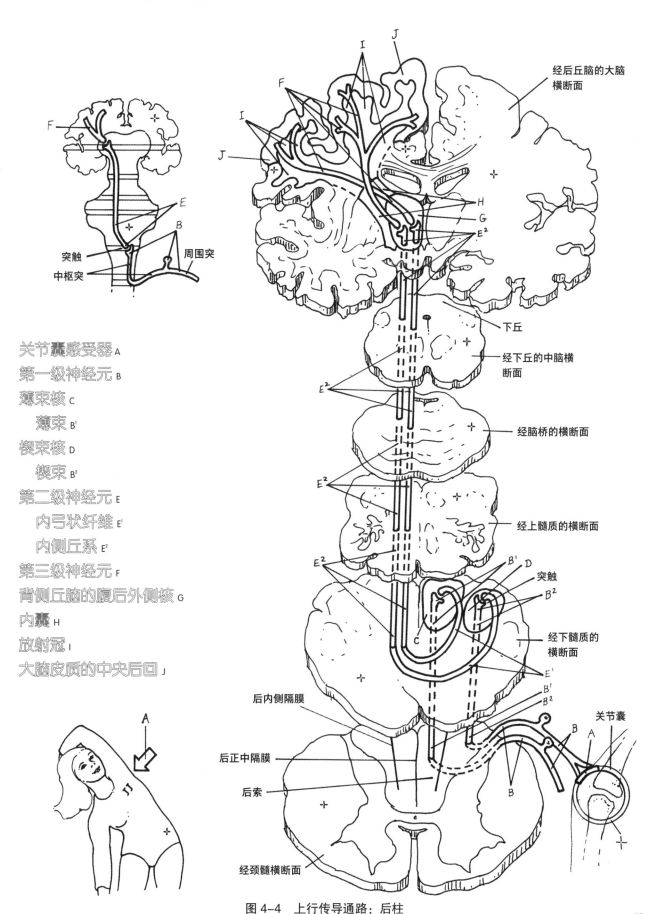

图 4-4　上行传导通路：后柱

4-5
上行传导通路：脊髓丘脑侧束

脊髓丘脑侧束主要传递全身（面部除外）的痛、温觉到大脑皮质。这两种感觉会受情绪状态和文化环境的影响。典型的例子有：一名士兵虽然遭受了创伤，却感觉不到任何痛苦；一名瑜伽信徒可以躺在千钉上安静地冥想（抑制疼痛的途径，见第5-34节）。不同的器官其痛阈不同，结石通过胆管或输尿管会引起剧烈疼痛，而用针进行静脉注射只会带来轻微的不适。

值得注意的是，现在认为脊髓丘脑侧束和前束之间的区别几乎无解剖学意义。虽然本单元关于这两个通路是分开介绍的（脊髓丘脑前束在下节中介绍），但我们需要提醒大家的是，两者的分界不再那么明确。

请在图4-5中用不同的颜色涂出小标题A—C，在适用的情况下，可参照图4-4配色方案。在右上图中涂第一级神经元（B）；左下图中涂箭头（A）；主图的右下角涂感受器A，然后在最下方的两个横断面中依次涂第一级神经元（B）和纤维束（C）。最后，在上面的两个小图和中间主图中涂与第二级和第三级神经元相关的结构（E—K）。

游离的神经末梢（见第2-9节）被认为是痛、温觉的主要**感受器**（A）。相关的神经冲动沿着细长的有髓和无髓的周围突传导到脊神经节中**第一级神经元**（B）的胞体。第一级神经元的短中枢突进入**背外侧束**（C），并上行至少一个脊髓节段后进入脊髓后角，与此处的**第二级神经元**（E）形成突触。还有一些纤维于背外侧束的同侧上行（图中未显示），止于背侧丘脑。

脊髓后角有许多第二级神经元（中间神经元），正如背侧丘脑有许多终止区域一样。例如，与脊髓丘脑侧束相关的第二级神经元主要存在于脊髓的第Ⅰ、Ⅳ、Ⅴ和Ⅶ层，并向背侧丘脑的腹后外侧核投射，中间区的神经元投射到背侧丘脑内髓板的板内核。

第二级神经元发出的纤维在白质前连合的中线处交叉到对侧，并在对侧的外侧索前部继续上行形成**脊髓丘脑侧束**（E^1）。与下半身相关的纤维位于该束的外侧（**外侧纤维**，E^2），而与上半身相关的纤维相继地进入该束的内侧（**内侧纤维**，E^3）。如果需要选择性地切断脊髓丘脑束的纤维以控制身体某部分的剧痛，该纤维束的这种分布模式对于外科医生是很有意义的。随着这些内侧和外侧纤维束继续上行，可以发出**分支**（E^4），特别是到脑干的**网状结构**（L）和中脑的**导水管周围灰质**（L^1）。锐痛和定位精确的疼痛可能直接通过脊髓丘脑束传导，而深部的钝痛和定位模糊的疼痛可能通过较慢的上行网状结构纤维进行传导。从脊髓丘脑束到网状结构和中脑导水管周围灰质的纤维网络都是为了激活痛觉抑制系统，是一种内在的痛觉抑制机制（见第5-34节）。

随着脊髓丘脑束上行，它从外侧（下髓质，见第5-4节）移位到后外侧（上髓质，见第5-6节），在中脑内其与内侧丘系毗邻。第二级神经元发出的纤维最后止于背侧丘脑的多个核群之一，包括**腹后外侧核**（G）、与内侧膝状体（图中未显示）相邻的腹后核（PO），以及内髓板的**板内核**（G^1，见第5-19节）。痛觉冲动可通过这些上行网状结构传导到达背侧丘脑的腹后核和板内核。

第三级神经元（F）发出的纤维经内囊（H）和**放射冠**（I）投射到**大脑皮质的中央后回**（J），来自背侧丘脑腹后核的纤维除外，其投射到外侧裂的**大脑皮质第二感觉区**（K）。

上行传导通路：脊髓丘脑侧束.

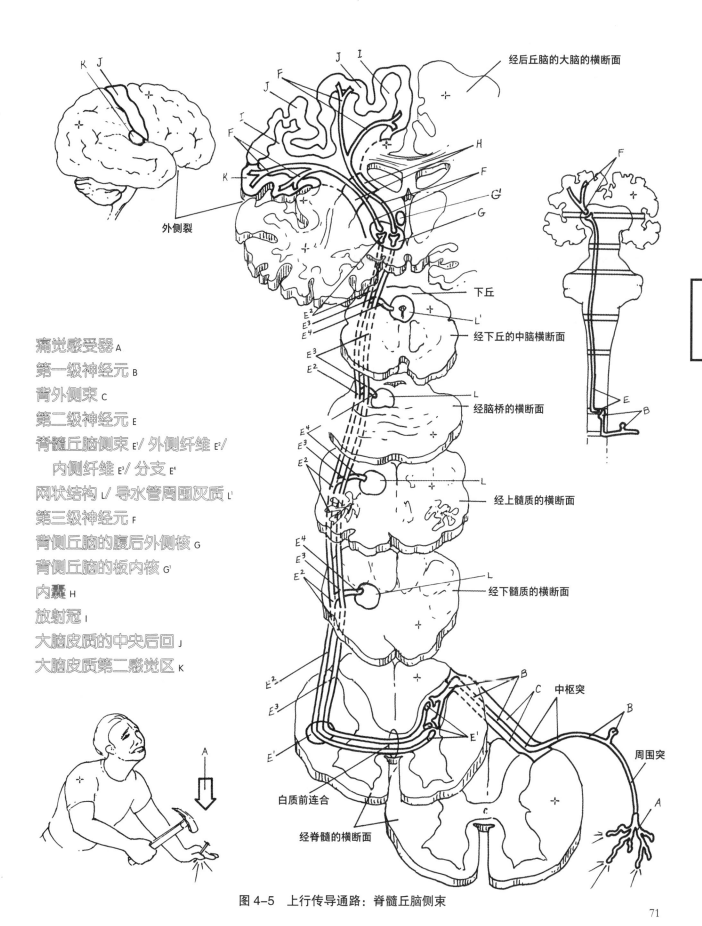

经后丘脑的大脑的横断面

外侧裂

下丘

经下丘的中脑横断面

经脑桥的横断面

经上髓质的横断面

经下髓质的横断面

中枢突

周围突

白质前连合

经脊髓的横断面

痛觉感受器 A

第一级神经元 B

背外侧束 C

第二级神经元 E

脊髓丘脑侧束 E¹/ 外侧纤维 E²/
　　内侧纤维 E³/ 分支 E⁴

网状结构 L/ 导水管周围灰质 L'

第三级神经元 F

背侧丘脑的腹后外侧核 G

背侧丘脑的板内核 G'

内囊 H

放射冠 I

大脑皮质的中央后回 J

大脑皮质第二感觉区 K

图 4-5　上行传导通路：脊髓丘脑侧束

4-6
上行传导通路：脊髓丘脑前束

脊髓丘脑前束主要传导轻微的、定位不精确的粗触觉。粗触觉主要源于皮肤的无毛区域，用棉花轻轻地在手掌上画，或者抚触动物的柔软绒毛，这就是粗触觉。虽然双侧脊髓丘脑前束损伤几乎不会发生一般的触觉损伤，但是痒感和性感觉通常会下降。

请参考图 4-4 和图 4-5 的配色方案给该图（图 4-6）涂色。

第一级神经元（B）发出的纤维（周围突）传导来自脊神经节**感受器（A）**的轻触觉信号冲动，其中枢突延伸到达脊髓后角和中间灰质，从第Ⅳ层到第Ⅶ层，并与此处的**第二级神经元（E）**形成突触。第二级神经元发出的纤维在白质前连合处交叉到对侧，并在脊髓白质的前外侧部上行以形成**脊髓丘脑前束（E¹）**。在髓质中，该纤维束于下橄榄核的后外侧似乎与脊髓丘脑侧束合并，并发出**分支（E² 和 E³）**投射到**网状结构（C）**和**外侧网状核（D）**，即到达小脑的信息处理站。事实上，其分支非常丰富，仅有 1/3 的纤维最后到达丘脑。

第二级神经元发出的纤维最后止于**背侧丘脑的腹后外侧核（G）**和**腹后核（PO**，图中未显示），与此处的**第三级神经元（F）**形成突触。同前，第三级神经元发出的纤维经**内囊（H）**和**放射冠（I）**投射到**大脑皮质的中央后回（J）**。

需要说明的是，脊髓丘脑侧束是哺乳动物在种系演化过程中的新生纤维束，能够传导更精确的痛、温觉，而脊髓丘脑前束的历史较悠久，其传导的触觉范围较大、较弥散，定位不精确。在髓质中段及以上，每侧的脊髓丘脑前束和侧束似乎为一束，常被统称为脊髓丘脑束。

上行传导通路：脊髓丘脑前束．

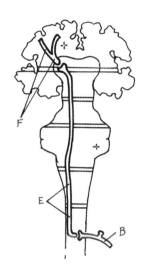

触觉感受器 A

第一级神经元 B

第二级神经元 E

 脊髓丘脑前束 E¹

 网状结构分支 E²

 外侧网状核分支 E³

网状结构 C

外侧网状核 D

第三级神经元 F

背侧丘脑的腹后外侧核 G

内囊 H

放射冠 I

大脑皮质的中央后回 J

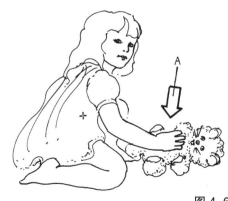

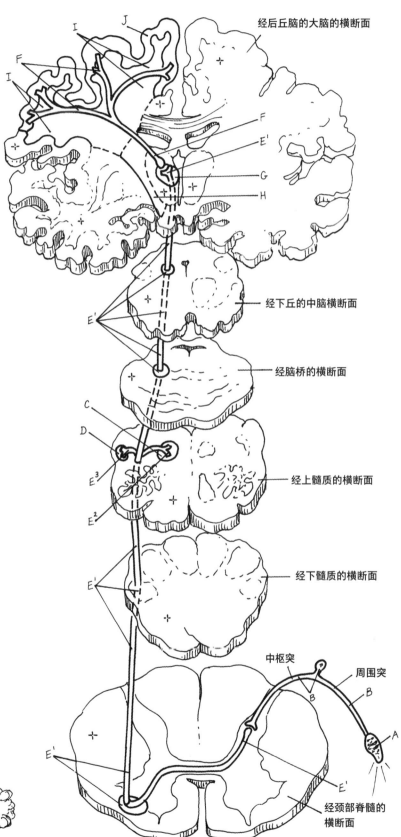

经后丘脑的大脑的横断面

经下丘的中脑横断面

经脑桥的横断面

经上髓质的横断面

经下髓质的横断面

中枢突

周围突

经颈部脊髓的
横断面

图 4-6　上行传导通路：脊髓丘脑前束

4-7

上行传导通路：脊髓小脑后束和楔小脑束

脊髓小脑束可将大脑皮质发向肌肉的位置、姿势和运动等相关神经冲动传导到小脑，促使小脑调整和纠正大脑半球发起的运动模式的协调性和精确性。按照定义，脊髓小脑束发出的神经冲动不会直接到达大脑，因此没有有意识的表现。

脊髓小脑传导束由4种纤维束构成：**脊髓小脑后束**（E¹）、**楔小脑束**（E³）、脊髓小脑前束和脊髓小脑嘴侧束。

脊髓小脑后束主要传导下半身（低于C8髓段水平）肌梭或肌腱器官的相关神经冲动，而C8髓段以上躯体肌梭或肌腱的神经冲动主要由楔小脑束传导。这两个纤维束传导的信息是精确的，常与个别肌细胞或肌肉-肌腱复合体的部分精细运动和姿势协调有关。

更广泛的功能是由脊髓小脑前束和嘴侧束的单根纤维来执行的，这将在下一节中介绍。

请参考前三幅图的配色方案给图4-7中的神经元及其相关的传导通路和细胞核进行涂色。先从标题"脊髓小脑后束"和小标题A—G开始，在左上角的小图中涂相关的传导通路（B、E），在左下角的小图中涂身体的下半部（A），在主插图的S1髓段涂箭头A和第一级神经元（B），依此类推，最后涂小脑（G）。

传导来自**下半身**（A）肌梭、肌腱器官及皮肤神经冲动的纤维是Ⅰa、Ⅰb和Ⅱ型纤维，其胞体位于C8髓段以下脊神经的脊神经节中。

L3髓段以下的**第一级神经元**（B）发出的中枢突到达**脊髓后柱**（C），随后弯曲并上行到L3髓段。从L3到C8髓段，进来的中枢突投射到第Ⅶ层（中间灰质区域）内侧的细胞柱，称为**Clarke柱**（D）。Clarke柱主要局限于胸髓，可见于脊髓的L3~C8髓段。在此处，第一级神经元的中枢突与**第二级神经元**（E）形成突触，其中第二级神经元发出的纤维直接到达外侧索上行，形成**脊髓小脑后束**（E¹）。

脊髓小脑后束在上行过程转向后方，并在上髓质水平进入**小脑下脚**（F），最后抵达**小脑**（G）。在中枢神经系统最快速的传导结构中，脊髓小脑后束最后以"苔藓纤维"止于同侧小脑皮质的内侧部，这代表下肢和躯干肌的位置觉。

请在图4-7中用不同的颜色涂出标题"楔小脑束"和小标题A¹—E³，以及前面剩余的结构。在左上角的小图中涂相关传导通路（B，E²），该通路的第一级神经元始于T6髓段，注意箭头A¹。

传导上半身（C8髓段以上，A¹）肌梭、肌腱器官和皮肤神经冲动的**第一级神经元**（B¹）的中枢突加入**楔束**（C¹），并继续上行止于髓质最后方外侧的**楔束核**（H）。此处第二级神经元发出的纤维上行形成**楔小脑束**（E³）。与脊髓小脑后束一起穿经**小脑下脚**（F）抵达**小脑**（G）。楔小脑束最后也以"苔藓纤维"止于小脑皮质的内侧部，以及小脑皮质中支配躯干上部和上肢的区域（图中未显示）。

上行传导通路：脊髓小脑后束和楔小脑束．

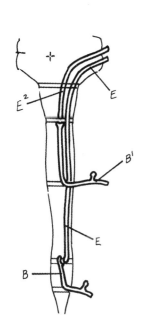

经上髓质的横断面

经下髓质的横断面

经 C7 髓段的横断面

脊髓小脑后束★

　位置／运动觉：C8 髓段以下 A

　第一级神经元 B

　后柱 C

　Clarke 柱 D

　第二级神经元 E

　　脊髓小脑后束 E¹

　小脑下脚 F

　小脑 G

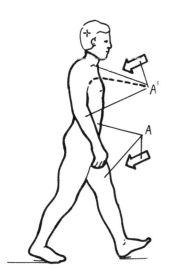

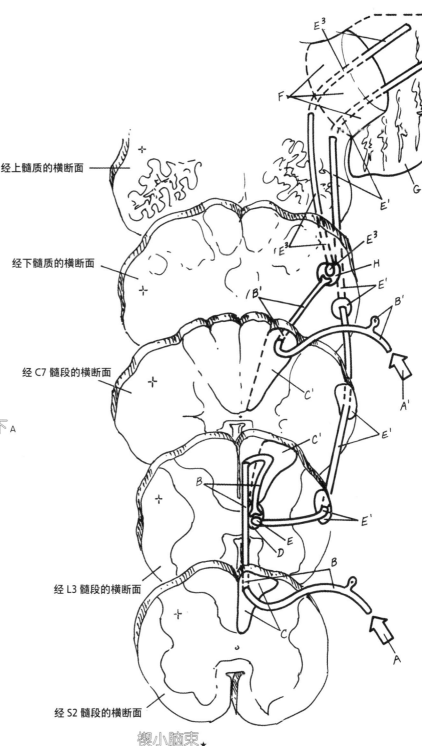

经 L3 髓段的横断面

经 S2 髓段的横断面

楔小脑束★

　位置／运动觉：C8 髓段以上 A¹

　第一级神经元 B¹

　楔束 C¹

　外侧的楔束核 H

　第二级神经元 E²

　楔小脑束 E³

图 4-7　上行传导通路：脊髓小脑后束和楔小脑束

4-8

上行传导通路：脊髓小脑前束和脊髓小脑嘴侧束

脊髓小脑前束和嘴侧束主要将来自肌腱器官和肌梭的运动觉和位置觉相关神经冲动传导到小脑。与脊髓小脑后束和楔小脑束（见第4-7节）相比，这两条纤维束传导的信息来源更广泛。脊髓小脑后束和楔小脑束可能只传导与个别肌细胞部分姿势协调相关的神经冲动，而脊髓小脑前束和嘴侧束则可传导与整个肢体的姿势协调相关的信息。因此，要使第二级神经元发出的纤维将整个肢体的信息传导到小脑，很难想象与单个该二级神经元连接的第一级神经元的信息量。

和前面一样，给图4-8涂色。从小标题A和A^1开始，在左下方的小图中给相关结构涂色。然后给标题"脊髓小脑前束"下的小标题和相关结构涂色，直到小脑（G），注意本图中未使用下标字母D。

脊髓小脑前束的第一级神经元（B）的周围突接受来自**肌梭（A）**和**肌腱器官（A^1）**的神经冲动，并在腰、骶部脊神经根的神经节中抵达它们的胞体；同时，其中枢突延伸进入脊髓并上行至第1腰髓，与脊髓前、后角基部的**第二级神经元（E）**形成突触。

第二级神经元发出的纤维经灰质连合交叉到对侧，在外侧索内上行形成**脊髓小脑前束（E^1）**。继续上行经脑干到达脑桥，然后经同侧的**小脑上脚（C）**向后进入**小脑（G）**。大约10%的脊髓小脑前束纤维穿经小脑中线再交叉到对侧的小脑上脚（图中未显示）。无论哪种情况，脊髓小脑前束的纤维最后都止于小脑皮质的内侧部，主要与下肢感觉活动有关（图中未显示）。

请涂出标题"脊髓小脑嘴侧束"下小标题和相关结构，从脊髓节段右侧的箭头A开始。为简单起见，图中脊髓小脑前束和脊髓小脑嘴侧束的第一级神经元都经相同脊髓平面进入，但事实并非这样。

脊髓小脑嘴侧束（E^3）主要与上肢的感觉活动有关。关于脊髓小脑嘴侧束的研究仅在猫身上开展过，对于人类只是推测。其**第一级神经元（B^1）**的中枢突上行进入颈髓，并与此处的**第二级神经元（E^2）**形成突触联系。第二级神经元发出的纤维不交叉，加入同侧的**脊髓小脑嘴侧束（E^2）**。其纤维可能在上髓质水平进入**小脑下脚（F）**，也可能继续上行到上脑桥后才进入小脑上脚。最后，脊髓小脑嘴侧束的纤维都止于小脑皮质的内侧部，主要与上肢的运动觉和位置觉有关。

本节所述的小脑及其传入纤维的整合功能将在第5-13节、第5-14节和第5-15节中做部分介绍。

上行传导通路：脊髓小脑前束和脊髓小脑嘴侧束.

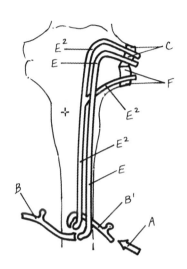

肌梭 A

肌腱器官 A'

脊髓小脑前束 ★

第一级神经元 B

第二级神经元 E

脊髓小脑前束 E'

小脑上脚 C

小脑 G

脊髓小脑嘴侧束 ★

第一级神经元 B'

第二级神经元 E²

脊髓小脑嘴侧束 E³

小脑下脚 F

经脑桥上部的横断面

经上髓质的横断面

经下髓质的横断面

经广义脊髓的横断面

骨骼肌

中枢突

周围突

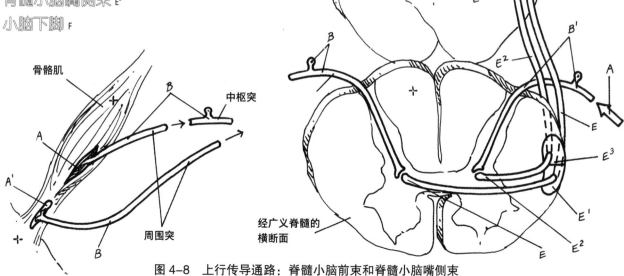

图 4-8　上行传导通路：脊髓小脑前束和脊髓小脑嘴侧束

下行传导通路：皮质脊髓束

皮质脊髓束是重要的皮质源性下行神经纤维束，可作用于脊髓的运动神经元和感觉性中间神经元。该纤维束存在于大多数哺乳动物，但在人类中尺寸最大且功能重要，可自主控制四肢的运动，改变感觉神经冲动以调节上行的信息。同所有下行到脊髓的纤维束一样，皮质脊髓束可被称为髓上束或脊上束，并被认为是上运动神经元系统的一部分。

这是四个下行传导通路单元中的第一节，涂色顺序与前面几节中的上行传导通路正好相反。换句话说，下行纤维束的涂色顺序是从图的上部开始，并在下部结束。此外，对于每个纤维束，没有第一级和第二级神经元的顺序之分，神经元始于皮质或皮质下核团，并下行抵达脊髓前角下运动神经元，期间没有突触形成。但是，可能有些神经核团发出纤维参与形成特定纤维束。

请在图 4-9 中用不同的颜色涂出右上图中皮质脊髓束（A）的小标题和范围。先用浅色涂左上角大脑半球的侧面观视图中标记的 B 和 B^1 皮质区域，以及中间主图左上部标记的 B^1 皮质区域。然后再涂小标题 A^1 和 C—I、整个皮质脊髓束和相关结构、下运动神经元及其相关结构（G—I），以及指向左下图的箭头（I）。

在每侧**大脑皮质**（B）中，约有 100 万个神经元（见左上角的脑插图，点密度代表神经元密度）发出纤维形成**皮质脊髓束**（A）。其中，那些投射到脊髓前角的神经元被称为上运动神经元，其发出的轴突许多都没有髓鞘，且功能仍不明确；那些有髓鞘的轴突，90% 是非常短小的

（1~4μm），只有 2%~4% 长达 10~20μm。这些传导速度快的大型轴突源于大脑额叶**初级运动皮质**（B^1）的贝兹大锥体细胞。运动前，它们可短暂抑制伸肌的抗重力作用。

这些从大脑皮质发出的纤维下行成为巨大**放射冠**（C）的一部分，并在间脑的两侧变窄形成**内囊**（D）。穿经此处的纤维密集，特别易受内囊出血或血栓的侵犯，进而导致严重的神经损伤后果。皮质脊髓束下行过程中不断发出**侧支**（A^1）并沿途终止，下行到中脑时穿过其底部，形成**大脑脚**（E，其余部分由皮质脑桥束和皮质延髓束形成）的中间 2/3 部。该纤维束继续下行到达脑桥前部时，被成簇的脑桥束分隔成许多束，它们在下行过程中不断发出侧支并沿途终止，当下行至延髓时重新组装，在其腹侧面形成**锥体**（F）。

下行至延髓-脊髓连接处时，每侧皮质脊髓束的大部分纤维（75%~90%）交叉到对侧，形成**锥体交叉**（F^1）。交叉后的纤维延脊髓外侧索下行，形成**皮质脊髓侧束**（A^2）。未交叉的纤维继续沿着脊髓的前索下行，形成**皮质脊髓前束**（A^4），但通常下行不低于胸髓。皮质脊髓前束将在对应脊髓节段经白质前连合交叉，并止于对侧的前角运动神经元。

几乎一半的皮质脊髓束纤维都止于脊髓后角的中间神经元（**终端纤维**，A^3），以处理感觉传入信号。其余纤维止于第Ⅸ板层的**前角运动神经元**（G）和邻近的中间神经元。脊髓的前角运动神经元和对应的脑神经运动核及其**轴突**（G^1）共同构成了自主运动的最终共同通路，并止于**肌肉**（I）的**神经肌肉接头**（H）。

下行传导通路：皮质脊髓束.

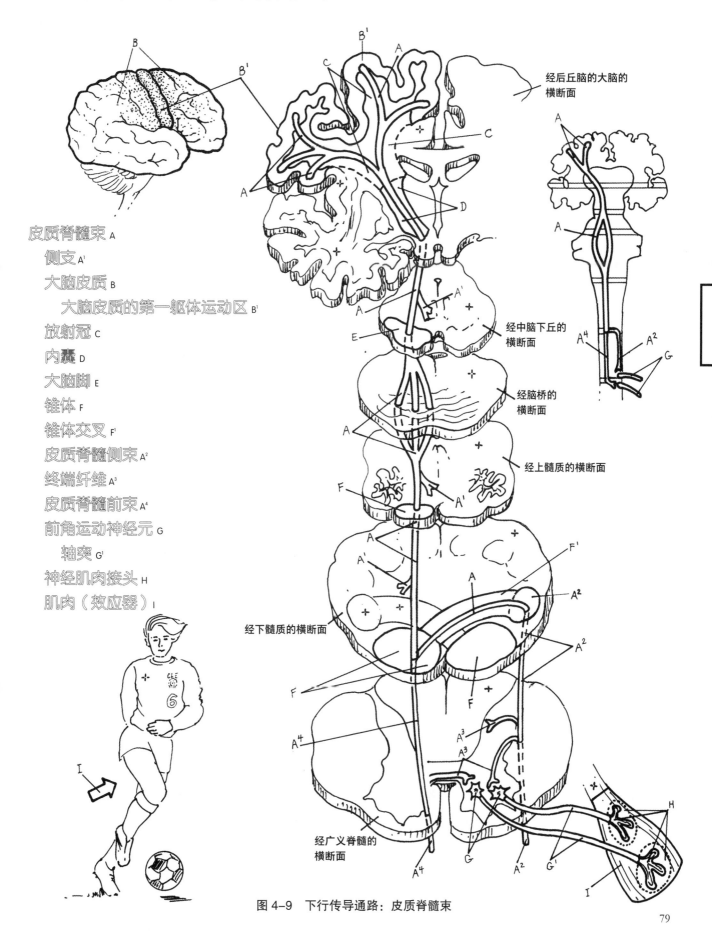

皮质脊髓束 A
  侧支 A'
  大脑皮质 B
    大脑皮质的第一躯体运动区 B'
  放射冠 C
  内囊 D
  大脑脚 E
  锥体 F
  锥体交叉 F'
  皮质脊髓侧束 A²
  终端纤维 A³
  皮质脊髓前束 A⁴
  前角运动神经元 G
    轴突 G'
  神经肌肉接头 H
  肌肉（效应器）I

经后丘脑的大脑的横断面
经中脑下丘的横断面
经脑桥的横断面
经上髓质的横断面
经下髓质的横断面
经广义脊髓的横断面

图4-9 下行传导通路：皮质脊髓束

4-10
混合性传导通路：内侧纵束降部和前庭脊髓束

除了上节（第4-9节）讲到的皮质脊髓束外，还有一些发生上较古老的、从脑的皮质下中心下行到脊髓的纤维束，是"上运动神经元库"的基础。它们被称为锥体外系通路，因为其不经过皮质脊髓系统的延髓锥体。每一个锥体外系的纤维束都可为皮质脊髓束引发的个体运动奠定基础。因此，这些下行纤维的综合体可被视作为共同主题演奏的乐队的各种乐器，这个共同的主题就是最终共同通路（前角运动神经元）的传出信号。本节主要介绍两个锥体外系通路，全部或部分来自脑桥下方和延髓上方（即脑桥延髓交界处）的前庭神经核。

请在图4-10的右上图中涂出标题"内侧纵束传导通路"和小标题A及相关通路。为小标题 A^1—F^1 涂色，在中间主图的右半侧涂 A—F^1 所示结构——下行的内侧纵束纤维（A^1）和相关箭头、来源结构 B—E^1 和终止神经元 F 及其轴突 F^1。然后为小标题 A^2—I 涂色，在同侧上髓质水平涂 A^2—I 所示结构——上行的内侧纵束纤维（A^2）和相关箭头、开始邻近的前庭神经核（E）及其所到达的核团 G—I。

内侧纵束（A）是位于脑干中线附近的一束纤维，其排列复杂，由不同来源和终止去向的上、下行纤维组成。

内侧纵束的下行纤维主要来自上髓质的**内侧前庭神经核**（E^1），对颈髓的前角运动神经元发挥抑制作用。也有下行纤维来自中脑的**上丘**（B，视觉反射中枢）和**动眼神经副核**（C，视觉追踪中枢）、脑桥的**网状结构**（D，增加伸肌张力）及延髓的外侧**前庭神经核**（E，平衡中枢）。内侧纵束沿同侧的脊髓前索下行，其中一些纤维直接和颈髓的**前角运动神经元**（F）形成突触联系。这些前角运动神经元的**轴突**（F^1）最后主要止于颈部肌肉的神经肌肉接头（图中未显示）。

内侧纵束的上行纤维主要来自上髓质的前庭神经核，最后止于**动眼神经**（Ⅲ）（I）、滑车神经（Ⅳ）（H）和展神经（Ⅵ）（G）对应的脑神经核，其发出纤维支配眼球的眼外肌。

通过眼睛、头部、颈部和躯干的协调运动实现对移动物体的视觉跟踪就是内侧纵束活动的一个典型例子。期间，皮质脊髓束为这些反射活动提供了自主性的成分，使运动更精细。

请涂出标题"**前庭脊髓束传导通路**"和小标题J—O^1，在右上图中涂前庭脊髓束传导通路（M），在主图的左半侧涂相关结构，从传入纤维J和K开始。

所有的前庭神经核可接受来自内耳的**前庭器官**（通过前庭神经，是第Ⅷ脑神经的一部分）的**传入纤维**（K）和来自小脑的**传入纤维**（J），以控制各种平衡和协调运动。**外侧前庭神经核**（L）的神经元发出的纤维构成**前庭脊髓束**（M），这些纤维沿着脊髓的前外侧下行，贯穿脊髓全长。在每个脊髓节段，**终端纤维**（M^1）进入第Ⅶ和第Ⅷ脑神经板层并与此处的**中间神经元**（N）形成突触联系，该中间神经元发出的纤维反过来投射到**前角运动神经元**（O），该神经元发出的**轴突**（O^1）最后止于效应器的神经肌肉接头和肌梭（图中未显示）。

前庭脊髓束可增强所有伸肌的活动，从而维持人体的基本姿势或直立状态。在进行有目的的运动之前，前庭脊髓束的这种维持作用被暂时抑制，运动结束后又立即恢复。前庭脊髓束的这种强大作用也可见于严重的前庭神经核以上脑干损伤患者。在这些情况下，关于来自大脑嘴侧的前庭脊髓束传导的神经冲动的抑制作用丧失，出现持续的伸肌强直（收缩）状态（即去大脑强直）。

混合性传导通路：内侧纵束降部和前庭脊髓束．

内侧纵束传导通路★
　内侧纵束A
　　下行纤维A'
　　　上丘B
　　　动眼神经副核c
　　　脑桥的网状结构D
　　　前庭神经核E
　　　　内侧前庭神经核E'
　　前角运动神经元F/ 轴突F'

　上行纤维A²
　　前庭神经核E
　　展神经（Ⅵ）对应的脑神经核G
　　滑车神经（Ⅳ）对应的脑神经核H
　　动眼神经（Ⅲ）对应的脑神经核I

半规管

前庭脊髓束传导通路★
　来自前庭器官的传入纤维J
　来自小脑的传入纤维K
　外侧前庭神经核L
　前庭脊髓束M
　　终端纤维M'
　中间神经元N
　前角运动神经元O
　　轴突O'

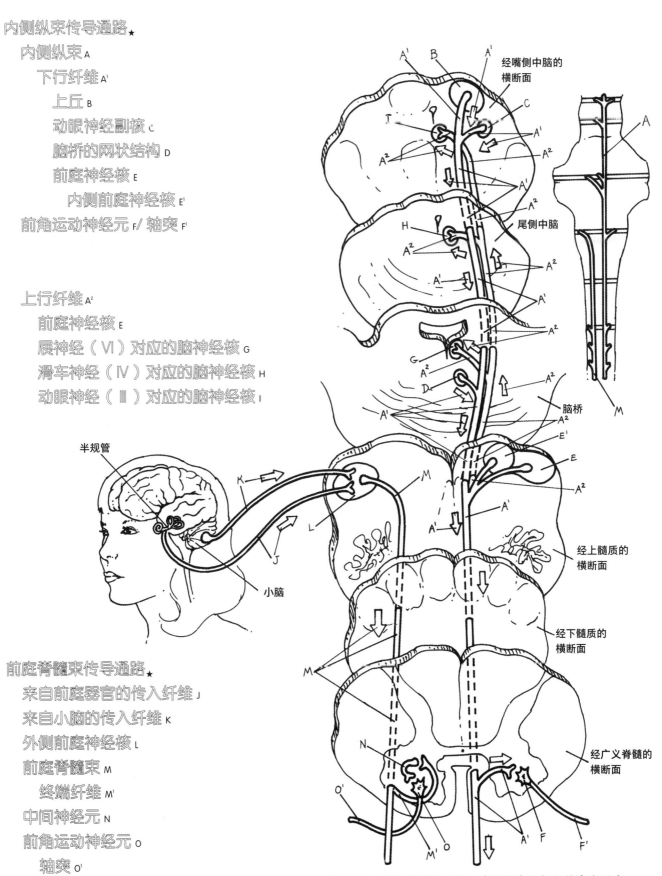

经嘴侧中脑的横断面

尾侧中脑

脑桥

小脑

经上髓质的横断面

经下髓质的横断面

经广义脊髓的横断面

图 4-10　混合性传导通路：内侧纵束降部和前庭脊髓束

81

4-11
下行传导通路：顶盖脊髓束和红核脊髓束

如第4-9节和第4-10节所述，脊髓的前角细胞会受到来自各种下行通路传导的信号冲动的不断影响。本节再介绍两个起源于脑干的下行纤维束：起源于中脑顶盖的顶盖脊髓束和起源于中脑红核的红核脊髓束。二者也包含在上运动神经元库中。

请在图4-11的左上部用不同的颜色涂出标题"顶盖脊髓束"和小标题A—G。在右上角的小图中涂结构B、D和E，在左下图中涂指向眼睛的箭头B。从主图顶部的上丘（A）开始，依次是顶盖脊髓束部分、中间神经元（D）和脊髓的前角运动神经元及相关结构（E—G）。

顶盖脊髓束（B）始于中脑的上丘（A），上丘是视觉反射的重要中枢。上丘发出纤维后下行，绕导水管周围灰质，在中线上交叉形成背侧被盖交叉（C），交叉后行向腹侧。交叉后的纤维下行构成顶盖脊髓束，位于内侧纵束（MLF，图中未显示）的前方；到达脑干下部时，二者交织混合在一起。下行至脊髓时，顶盖脊髓束位于前索的前中裂附近，一直行至颈髓末端。终端纤维（B¹）通过第Ⅵ、Ⅶ和Ⅷ层的中间神经元（D）与前角运动神经元（E）形成突触联系。最后由前角运动神经元发出轴突（E¹）止于效应器（G）的神经肌肉接头（F）和肌梭（图中未显示）。

顶盖脊髓束可能会协调视、听刺激和姿势反射运动的相互作用，但这种功能尚未完全明确。

请在图4-11的左下部用不同的颜色涂出标题"红核脊髓束"和小标题H—G。在右上角的小图中涂结构I、D¹和E²，在左下图中涂指向弯曲关节的箭头。从主图顶部的红核（H）开始，依次是红核脊髓束和终端纤维、中间神经元D¹和脊髓前角运动神经元及相关结构（E²—G¹）。

中脑红核（H）发出的纤维在中线处交叉到对侧，并下行至脊髓时，与皮质脊髓束紧密交织混合（图中未显示）。红核脊髓束（I）下行至胸髓水平时，其终端纤维（I¹）止于前角第Ⅴ、Ⅵ和Ⅷ层的中间神经元（D¹），而不直接止于较大的运动神经元。借助中间神经元投射到运动神经元（E²，包括α型和γ型），后者发出轴突（E³）止于效应器（G¹）的神经肌肉接头（F¹）和肌梭（图中未显示）。

红核脊髓束被认为是从大脑皮质到脊髓的备选通路，因为红核可接受来自下行皮质脊髓束的纤维。红核脊髓束非常重要的一个功能是控制四肢屈肌肌群的协调运动，且依据传入的感觉信号受小脑和大脑皮质的调控。例如，脊髓小脑束可传导身体姿势和肌肉运动信息至小脑，反过来又可调节红核的活动。

下行传导通路：顶盖脊髓束和红核脊髓束.

顶盖脊髓束★

　上丘 A

　顶盖脊髓束 B

　　终端纤维 B'

　背侧被盖交叉 C

　中间神经元 D

　前角运动神经元 E

　　轴突 E'

　神经肌肉接头 F

　效应器 G

红核脊髓束★

　红核 H

　红核脊髓束 I

　　终端纤维 I'

　中间神经元 D'

　前角运动神经元 E²

　　轴突 E³

　神经肌肉接头 F'

　效应器 G'

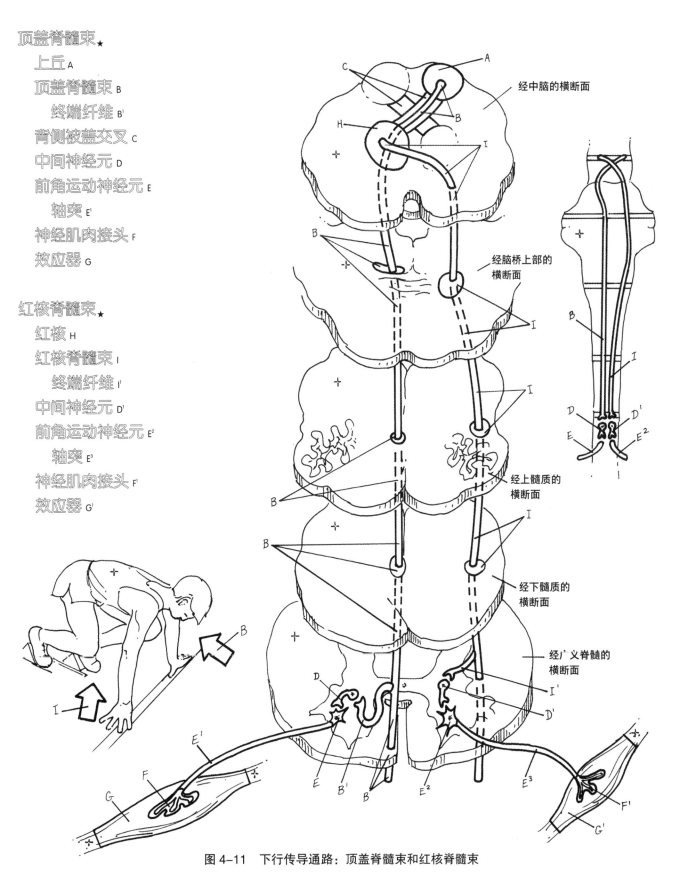

经中脑的横断面

经脑桥上部的横断面

经上髓质的横断面

经下髓质的横断面

经广义脊髓的横断面

图 4-11　下行传导通路：顶盖脊髓束和红核脊髓束

4-12
下行传导通路：网状脊髓束

本节介绍另一个皮质下来源的上髓段纤维束：网状脊髓束。虽然皮质下神经核可能会发出纤维参与形成网状脊髓束，但重要的是要通过下行的皮质纤维来认识这些皮质下神经核的神经纤维分布。实际上，该纤维束目前还有一种名称术语，即皮质-皮质下-脊髓束，其强调了皮质的地位。

请在图4-12中用不同的颜色涂出标题"脑桥网状脊髓束"和小标题A—E^2。在左上角的小图中涂结构B和B^1，在主图的上部涂完核A^1和A^2之后，依次再涂脑桥网状脊髓束（B和B^1）、中间神经元（C）、α和γ运动神经元及相关部分（D—E^2）。

网状脊髓束源于不同平面的脑干网状结构的核团（见第5-12节），参与调节脊髓的运动和感觉功能。通常包括两束：脑桥网状脊髓束和延髓网状脊髓束。**脑桥网状脊髓束（B）源于脑桥被盖（A）内侧的细胞团，主要是桥首网状核（A^1）和桥尾网状核（A^2）。其沿着同侧脑干和脊髓前索下行，不交叉，途中发出终端纤维（B^1）止于脊髓第Ⅶ层和第Ⅷ层的中间神经元（C），后者发出的轴突投射到前角的α运动神经元（D^1），该前角运动神经元再发出轴突（D^2）止于梭外肌纤维（效应器，E）的神经肌肉接头（E^1）处。这些中间神经元还可发出轴突投射到前角的γ运动神经元（D^3），再由γ运动神经元发出的轴突（D^4）**

支配**肌梭**（E^2）内的细小梭内肌纤维（见第2-10节）。

请在图4-12中用不同的颜色涂出标题"延髓网状脊髓束"和小标题F—G^1所示结构。在左上角的小图中涂结构G和G^1，在主图中从核（F^1）开始涂，依次为延髓网状脊髓束和终端纤维（G和G^1）。

延髓网状脊髓束（G）源于延髓网状结构内侧2/3的**巨细胞网状核**（F^1）的大神经元，与脑桥网状脊髓束一样，该纤维束沿着同侧脑干和脊髓下行，不交叉，沿途发出**终端纤维**（G^1）至脊髓第Ⅶ层和第Ⅷ层的中间神经元，后者再发出纤维投射到前角的α和γ运动神经元。许多中间神经元接受多束皮质-皮质下-脊髓束的神经支配，包括红核脊髓束和前庭脊髓束。这些中间神经元是脑干下行纤维的聚集中心，它们发出的轴突可投射于脊髓前角的α和γ运动神经元。

已知脑干网状结构可以抑制或易化（促进）运动活动和肌张力，影响呼吸和循环系统，并影响感觉冲动向更高级中心的传递。虽然这些功能与这两个网状脊髓束的具体关联性尚不明确，但是还是可以做一些总结。例如，延髓网状脊髓束似乎会抑制运动、抑制心血管（脉搏和血压）反应和刺激呼吸的吸气阶段；脑桥网状脊髓束的功能尚不太清楚，但其运动易化（促进）和对心血管反射的调节作用是毋庸置疑的。

下行传导通路：网状脊髓束.

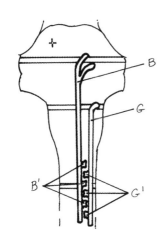

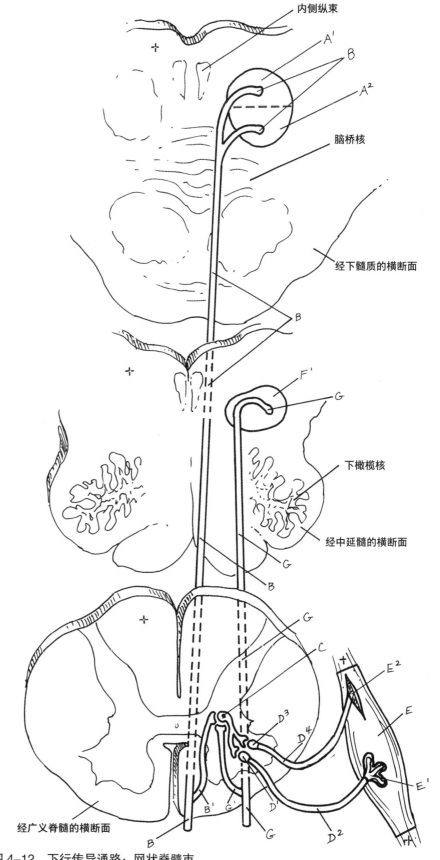

脑桥网状脊髓束★
　脑桥被盖 A（）
　　桥首网状核 A¹
　　桥尾网状核 A²
　脑桥网状脊髓束 B
　　终端纤维 B¹
　中间神经元 C
　前角运动神经元 D（）
　　α 运动神经元 D³/ 轴突 D²
　　γ 运动神经元 D³/ 轴突 D⁴
　效应器 E
　　神经肌肉接头 E¹
　　肌梭 E²

延髓网状脊髓束★
　延髓网状结构 F（）
　　巨细胞网状核 F¹
　延髓网状脊髓束 G
　　终端纤维 G¹

图 4-12　下行传导通路：网状脊髓束

4-13
脊髓：神经纤维束总结

本节是关于脊髓内各种纤维束相对位置的一个综述。假设本单元中前面所有的图都已着色。此处所示是一个广义颈髓的横断面。作为各图单个纤维束的总结，涂好该断面图将为下一单元中脑的涂色工作奠定良好的基础。

请在图4-13中用不同的颜色按照所列顺序涂出各标题及纤维束A—Q。注意，左侧所示为上行纤维束，右侧所示为下行纤维束。上行纤维使用同一颜色的不同色调，联合纤维使用另一种颜色的不同色调，下行纤维使用再一种颜色的不同色调。

在本单元中，每一节提及的脊髓节段的各个纤维束如下所示：

在脊髓内也存在起止神经元均位于脊髓的短纤维束，前面的内容未做详细介绍。它们是脊髓-脊髓的传导通路，通常被称为**脊髓固有束（H）**，由脊髓灰质内的中间神经元组成，可接收来自后根的传入信号，并发出纤维（轴突）投射到比起始中间神经元胞体所在髓段更高或更低髓段的其他神经元。脊髓固有束的纤维行于脊髓节段内、节段间甚至脊髓全长，主要集中于脊髓灰质周围，有的也分散于起始胞体附近的白质各索内。

进入脊髓的后根纤维通常下行或上行几个脊髓节段后与第二级神经元形成突触联系。下行的后根纤维束在颈髓和胸髓构成了**束间束（I）**，在腰髓构成了**隔缘束（J）**。

脊髓：神经纤维束总结.

上行纤维束★
　薄束 A
　楔束 B
　脊髓小脑后束 C
　脊髓小脑嘴侧束 D
　脊髓丘脑侧束 E
　脊髓小脑前束 F
　脊髓丘脑前束 G

联合纤维束★
　脊髓固有束 H
　束间束 I
　隔缘束 J

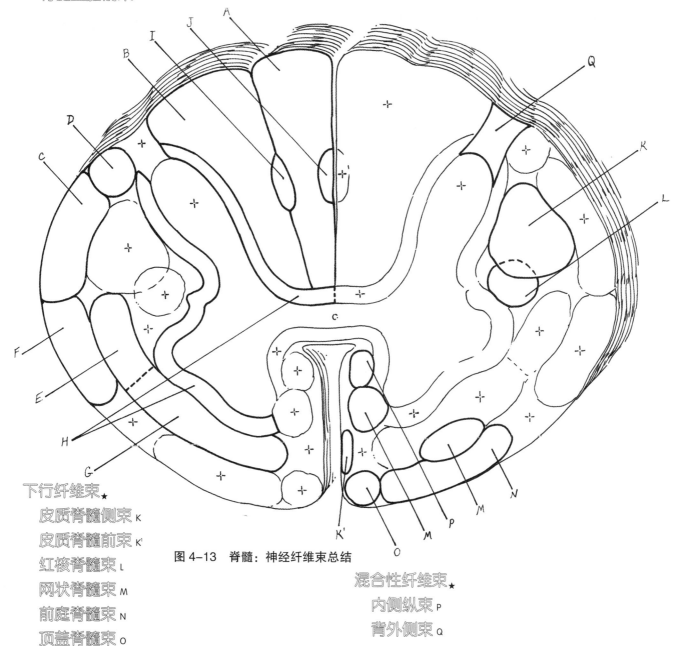

图 4-13　脊髓：神经纤维束总结

下行纤维束★
　皮质脊髓侧束 K
　皮质脊髓前束 K'
　红核脊髓束 L
　网状脊髓束 M
　前庭脊髓束 N
　顶盖脊髓束 O

混合性纤维束★
　内侧纵束 P
　背外侧束 Q

5-1
脑干：背侧面

脑由脑干、双侧大脑半球和小脑组成（见第1-2节和第3-8节）。本节主要介绍脑干背侧面的一些标志性结构，在给脑干横断面图着色时，它们可以帮助定位（见第5-4节～第5-11节）。

请在图5-1中用不同颜色涂出小标题 A—D^5 和相关结构以及横断面线旁边的编号（如图5-4等）。建议每个脑区及其各部、相关神经使用相同颜色的不同色调。大家可以将此节和下一节放在一起涂色，因为它们有共同的下标字母。

脑干在枕骨大孔处与脊髓相连，其形态不断变化，由下而上依次为延髓、脑桥和中脑，并向上连于间脑。从脊髓与脑干连接处开始，脑干的**延髓**（A）自下而上逐渐变宽，其后面向上开口于**第四脑室底**（A^3）。紧邻第四脑室的下方，中线的两侧形成两个丘状结构——**薄束结节**（A^1）和**楔束结节**（A^2），其下分别有薄束核和楔束核（见第5-5节的结节横断面图）。在第四脑室内（以及整个脑干），有许多这样的结节状凸起和其他凹凸不平的表面，这通常意味着其下存在重要结构。第四脑室底下半部的**舌下神经三角**（A^4）就是另一种典型例子，其下埋藏有舌下神经核。

第四脑室底（B^1）的上半部从延髓一直向上延续到**脑桥**（B），在中线的两侧突起两个小圆形的隆起，称**面神经丘**（B^2），其下有面神经（Ⅶ）盘曲。

在第四脑室的两侧，有连接脑干和后方小脑的3对小脑脚（"纤维干"）：**小脑下脚**（A^5）、**小脑中脚**（B^3）和**小脑上脚**（B^4）。小脑下脚朝向前侧，从延髓的上部连于小脑；小脑中脚是3对小脑脚中最大的，纤维行向后外侧，连接到整个小脑；小脑上脚连接小脑和脑桥的外上部。菱形脑室的上端（前端）就是由双侧小脑上脚汇合形成，此处是脑桥与**中脑**（C）的连接处。

在脑桥-中脑连接处，第四脑室底缩窄，形成管状**中脑导水管**（C^1，见第5-44节），穿经中脑。中脑的背侧面或者顶部主要由成对的**下丘**（C^2）和**上丘**（C^4）构成。下丘向前外侧延续为**下丘臂**（C^3），最后止于丘脑的内侧膝状体（图中未显示）。上丘向前外侧延续为**上丘臂**（C^5），最后止于丘脑的外侧膝状体（图中未显示）。在中脑的背侧面，下丘的下方有**滑车神经**（Ⅳ）（C^6）出中脑（这是唯一一从脑干背侧面发出的脑神经）。

松果体（D^1）源于间脑并位于中脑背侧面上方。其他可见的间脑结构包括**缰核**（D^2）和**丘脑**（D^4）。缰核（见第5-23节）位于松果体的嘴侧、**第三脑室**（D^3）的侧面。丘脑的大部分结构位于每侧缰核的侧面，形成第三脑室的壁，并且构成大部分组织块直接连于中脑。**内囊**（D^5，见第5-33节）的大量纤维束穿经端脑的基底核和间脑之间。

脑干：背侧面．

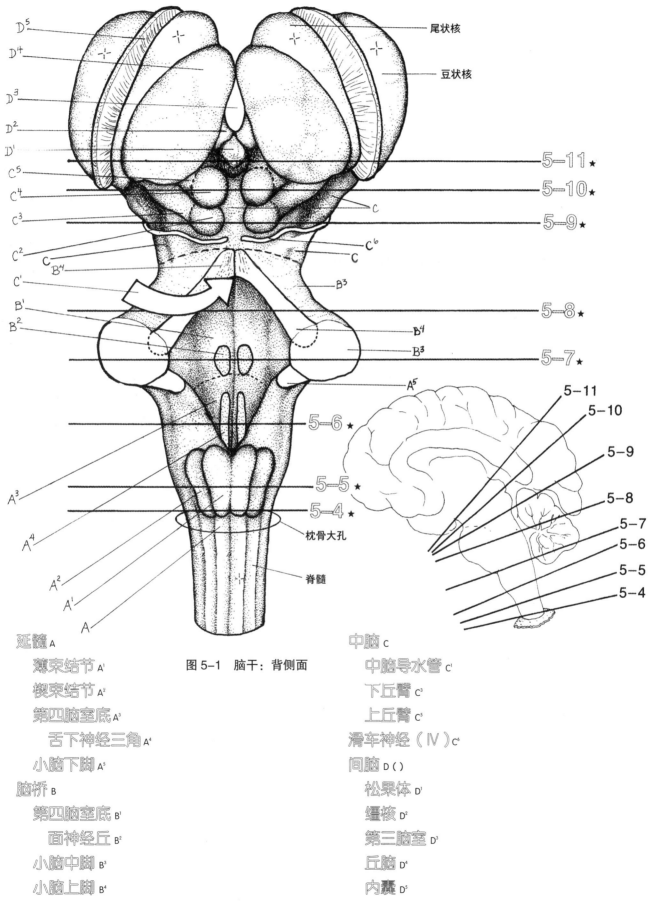

尾状核

豆状核

5-11★

5-10★

5-9★

5-8★

5-7★

5-6★

5-5★

5-4★

枕骨大孔

脊髓

5-11

5-10

5-9

5-8

5-7

5-6

5-5

5-4

图 5-1　脑干：背侧面

延髓 A

　薄束结节 A¹

　楔束结节 A²

　第四脑室底 A³

　　舌下神经三角 A⁴

　小脑下脚 A⁵

脑桥 B

　第四脑室底 B¹

　　面神经丘 B²

　小脑中脚 B³

　小脑上脚 B⁴

中脑 C

　中脑导水管 C¹

　下丘臂 C³

　上丘臂 C⁵

　滑车神经（Ⅳ）C⁶

间脑 D（　）

　松果体 D¹

　缰核 D²

　第三脑室 D³

　丘脑 D⁴

　内囊 D⁵

5-2
脑干：腹侧面 / 下面（前下面）

本节接着介绍脑干前下面的标志性结构和相连的成对脑神经。以一定的角度定向显示脑干的结构，以更好地解释说明脑神经根。大脑半球的大部分已被去除。同图 5-1 一样，经脑干的水平线代表不同的横断面（如图 5-4 等所示）。

如图 5-1 一样，请在图 5-2 中用不同颜色涂出小标题 A—D^{12} 和相关结构以及横断面线旁边的编号，并采用相同的颜色方案。本节和第 5-1 节中使用的下标字母与后面篇幅中使用的下标字母不相关。

在**延髓**（A）的腹侧面，前正中裂的两侧有一对平行排列的纵行隆起，称为**锥体**（A^6），深面为大脑皮质发出的皮质脊髓束。锥体从枕骨大孔向上一直延伸到构成**脑桥**（B）的大量横向纤维。锥体的外侧是细长的**下橄榄核**（A^7）。此处脑干表面可以看到两列脑神经，一列是**舌下神经**（Ⅻ）（A^8），在下橄榄核和锥体之间的前内侧出脑；另一列更向外侧，位于下橄榄核的后方，包括**副神经**（Ⅺ）（A^9）、**迷走神经**（Ⅹ）（A^{10}）和**舌咽神经**（Ⅸ）（A^{11}）的

神经根。

在延髓和脑桥的交界处，锥体与大量横行纤维相交，是一个明显的分界线。此处，从中线向两侧依次有**展神经**（Ⅵ）（B^5）、**面神经**（Ⅶ）（B^6）和脑桥小脑角中处的**前庭蜗神经**（Ⅷ）（B^7）。脑桥腹侧面的正中线上有微凹的中间沟，其中有基底动脉通过（图中未显示）。**三叉神经**（Ⅴ）（B^8）根从脑桥的侧面穿出，此处脑桥向两侧连于小脑中脚。

在脑桥的正上方，大量的下行皮质纤维柱形成双侧的**大脑脚**（C^7），是中脑的前面。位于大脑脚之间的凹陷称**脚间窝**（C^8），**动眼神经**（Ⅲ）（C^9）从该窝发出。

中脑的前面与**间脑**（D）相连。成对的**乳头体**（D^7）、垂体柄和**漏斗**（D^8）是**下丘脑**（D^6）的组成部分，也是下丘脑位置的标志。下丘脑的前面是**视交叉**（D^{10}），由双侧的**视神经**（Ⅱ）（D^9）交叉而成。**视束**（D^{11}）从视交叉发出纤维向后到达丘脑的外侧部。下丘脑嘴侧 / 前部的大部分区域在**前穿质**（D^{12}）处被大脑半球的底面所覆盖。

脑干：腹侧面 / 下面（前下面）.

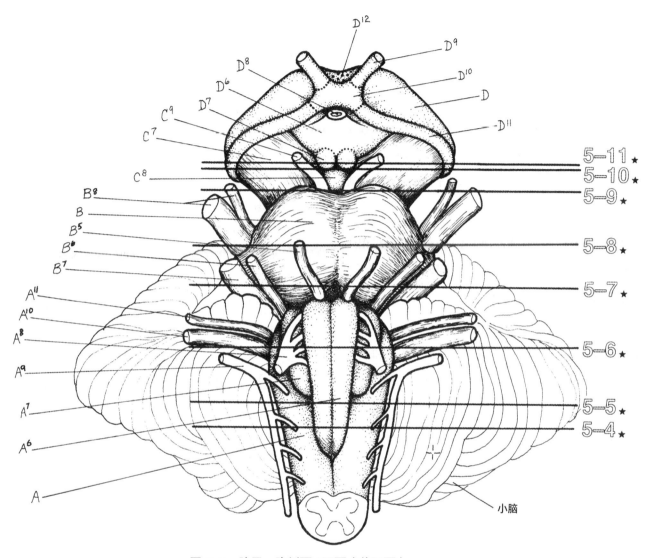

图 5-2　脑干：腹侧面 / 下面（前下面）

延髓 A

　锥体 A⁶

　下橄榄核 A⁷

　舌下神经（XII）A⁸

　副神经（XI）A⁹

　迷走神经（X）A¹⁰

　舌咽神经（IX）A¹¹

脑桥 B

　展神经（VI）B⁵

　面神经（VII）B⁶

　前庭蜗神经（VIII）B⁷

　三叉神经（V）B⁸

中脑 C（）

　大脑脚 C⁷

　脚间窝 C⁸

　动眼神经（III）C⁹

间脑 D

　下丘脑 D⁶

　乳头体 D⁷

　漏斗 D⁸

　视神经（II）D⁹

　视交叉 D¹⁰

　视束 D¹¹

　前穿质 D¹²

5-3
脑干断面的形态

学习脑干结构最常用的方法之一是观察其不同平面的横断面。通过认识各横断面的特征性形态，有助于识别其所在的脑干区域。为了提高大家快速识别脑干切片的能力，本节提供以下常见横切面图，与整体脑干内侧面观的横切线相对应。

先涂左上方脑干上的横断面（A）方框，然后用相同的颜色涂出具有代表性的横断面和相关标题。依此类推，涂完 B—E。请采用浅色以保留图中细节。

在外观上，**延髓**（A）的最下端与脊髓类似。在内部结构上，锥体的纤维交叉是一个显著的特征。在 B 和 C 这两个**延髓**的横断面图中，可见前部有大的纤维突起，即锥体。第四脑室位于从**延髓**（B）的中部到**脑桥**（D），脑干

的后面。越到**延髓**（C）嘴侧／上部的切面，明显的不同就是出现了下橄榄核，看起来像没有凹陷的小橄榄，凸向两侧的延髓表面。

脑桥平面（D）可通过大量横行排列的纤维来辨别，这些纤维向外侧延伸到达小脑。在经延髓上部和脑桥（C和 D）的切面可见大大的小脑中脚，通过外形有助于识别该结构；此外，小脑或小脑的一部分可能连于这对小脑脚，从而使这些切面的后部突出。

经**中脑**（E）的横断面可以通过前面明显突出的大脑脚、成对的上下丘和逐渐变小的脑室-中脑导水管来快速识别。

在接下来的几节中，大家将可以借助此处所涂的横断面结构来进一步学习脑干的功能结构。

脑干断面的形态.

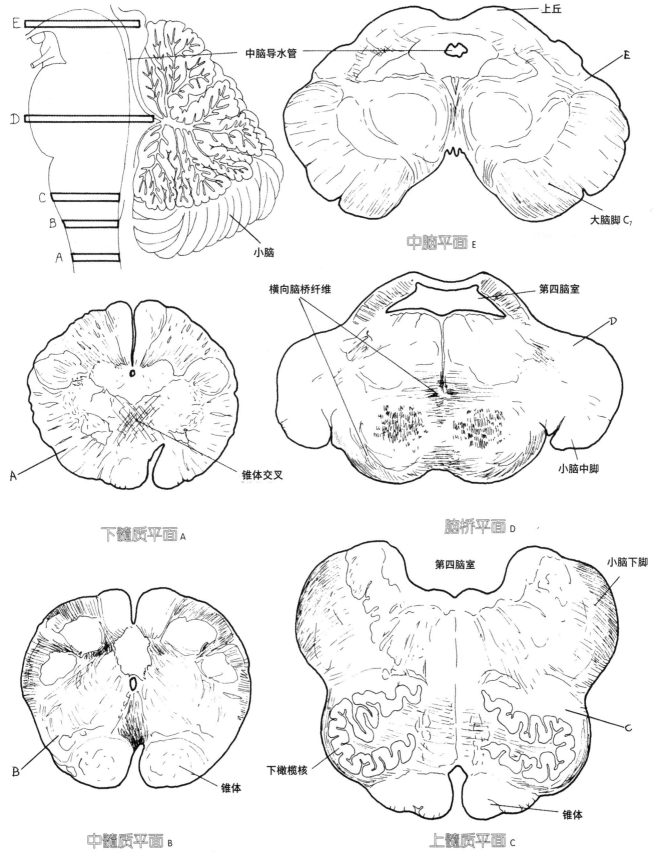

上丘

中脑导水管

E

大脑脚 C₇

中脑平面 E

横向脑桥纤维

第四脑室

D

小脑中脚

脑桥平面 D

第四脑室

小脑下脚

下橄榄核

锥体

上髓质平面 C

小脑

锥体交叉

下髓质平面 A

锥体

中髓质平面 B

图 5-3　脑干断面的形态

5-4
延髓：下髓平面断面

本节主要介绍脊髓到延髓的过渡处。此处脊髓原有的内部结构排列方式，即中央 H 形灰质、外周白质，发生了一系列明显的变化。

请在图 5-4 的中间主插图中用不同颜色涂出标题"上行纤维束和相关核团"下 A^1—A^9 所示结构。结构 A^1—A^4 也可涂于嵌入的流程图中。

与两点辨别、位置和运动觉有关的感觉神经元的中枢突进入并上行于脊髓的后索（柱）中。从上胸髓段至下髓质，每侧后索都可分为内侧的**薄束**（A^1）和外侧的**楔束**（A^3），其内分别可见成群的神经元胞体形成**薄束核**（A^2）和**楔束核**（A^4）。正是在这些核团内，感觉神经元的中枢突第一次发生突触联系（见第 4-4 节）。下节将讲到这些核团内神经元的轴突向前内侧延伸，穿过中线交叉到对侧，并形成内侧丘系（本节未显示）。

脊髓小脑后束（A^5）和**脊髓小脑前束**（A^6，见第 4-7 节和第 4-8 节）传递来自肌梭和高尔基腱器官的神经冲动，位于外侧索。**脊髓丘脑束**（A^7 和 A^8，见第 4-5 节和第 4-6 节）也位于外侧索，传导与痛觉、温度觉和触觉有关的神经冲动。在较高髓段的横断面中可见**脊髓网状束**（A^9）与网状核、邻近的外侧网状核形成突触联系。

请在图 5-4 的中间主插图中用不同颜色涂出标题"下行纤维束"和小标题 B^1—B^6 及所示结构。结构 B^1—B^3 也可涂于嵌入的流程图中。

延髓的**锥体**（B^1）由大量的皮质脊髓束组成。每侧的皮质脊髓束纤维大部分（85%）行向后外侧，并在**锥体交叉**（B^2）处交叉到对侧形成**皮质脊髓侧束**（B^3）。在该平面的断面图中，锥体交叉非常明显。皮质脊髓束向前角运动神经元传导技巧运动和随意运动相关的神经冲动。

紧邻皮质脊髓侧束（前部）的是**红核脊髓束**（B^4，见第 4-11 节），主要传导与姿势协调有关的神经冲动，起自中脑的红核，下行至脊髓的中间神经，中继后再到前角运动神经元。外侧索的前部是**前庭脊髓束**（B^5，见第 4-10 节），起自脑桥下部的前庭神经外侧核，下行至脊髓，功能是兴奋伸肌、抑制屈肌和完成脊髓反射。

内侧纵束（B^6，见第 4-10 节）位于前索，在该平面看到的主要是运动纤维，起自脑桥下部和延髓上部的前庭神经核，下行止于颈髓和胸髓的运动神经元，主要功能是协调头部和眼部的运动。

请在图 5-4 中用不同颜色涂出标题"脑神经核和相关纤维束"下 C^1—C^4 所示结构。

在延髓，三叉神经核（C^1）取代了脊髓灰质后角的最外部（第 I 至第 IV 板层），其纤维从脑桥（在三叉神经平面，见第 6-12 节）发出，下行至第二颈髓。**三叉神经脊束**（C^2）是背外侧束向上的延续（见第 4-2 节）。三叉神经核和三叉神经脊束主要与面部的痛、温觉传导有关。

该平面还可以看到脊髓的**副神经（XI）核**（C^3）和**副神经**（C^4）的一部分（见小插图）。副神经支配颈部和背部浅层的斜方肌和胸锁乳突肌。

延髓：下髓平面断面．

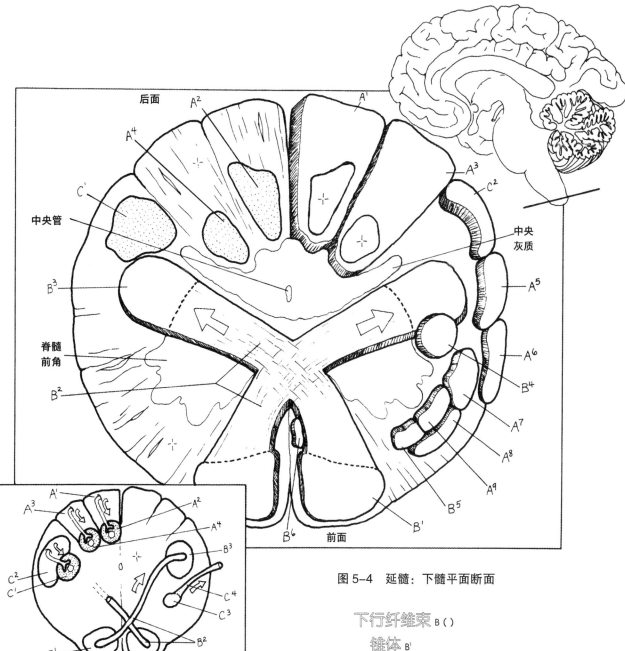

图 5-4 延髓：下髓平面断面

后面

A^2

A^1

A^4

A^3

C^2

C^1

中央管

中央灰质

B^3

A^5

脊髓前角

A^6

B^2

B^4

A^7

A^8

A^9

B^5

B^6

B^1

前面

A^1

A^2

A^3

A^4

B^3

C^2

C^1

C^4

C^3

B^1

B^2

上行纤维束／相关核团 A（ ）

薄束／轴突 A^1

薄束核 A^2

楔束 A^3

楔束核 A^4

脊髓小脑后束 A^5／脊髓小脑前束 A^6

脊髓丘脑侧束 A^7／脊髓丘脑前束 A^8

脊髓网状束 A^9

下行纤维束 B（ ）

锥体 B^1

锥体交叉／轴突 B^2

皮质脊髓侧束 B^3

红核脊髓束 B^4

前庭脊髓束 B^5

内侧纵束 B^6

脑神经核／相关纤维束 C（ ）

脊髓三叉神经核 C^1／三叉神经脊束 C^2

脊髓副神经核 C^3／副神经 C^4

5-5
延髓：中髓平面断面

该平面所示延髓最重要的特征是由后柱薄束核和楔束核发出的纤维交叉形成内侧丘系。内侧丘系是经脊髓后柱传导的精细触觉和意识性本体感受（位置觉和运动觉）的上行纤维／上行传导通路的延续（见第 2-10 节和第 4-4 节）。该平面脑干的外形和上一平面类似，而且大部分纤维束和核团也一致。

同前，请在图 5-5 中用不同颜色先涂出标题"上行纤维束和相关神经核"和小标题 A^1—A^{12} 及所示结构。再涂标题"其他核团"D^1 和 D^2 及所示结构。在适当的地方，可以采用与图 5-4 相同的结构和标题颜色。

后索内上行的纤维束是**薄束**（A^1）和**楔束**（A^3），分别止于**薄束核**（A^2）和**楔束核**（A^4）。薄束和薄束核的外表面膨出，叫薄束结节；其外侧是楔束核和楔束向外表面的膨出，叫楔束结节（见第 5-1 节）。此二核发出的轴突／纤维行向腹侧并向内弯曲至对侧，形成**内弓状纤维**（A^{11}），交叉后的纤维上行，称为**内侧丘系**（A^{12}）。**副楔束核**（A^{10}）接受来自 C8 髓段以上的楔小脑束（见第 4-7 节）的纤维，其发出的轴突／纤维加入小脑下脚。

延髓外侧部上行的纤维是上节所述外侧部纤维束的延续，包括**脊髓小脑后束**（A^5）和**脊髓小脑前束**（A^6）、**脊髓丘脑侧束**（A^7）和**脊髓丘脑前束**（A^8）。**脊髓网状束**（A^9）继续上行至延髓，与**网状结构**（D^1）中心区核团及**外侧网状核**（D^2）形成突触联系。

从低位脑干上行的纤维可以直接到达丘脑，进而投射到大片的大脑皮质；其他感觉传导通路则通过网状结构到达大脑皮质。后者对意识水平的影响非常重要。虽然许多网状结构占据了脑干的中心位置（见第 5-12 节），但位于外侧的外侧网状核非常明显，并发出纤维／轴突仅投射到小脑。

请先在图 5-5 的中间主插图中用不同颜色涂出标题"下行纤维束"下 B^1—B^7 所示结构。再在主插图和嵌入的流程图中涂出标题"脑神经核和相关纤维束"下 C^1—C^5 所示结构。请按照之前的建议计划好颜色搭配。

在延髓的该平面依然可见**锥体束**（B^1）、**红核脊髓束**（B^4）和**前庭脊髓束**（B^5）。在内侧纵束前方的中线附近可见**顶盖延髓脊髓束***（B^7），其起自中脑顶盖，下行止于脑干和脊髓，参与视觉相关反射活动。术语 bulbo- 通常是指延髓，尽管这样，该束也有一些纤维止于中脑和脑桥。在该平面，**内侧纵束**（B^6）主要由下行纤维组成，其往上包含上、下行两种纤维。**三叉神经脊束核**（C^1）和**三叉神经脊束**（C^2）主要位于外侧索。起自三叉神经脊束核（也经常写为五脊髓核）的**纤维**（C^1）越过中线至对侧，并上行至丘脑，形成**三叉神经丘脑束**（C^5）。

延髓：中髓平面断面.

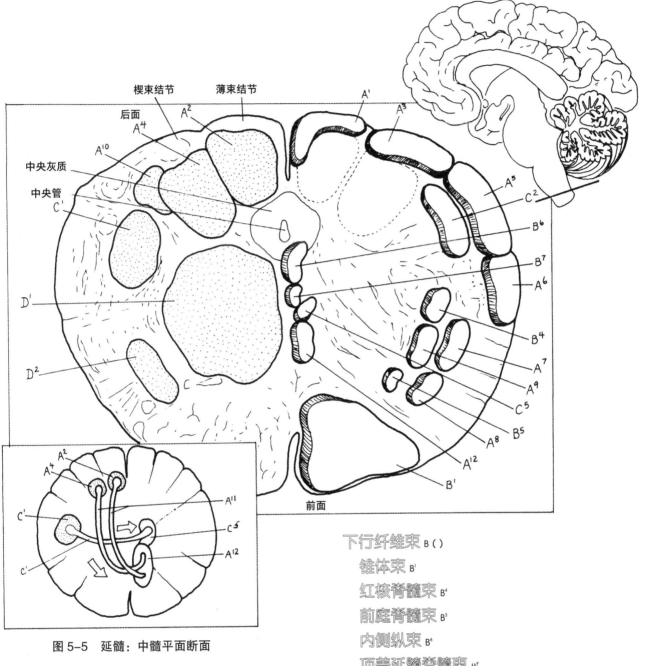

图 5-5　延髓：中髓平面断面

上行纤维束／相关神经核 A（　）

薄束 A¹／薄束核 A²

楔束 A³／楔束核 A⁴

副楔束核 A¹⁰

脊髓小脑后束 A⁵／前束 A⁶

脊髓丘脑侧束 A⁷／前束 A⁸

脊髓网状束 A⁹

内弓状纤维 A¹¹

内侧丘系 A¹²

下行纤维束 B（　）

锥体束 B¹

红核脊髓束 B⁴

前庭脊髓束 B⁵

内侧纵束 B⁶

顶盖延髓脊髓束 B⁷.

脑神经核／相关纤维束 C（　）

三叉神经脊束核 C¹／纤维 C¹／三叉神经脊束 C²

三叉神经丘脑束 C⁵

其他核团 D（　）

网状结构 D¹

外侧网状核 D²

5-6
延髓：上髓平面断面

　　延髓的上半/嘴侧半部分很容易通过前表面突出的下橄榄核和后表面宽阔的第四脑室来识别。脑室底向延髓敞开，顶由上、下髓帆和小脑覆盖。

　　如前两节一样，请在图 5-6 中用不同颜色涂出"上行纤维束"的标题、小标题及其相关结构。

　　脊髓小脑后束（A⁵）和**前束**（A⁶）在接近小脑时上行于延髓的侧表面附近，但是位置更靠后。**脊髓丘脑侧束**（A⁷）和**前束**（A⁸）的所占面积略微减小，二者合在一起，难以单独分辨。随着脊髓丘脑束上行，逐渐失去一些纤维，这些失去的纤维行向内侧加入延髓网状结构。**内侧丘系**（A¹²）位于中线的两侧，下橄榄核的内侧。

　　同前，请在图 5-6 中用不同颜色涂出"下行纤维束"的标题、小标题及其相关结构。

　　在主要的下行纤维系统中，由皮质脊髓束构成的**锥体**（B¹）、**红核脊髓束**（B⁴）及**前庭脊髓束**（B⁵）在该平面的位置与其在第 5-5 节中的位置相似。**内侧纵束**（B⁶）和**顶盖延髓脊髓束**（B⁷）的纤维束位于中线两侧，第四脑室的前方。在该平面，虽然来自网状结构和前庭神经核的上行纤维数量在逐渐增加，但还是以内侧纵束携带的下行纤维为主。

　　同前，请在图 5-6 中用不同颜色涂出属于"脑神经核及相关纤维束、神经"的标题、名称及其相关结构。

　　三叉神经脊束核（C¹）和**三叉神经脊束**（C²）、**三叉神经丘脑束**（C⁵）的位置与第 5-4 节、第 5-5 节两个平面相似。在该平面的后外侧，可见**前庭神经内侧核**（C⁶）和**前庭神经下核**（C⁷），它们是四个前庭神经核的最下部，与位置、平衡相关的感觉冲动传导有关。

　　迷走神经（Ⅹ）背核（C⁸）位于第四脑室底的前下方，属于内脏运动核，其发出的纤维经**迷走神经**（C¹²）支配内脏（管壁和心脏起搏器的腺体和平滑肌）活动。

　　孤束核（C⁹）和**孤束**（C¹⁰）位于延髓的后部，第四脑室的前外侧，是各种内脏感觉的主要感觉接受系统，包括来自胃肠道管壁受体、舌咽部的味觉受体的感觉刺激等。孤束核的嘴侧部分主要接受味觉刺激，而尾侧部分主要接受一般的内脏感觉刺激。

　　疑核（C¹¹）位于网状结构的稍外侧。因早期解剖科学家在定位其确切位置时遇到了很多困难和疑惑，固名疑核。疑核属于躯体运动核，其发出的纤维经脑神经 Ⅸ、Ⅹ 和 ⅩⅠ 来支配咽、喉部的骨骼肌运动（吞咽和说话）。

　　舌下神经（Ⅶ）核（C¹³）位于中线附近，其发出的**纤维**（C¹⁴）向前经锥体外侧出延髓，支配舌肌的运动。

　　同前，请在图 5-6 中用不同颜色涂出"其他纤维束和核团"的标题、小标题及其相关结构。

　　网状结构（D¹）在该平面非常明显，关于其在脑干的范围叙述见第 5-12 节。

　　下橄榄核，呈橄榄样的多皱褶囊，由神经元胞体的盘旋层和有髓纤维的中心部组成。除了大片的**主橄榄核**（D⁴）外，还有细小的**背侧副橄榄核**（D⁵）和**内侧副橄榄核**（D⁶），后两者在发育上较古老。橄榄复合体接受来自大脑皮质、中脑红核和中脑导水管周围灰质发出的纤维，其传出纤维经**橄榄小脑束**（D⁷）主要投射到小脑。传出过程中，橄榄小脑束形成对侧**小脑下脚**（D⁸）的大部。

延髓：上髓平面断面.

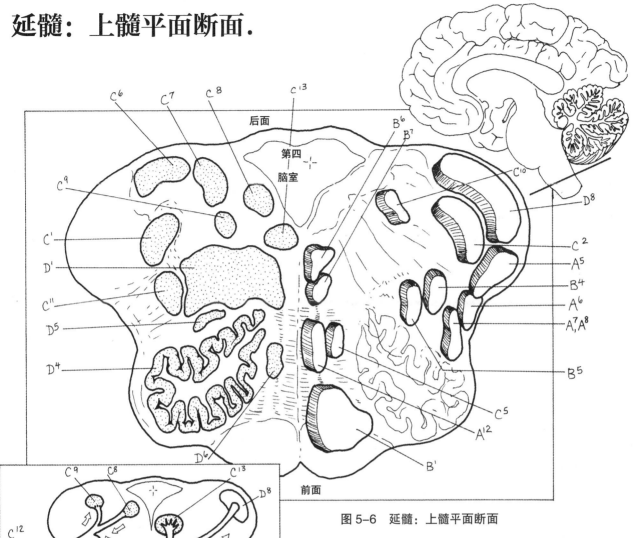

图 5-6 延髓：上髓平面断面

后面

第四
脑室

前面

脑神经核 / 相关纤维束和神经 C ( )

三叉神经脊束核 C¹ / 三叉神经脊束 C²

三叉神经丘脑束 C⁵

前庭神经内侧核 C⁶ / 前庭神经下核 C⁷

迷走神经背核 C⁸

孤束核 C⁹ / 孤束 C¹⁰

疑核 C¹¹

迷走神经 C¹²

舌下神经核 C¹³ / 纤维 C¹⁴

其他纤维束和核团 D ( )

　网状结构 D¹

　下橄榄核 D³ ( )

　　主橄榄核 D⁴

　　背侧副橄榄核 D⁵ / 内侧副橄榄核 D⁶

　　橄榄小脑束 D⁷

　小脑下脚 D⁸

上行纤维束 A ( )

脊髓小脑后束 A⁵ / 前束 A⁶

脊髓丘脑侧束 A⁷ / 脊髓丘脑前束 A⁸

内侧丘系 A¹²

下行纤维束 B ( )

　锥体 B¹

　红核脊髓束 B⁴

　前庭脊髓束 B⁵

　内侧纵束 B⁶

　顶盖延髓脊髓束 B⁷

脑桥：下部断面

脑桥环绕脑干的前部，并向两侧伸出小脑中脚，向后外侧伸入小脑。脑桥的后部是延髓向上的延续，称为被盖部。人类的脑桥、小脑中脚和小脑半球体积最大，在某种程度上归因于手和手指的功能增加，或者可能归因于人类语言的发展。

同前，请在图 5-7 中用不同颜色涂出"上行纤维束"的标题、小标题及其相关结构。

构成脊髓小脑后束的纤维上行经同侧的**小脑下脚**（D^8）进入小脑前叶（见第 5-15 节）。**脊髓小脑前束**（A^6）上行经位置更靠上 / 更靠嘴侧的小脑上脚进入小脑。该平面**脊髓丘脑束**（A^7 和 A^8）的面积进一步缩小，位于脑桥被盖前缘附近的**内侧丘系**（A^{12}）的外侧，此时下橄榄核消失。脊髓丘脑束的外侧是新出现的**外侧丘系**（A^{13}），起自于听觉传导通路中的一些结构（见第 6-18 节），先向后走行，而后折向上行，止于嘴侧的听觉处理中心，包括中脑的下丘和丘脑的内侧膝状体。

同前，请在图 5-7 中用不同颜色涂出"下行纤维束"的标题、小标题及其相关结构。

该平面的下行纤维束包括**皮质延髓脊髓束**（B^1）、**红核脊髓束**（B^4）和**顶盖延髓脊髓束**（B^7）。此外，许多上行纤维加入**内侧纵束**（B^6）的下行纤维。注意，下行的皮质脊髓束纤维穿行于脑桥的基底部，被此处的脑桥核（D^9）广泛分隔。前庭脊髓束在该平面开始出现。

同前，请在图 5-7 中用不同颜色涂出"脑神经核、相关纤维束和神经"的标题、小标题及其相关结构。

在该平面，**三叉神经脊束核**（C^1）和**三叉神经脊束**（C^2）于后外侧被盖处仍可看到，其中**三叉神经丘脑束**（C^5）位于内侧丘系的后外侧。**展神经**（Ⅵ）**核**（C^{15}）位于面丘的深部，突向第四脑室的底。**展神经**（C^{16}）支配眼球的外直肌。在展神经核与第四脑室底之间走行的是**面神经**（Ⅶ）（C^{18}）的弓状纤维，它们起自于脑桥被盖部的**面神经核**（C^{17}），然后弓行向后内侧，绕过展神经核，再转向腹侧经脑桥小脑三角出脑，主要支配面部的表情肌以及其他结构。

在该平面还可见听觉系统的几个组成部分，包括**斜方体**（C^{19}）和**上橄榄核**（C^{20}）。斜方体（见第 6-18 节）是脑桥被盖部较为突出的横行 / 水平交叉纤维束之一。许多斜方体的纤维上行加入外侧丘系。上橄榄核似乎是最早的听觉处理中心，可以对听觉刺激源进行定位。前庭系统的组成部分包括**前庭外侧核**（C^{21}）和**前庭上核**（C^{22}）。前者是前庭脊髓束的来源（见第 4-10 节）；后者发出的纤维经小脑下脚到达小脑（见第 5-15 节）。

同前，请在图 5-7 中用不同颜色涂出"其他纤维束和核团"的标题、小标题及其相关结构。

网状结构（D^1）的位置没变，位于脑桥被盖的中心部（见第 5-12 节）。**中央被盖束**（D^{12}）穿行于网状结构的中心，连接大脑皮质、脑干上部到下橄榄核和延髓。在该平面以下看不到中央被盖束。

脑桥核（D^9）的细胞位于脑桥被盖前，接受大量下行的皮质脑桥束纤维（图中未显示），这些纤维与皮质延髓脊髓束一起下行至脑干的这个平面。这些脑桥核细胞发出的纤维形成**脑桥小脑辐射**（D^{10}），后者再形成**小脑中脚**（D^{11}）。

脑桥：下部断面.

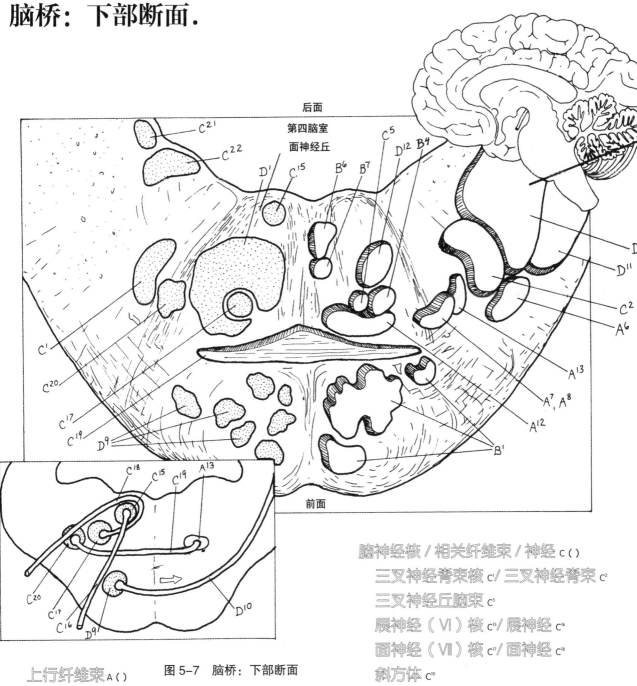

图 5-7　脑桥：下部断面

后面
第四脑室
面神经丘
前面

上行纤维束 A ( )

　脊髓小脑前束 A⁶

　脊髓丘脑束 A⁷, A⁸

　内侧丘系 A¹²

　外侧丘系 A¹³

下行纤维束 B ( )

　皮质延髓脊髓束 B¹

　红核脊髓束 B⁴

　内侧纵束 B⁶

　顶盖延髓脊髓束 B⁷

脑神经核 / 相关纤维束 / 神经 C ( )

　三叉神经脊束核 C¹/ 三叉神经脊束 C²

　三叉神经丘脑束 C⁵

　展神经（Ⅵ）核 C¹⁵/ 展神经 C¹⁶

　面神经（Ⅶ）核 C¹⁷/ 面神经 C¹⁸

　斜方体 C¹⁹

　上橄榄核 C²⁰

　前庭外侧核 C²¹/ 前庭上核 C²²

其他纤维束 / 核团 D ( )

　网状结构 D¹

　　中央被盖束 D¹²

　小脑下脚 D⁸

　脑桥核 D⁹

　脑桥小脑辐射 D¹⁰

　小脑中脚 D¹¹

101

5-8
脑桥：上部断面

该平面脑桥的主要标志包括一个稍小的第四脑室，其嘴侧部／上部由上髓帆覆盖，上髓帆两侧朝向后外侧的两个小脑上脚，以及第四脑室前面的脑桥被盖部。脑桥基底部位于脑桥被盖部之前，占据该平面脑干总面积的一半左右。

同前，请在图5-8中用不同颜色涂出"上行纤维束"的标题、小标题及其相关结构。

脊髓小脑前束（A^6）上行至该平面转向后外侧并以约140°的角度加入小脑上脚。**脊髓丘脑束**（A^{7}和A^8）、**内侧丘系**（A^{12}）和**外侧丘系**（A^{13}）的位置与上节中脑桥下部平面的类似。

同前，请在图5-8中用不同颜色涂出"下行纤维束"的标题、小标题及其相关结构，以及D^{14}和B^{6}的标题和结构。

同前，在该平面仍然可见**皮质延髓脊髓束**（B^1），被散在分布的脑桥核分成许多束。**红核脊髓束**（B^4）和**顶盖延髓脊髓束**（B^7）的位置与脑桥下部平面的类似。该平面的**内侧纵束**（D^{14}和B^6）是完全混合的纤维束，因此把它列在标题"其他纤维束和核团"下，使用新、旧两种下标。

同前，请在图5-8中用不同颜色涂出"脑神经核、相关纤维束和神经"的标题、小标题及其相关结构。

在该平面三叉神经（Ⅴ）核和相关纤维束的三个组成部分首次出现。

三叉神经的主要感觉核（即**三叉神经脑桥核**，C^{23}）通过**三叉神经**（C^{26}）的三个部分接受来自头面部的触、压觉。

三叉神经中脑核（C^{24}）位于第四脑室壁，小脑上脚的内侧，并从该平面向上到达中脑。它接受来自咀嚼肌的本体感觉冲动，确立了一种咬和咀嚼的反射通路。三叉神经

中脑核属于躯体感觉核，是唯一位于中枢内的假单极神经元，假单极神经元多位于外周的脊神经节和脑神经节。

三叉神经运动核（C^{25}）发出的纤维主要支配咀嚼肌，并与三叉神经中脑核具有协同作用。

三叉神经还传导与痛、温觉及某些面部触觉相关的神经冲动。传导这些感觉冲动的纤维下行进入脑桥后，继续向下形成脑桥下部断面可见的三叉神经脊束。大家可能还记得，**三叉神经丘脑束**（C^5）可将来自三叉神经脊束核的冲动传导至丘脑，并保持其在该平面的位置和脑干下部的平面相似。

同前，请在图5-8中用不同颜色涂出"其他纤维束和核团"的标题、小标题及其相关结构。

中央被盖束（D^{12}）在该平面仍然可见，是一股穿经**网状结构**（D^1）且轮廓极不清晰的纤维束，包括从中脑到下橄榄核的下行纤维和从脑干下部到丘脑的上行纤维。在下行纤维束中已谈及脑桥核。正如上一节的脑桥下部断面一样，该平面**脑桥核**（D^9）发出的纤维亦形成**脑桥小脑辐射**（D^{10}），后者又形成**小脑中脚**（D^{11}）（见左下方插入的流程图）。

小脑上脚（D^{13}）及其与脊髓小脑前束的关系已在上行纤维束中谈及。

在该平面，**蓝斑核**（D^{15}）位于脑桥的双侧，是一对含约30 000个神经元的细胞群。在新鲜未染色的横断面标本中，蓝斑位于第四脑室附近的后外侧被盖部，呈明显的蓝点，是中枢神经系统中神经递质去甲肾上腺素最重要的来源。其内神经元发出的纤维广泛分布于大脑皮质、皮质下区、脑干、小脑和脊髓。这个小细胞群及其巨大的去甲肾上腺素轴系统主要与睡眠、觉醒和情绪调控有关，对大脑皮质"层状结构"的胚胎发育也是必不可少的（见第3-11节）。

脑桥：上部断面．

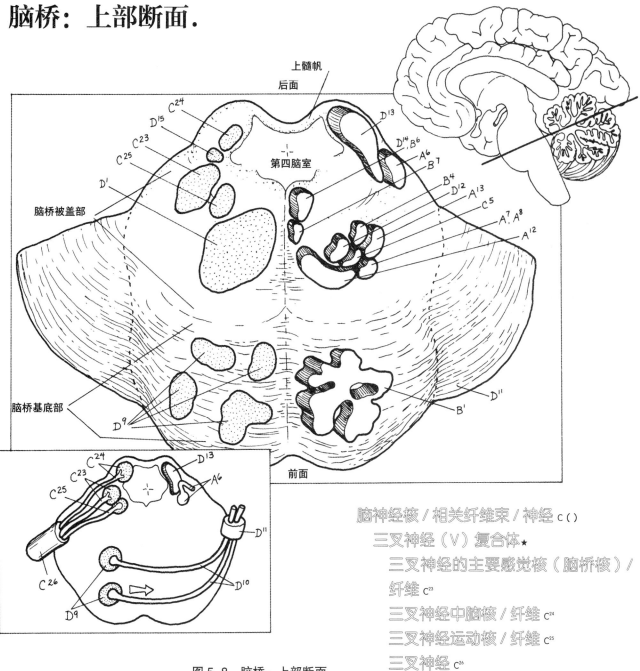

图 5-8　脑桥：上部断面

上行纤维束 A（ ）
　脊髓小脑前束 A⁶
　脊髓丘脑束 A⁷, A⁸
　内侧丘系 A¹²
　外侧丘系 A¹³

下行纤维束 B（ ）
　皮质延髓脊髓束 B¹
　红核脊髓束 B⁴
　顶盖延髓脊髓束 B⁷

脑神经核／相关纤维束／神经 C（ ）
　三叉神经（V）复合体★
　　三叉神经的主要感觉核（脑桥核）/
　　纤维 C²³
　　三叉神经中脑核／纤维 C²⁴
　　三叉神经运动核／纤维 C²⁵
　　三叉神经 C²⁶
　　三叉神经丘脑束 C⁵

其他纤维束／核团 D（ ）
　网状结构 D¹
　　中央被盖束 D¹²
　脑桥核 D⁹
　脑桥小脑辐射 D¹⁰
　小脑中脚 D¹¹
　小脑上脚 D¹³
　内侧纵束 D¹⁴, B⁶
　蓝斑核 D¹⁵

中脑：下部断面

该断面前面主要是脑桥的最靠嘴侧部（脑桥横行纤维、脑桥核和相关的下行纤维束），后面主要是中脑的最靠尾侧部（中脑被盖、中脑导水管及导水管周围灰质和下丘）。

同前，请在图 5-9 中用不同颜色涂出"上行纤维束"和"下行纤维束"的标题、小标题及其相关结构，以及 D^9 和 D^{10} 的标题和结构。

该中脑平面仍可见**脊髓丘脑束**（A^7 和 A^8）和**内侧丘系**（A^{12}），但**外侧丘系**（A^{13}）消失止于目标核团下丘。

在该平面，**皮质延髓脊髓束**（B^1）包含**皮质脑桥束**（B^{11}）的纤维，其中一组纤维如流程小插图所示，正与**脑桥核**（D^9）的一个神经元形成突触联系。脑桥核神经元发出的纤维经小脑中脚（图中未显示）投射到小脑（称**脑桥小脑辐射**，D^{10}）。如图所示，**红核脊髓束**（B^4）和**顶盖延髓脊髓束**（B^7）继续下行。

同前，请在图 5-9 中用不同颜色涂出"脑神经核、相关纤维束和神经"的标题、小标题及其相关结构。

就在导水管周围灰质的外侧明显可见**三叉神经中脑核**（C^{24}）及其相关**纤维束**（C^{27}）。其中，**三叉神经丘脑束**（C^5）继续上行到丘脑。在导水管周围灰质的基底部，**滑车神经（Ⅳ）核**（C^{28}）的神经元发出纤维（**滑车神经**，C^{29}）只投射到导水管周围灰质的后外侧和尾侧，并在第四脑室的脑桥被盖部（上髓帆，见第 5-8 节）内左右交叉，然后从中脑后面的下丘下方穿出。

同前，请在图 5-9 中用不同颜色涂出"其他纤维束和核团"的标题、小标题及其相关结构。

中脑被盖是贯穿脑干全长神经元柱的一部分（见第 5-12 节），**网状结构**（D^1）占据了中脑被盖相当大的空间。许多连续排列的**中缝核**（D^{16}）是网状结构的特殊组成部分，位于被盖的中线上。**中央被盖束**（D^{12}）继续穿行于网状结构。

上节所述位于脑桥后外侧的**小脑上脚**（D^{13}）在该平面行向前内侧的被盖部，并在中线处**交叉**（见小插图），交叉后的纤维行向嘴侧，一部分投射到红核（小脑齿状红核束，图中未显示），一部分投射到丘脑的腹外侧核（小脑齿状丘脑束，图中未显示，见第 5-11 节）。

在该平面**内侧纵束**（D^{14} 和 B^6）仍由上行和下行的纤维束组成。

位于尾侧中脑后面的下丘深面是**下丘核**（D^{17}），其接受来自外侧丘系的听觉信息，是听觉反射的中枢，如对喧器噪声的反应。下丘核也接受来自对侧下丘、丘脑的同侧内侧膝状体（核团）和听觉皮质（与听觉传入相关的大脑皮质）的传入纤维（图中未显示）。最重要的是来自下丘的传出纤维，经下丘臂投射到内侧膝状体（见第 5-1 节），其他传出纤维投射到对侧下丘，以及脑干更靠尾侧的听觉核团，如外侧丘系的核团（见第 6-18 节）。

与脑神经核一起讨论过的**导水管周围灰质**（D^{18}）富含小神经元，是天然存在的阿片类 β 内啡肽的重要储存库。已有研究显示，电刺激该区可显著降低疼痛意识（见第 5-34 节）。

背侧纵束（D^{19}）是穿经导水管周围灰质的致密纤维柱，包含连接下丘脑和中脑间的上行和下行纤维，与内脏反射活动有关。

中脑：下部断面.

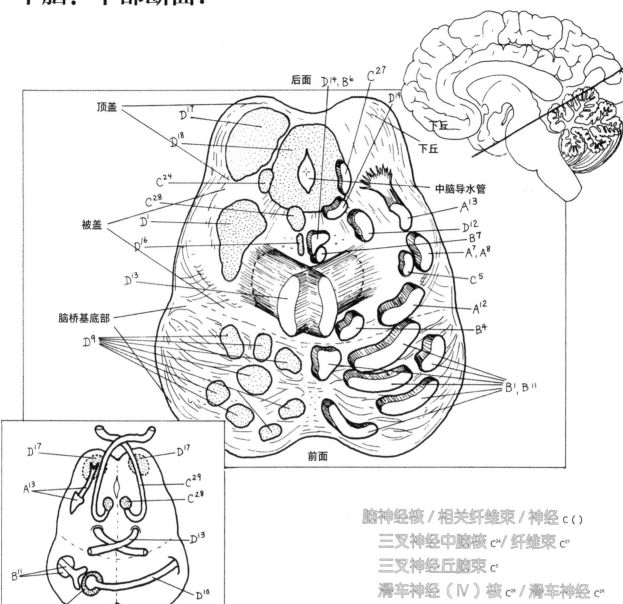

后面

顶盖

D^{17}

D^{18}

C^{24}

C^{28}

被盖

D^1

D^{16}

D^{13}

脑桥基底部

D^9

D^{14}, B^6　C^{27}

D^{19}

下丘

中脑导水管

A^{13}

D^{12}

B^7

A^7, A^8

C^5

A^{12}

B^4

B^1, B^{11}

前面

D^{17}　　D^{17}

A^{13}

C^{29}

C^{28}

D^{13}

B^{11}

D^9

D^{16}

图 5-9　中脑：下部断面

上行纤维束 A（）

　脊髓丘脑 A^7, A^8

　内侧丘系 A^{12}

　外侧丘系 A^{13}

下行纤维束 B（）

　皮质延髓脊髓束 B^1

　　皮质脑桥束 B^{11}

　红核脊髓束 B^4

　顶盖延髓脊髓束 B^7

脑神经核 / 相关纤维束 / 神经 C（）

　三叉神经中脑核 C^{24} / 纤维束 C^{27}

　三叉神经丘脑束 C^5

　滑车神经（Ⅳ）核 C^{28} / 滑车神经 C^{29}

其他纤维束 / 核团 D（）

　网状结构 D^1

　中缝核 D^{16}

　中央被盖束 D^{12}

　脑桥核 D^9

　脑桥小脑辐射 D^{10}

　小脑上脚交叉 D^{13}

　内侧纵束 D^{14}, B^6

　下丘核 D^{17}

　导水管周围灰质 D^{18}

　背侧纵束 D^{19}

5-10
中脑：上部断面

在该平面，中脑的后面是上丘，前面是巨大的大脑脚，介于这些特征性外形，请大家给图 5-10 涂色。

同前，请在图 5-10 中用不同颜色涂出"上行纤维束"和"下行纤维束"的标题、小标题及其相关结构。

在该平面仍可见**脊髓丘脑束**（A^7 和 A^8）和**内侧丘系**（A^{12}），但是前者较小，因为上行途中神经纤维不断地止于脑干的神经核团。从小脑上脚交叉后上行的**小脑齿状红核束**（A^{14}）和**小脑齿状丘脑束**（A^{15}）与红核相邻，前者止于红核（见下节），而后者止于丘脑。

该平面最突出的下行纤维束是**大脑脚**（B^{12}），每侧大脑脚约由 2000 万根神经纤维构成。**皮质延髓脊髓束**（B^1）的皮质脊髓纤维成分（图中未显示）仅占总纤维数的 5% 左右，其余大部分是皮质脑桥束的纤维。**额桥束**（B^{13}）和**顶桥束、颞桥束及枕桥束**（合称为**顶枕颞桥束**，B^{14}）的纤维将做进一步描述。

红核脊髓束（B^4）的纤维在该平面由红核的神经元发出。**顶盖延髓脊髓束**（B^{10}）由上丘发出的传出纤维组成。

同前，请在图 5-10 中用不同颜色涂出属于"脑神经核、相关纤维束和神经"的标题、小标题及其相关结构。

在该平面仍可见**三叉神经中脑核**（C^{24}）和**三叉神经纤维束**（C^{27}），而**三叉神经丘脑束**（C^5）继续上行抵达丘脑。**动眼神经核**（C^{30}）位于中线两侧，中脑导水管周围灰质之前，其发出的纤维形成**动眼神经**（C^{31}），分布到 4 条眼球外肌、提眼睑的肌，以及与光适应和光反射调节相关的眼内肌（平滑肌）。在动眼神经核的后外侧是动眼神经副核：**卡哈尔间位核**（C^{32}）和**达克谢维奇核**（C^{33}）。二者与视觉跟踪反射活动有关。

同前，请在图 5-10 中用不同颜色涂出"其他纤维束和核团"的标题、小标题及其相关结构。

网状结构（D^1）和相关的**中央被盖束**（D^{12}）仍占据中心位置。**内侧纵束**（D^{14} 和 B^6）有起止纤维，连于动眼神经副核（卡哈尔间位核和达克谢维奇核），并在较小程度上连于上丘，这见于嘴侧部。**导水管周围灰质**（D^{18}）位于中脑导水管周围。该平面还可见**脚间核**（D^{30}），可能参与中转来自边缘系统的神经冲动。

上丘（D^{20}）构成中脑（被盖部）后部的嘴侧半，与视觉反射活动有关。其作为视听反射中心，完成由视觉、听觉和躯体刺激引起的眼、头部的反射活动。其传入纤维来自视束和其他通路（图中未显示），发出的**传出纤维**（D^{21}）行向前内侧，于内侧纵束下方的中线上交叉，形成顶盖延髓脊髓束。

红核（D^{22}）是中脑被盖的一个大圆形细胞团，在新鲜标本上呈微弱的粉红色。其经小脑上脚接受来自小脑的传入纤维（小脑齿状红核束），其发出的**纤维**（D^{23}）经红核脊髓束投射到脊髓，也有一部分纤维经红核延髓束投射到下橄榄核和一些脑神经核（图中未显示）。

黑质（D^{24}）是中脑内最大的核团，其内含有大量排列紧密的黑色素神经元。其传入纤维来自基底核和网状结构，传出纤维再返回基底核和网状结构。这些纤维与几种神经递质的运输有关，如多巴胺、P 物质和 GABA。黑质细胞合成的多巴胺减少会使基底核神经末梢的多巴胺耗尽，进而导致逐渐严重的帕金森病（震颤性麻痹）。

中脑：上部断面．

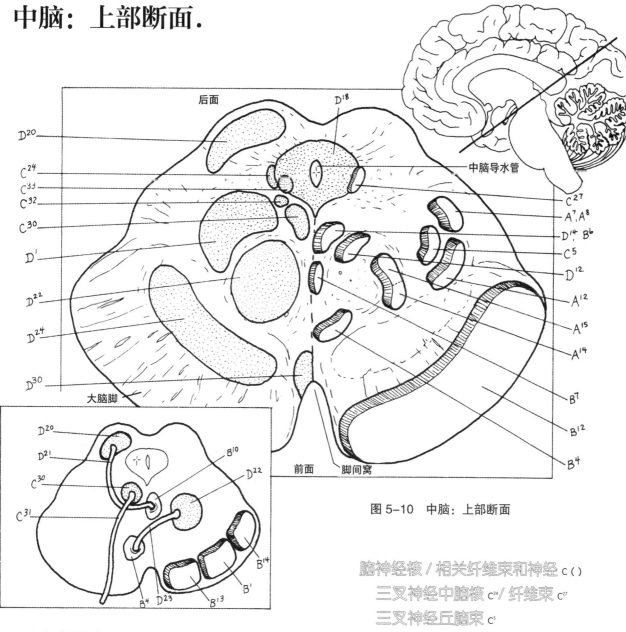

图 5-10　中脑：上部断面

上行纤维束 A（ ）
脊髓丘脑束 A⁷, A⁸
内侧丘系 A¹²
小脑齿状红核束 A¹⁴
小脑齿状丘脑束 A¹⁵

下行纤维束 B（ ）
大脑脚 B¹²
皮质延髓脊髓束 B¹
额桥束 B¹³
顶桥束、颞桥束、枕桥束 B¹⁴
红核脊髓束 B⁴
顶盖延髓脊髓束 B⁷

脑神经核／相关纤维束和神经 C（ ）
三叉神经中脑核 C²⁴／纤维束 C²⁷
三叉神经丘脑束 C⁵
动眼神经核 C³⁰／动眼神经 C³¹
卡哈尔间位核 C³²
达克谢维奇核 C³³

其他纤维束／核团 D（ ）
网状结构 D¹
中央被盖束 D¹²
内侧纵束 D¹⁴, B⁶
导水管周围灰质 D¹⁸
上丘 D²⁰／纤维 D²¹
红核 D²²／纤维 D²³
黑质 D²⁴
脚间核 D³⁰

5-11
中脑和间脑：交界处

随着以丘脑为首出现的许多结构，脑干在中脑和间脑的交界处显著扩大。最明显的扩大就是后外侧的丘脑枕。大家还会发现，在中脑断面出现的一些熟悉的神经核团和纤维束会一直延续到该平面。

本节是从第 5-4 节开始的经脑干系列切片的最后一个，这些系列断面切片的字母下标和颜色一致。大家可能还希望看到冠状、矢状和水平切面的图集（见第 5-35 节～第 5-48 节）。

同前，请在图 5-11 中用不同颜色涂出"中脑"的标题、副标题、小标题及其相关结构。此处的下标字母 E 和 F 仅适用于本节。

脊髓丘脑束（A^7 和 A^8）和**内侧丘系**（A^{12}）属于该平面仍可观察到的上行纤维束（抵达丘脑）；**小脑齿状红核束**（A^{14}）止于红核；**小脑齿状丘脑束**（A^{15}）继续上行抵达丘脑。

源自皮质的下行纤维束（**皮质延髓脊髓束**，B^1；**皮质脑桥束**，B^{11}）经**大脑脚**（B^{12}）下行，其位于间脑和端脑上方／嘴侧的纤维形成内囊。

此处**红核**（D^{22}）接受小脑齿状红核束的纤维；**黑质**（D^{24}）仍可看到；**中脑导水管**（D^{25}）变深，形成间脑部第三脑室（图中未显示）的最尾部／最后部。中脑导水管嘴侧的室管膜层结构发生变化，形成**连合下器**（D^{26}），其位于后连合的前方，与口渴和摄水活动有关。

请在图 5-11 的两个插图中用不同颜色涂出标题"过渡区"，小标题 E^1 和 E^2 及相关结构。

顶盖前区（E^1）位于中脑被盖的前端，是一个视觉反射整合中心，其接受来自视束（图中未显示）、**外侧膝状体**（F^3）、经**后连合**（E^2）传到对侧顶盖前区、丘脑的**丘脑枕**（F^5）及加工处理视觉信息的大脑皮质（图中未显示）的传入纤维。顶盖前区的一些传出纤维投射到动眼神经核以调控瞳孔对光反射（见第 6-7 节）。

中线上连接的**后连合**（E^2）可传导顶盖前区的纤维至对侧顶盖前区和动眼神经核。该结构受损（但不消除）会使间接瞳孔对光反射减弱（即用光照一侧瞳孔，可引起另一侧瞳孔立即缩小）。

请在图 5-11 中用不同颜色涂出标题"间脑"和小标题 F^1—F^6 及相关结构。

松果体（F^1，将在第 5-23 节中全面讨论）位于间脑的前下部，由特化的胶质细胞——松果体细胞组成，对光敏感，在某种程度上是机体的"生物钟"。

内侧膝状体（F^2）和**外侧膝状体**（F^3）分别是听觉和视觉冲动的丘脑处理站，分别经下丘臂和上丘臂接受来自中脑下丘和上丘的传入纤维（见第 5-2 节），其发出的纤维分别投射到大脑皮质的听觉和视觉中枢。外侧膝状体发出的**传出纤维**（F^3）组成**视辐射**（F^4）。

丘脑后端的膨大，称为**丘脑枕**（F^5），悬于中脑和内、外侧膝状体的后外侧面，与枕颞皮质有纤维往来联系，并与视觉相关功能有关。丘脑枕还发出**传出纤维**（F^5）到顶盖前区。

丘脑后核（F^6）位于内侧膝状体的内侧，是一组弥散分布的细胞和纤维群（通常缩写为 PO），大多数脊髓丘脑束止于此。

该平面，中脑网状结构（图中未显示）延续为底丘脑的一个细胞群，叫未定带（见第 5-23 节）。

中脑和间脑：交界处.

中脑 ★

上行纤维束 A ( )

　脊髓丘脑束 A⁷, A⁸

　内侧丘系 A¹²

　小脑齿状红核束 A¹⁴

　小脑齿状丘脑束 A¹⁵

下行纤维束 B ( )

　大脑脚 B¹²

　　皮质延髓脊髓束 B¹

　　皮质脑桥束 B¹¹

其他纤维束 / 核团 D ( )

　红核 D²²

　黑质 D²⁴

　中脑导水管 D²⁵

　连合下器 D²⁶

过渡区 E ( )

　顶盖前区 E¹

　后连合 / 传出纤维 E²

间脑 F ( )

　松果体 F¹

　内侧膝状体 F² / 外侧膝状体 / 传出纤维 F³

　视辐射 F⁴

　丘脑枕 / 传出纤维 F⁵

　丘脑后核 F⁶

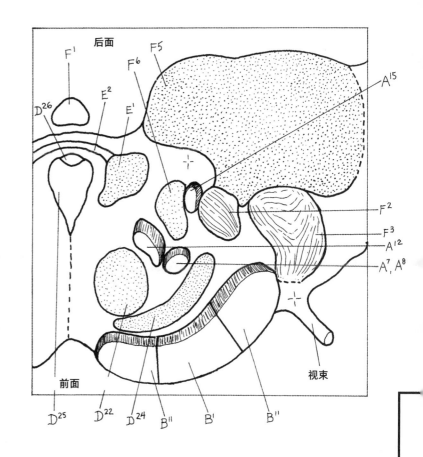

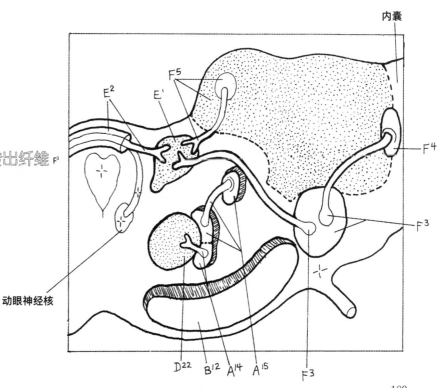

图 5-11　中脑和间脑：交界处

5-12
脑干网状结构

位于脑干的中央，由纵横交织成网的神经纤维和散在其间大小不等的神经细胞组成的结构，称为网状结构或网状核。对于早期的解剖学家来说，该区像是一个由神经元和神经纤维纵横交织成的复杂网络，是一种为周围脑神经核提供非特异性整合功能的"神经花"。最近的研究显示，该区十分重要，参与调控机体关键功能（如呼吸和循环），以及监控和调整所有信号指令，包括与环境互动的放松性觉醒，到睡眠和昏迷。事实上，脑干网状结构是脑内唯一不可缺少的结构，离开它生命将不可能继续。

请在图 5-12 的上图中用不同颜色涂出小标题 A—C^5 及相关结构。对于具有相同下标字母的结构，建议使用相同颜色的不同色调。

由于脑干各部核团形态和化学性质的多样性，以及神经突起及其连接的不同，网状结构在脑干不同平面也不尽相同。通常，可以看到三种主要的神经核群：①沿着中线或中缝聚集的神经核，称为**中缝核群（A）**；②位于脑干外周的**外侧网状核（B）**；③**内侧核群（C）**，也包括巨细胞网状核，其细胞大小和数量都是最大的，位于脑干左、右半部的内侧。

在脑干，至少有 7 种分散的中缝核，包括延髓中的**苍白核（A^1）**和**隐核（A^2）**，**中缝大核（A^3）**和**脑桥中缝核（A^4）**，**中缝背核（A^5）**和**中缝内侧核（A^6）**以及**线形核（A^7）**。这些核团的大多数神经元能够合成大量 5- 羟色胺这种神经递质，其树突与包绕的小血管之间联系密切。可想而知，根据血液循环中底物的浓度可抑制或触发 5- 羟色胺的合成，并被这些中缝核神经元的血管周围树突所"感知"。

位于脑干外周的神经细胞群称为**外侧网状核（B）**，主要接受来自脊髓丘脑束内侧的传入纤维。

许多**内侧核群（C）**是根据细胞大小来描述的，如延髓尾侧的**小细胞网状核（C^1）**和延髓嘴侧的**巨细胞网状核（C^2）**。**脑桥尾侧网状核（C^3）**和**脑桥嘴侧网状核（C^4）**分别位于脑桥的尾侧和嘴侧。中脑网状结构的神经细胞群称为**楔形核（C^5）**或中脑被盖复合体，这个非常狭窄的区域被称为网状结构的"蜂腰部"，其损伤会破坏整个网状结构功能的完整性。20 世纪 50 年代早期的实验证明，网状结构可参与调控觉醒和睡眠。

请在图 5-12 的下图中用不同颜色涂出标题"流程图"和小标题 A^8—H^1 及相关结构。右半侧显示的是高度放大的细胞，左半侧显示的是投射到这些细胞上的一些高度放大的纤维。请注意，结构 H^1 位于上图中。

脑干网状结构内神经元树突的结构和位置反映了树突传入信息的性质。**中缝核神经元（A^8）**靠近中线，并与该区的多条纤维束形成突触联系，如内侧纵束。**内侧核群的大型细胞（C^6）**的树突尽最大可能地向外辐射，使其置于各种传入纤维通路中，如**来自前庭核和前庭束的传入纤维（D）**、**来自锥体束的传入纤维（E）**、**来自脊髓丘脑束的传入纤维（F）**和**来自内侧纵束的传入纤维（G）**。网状结构内神经元发出的轴突纤维非常广泛，一些投射到脊髓形成网状脊髓束（见第 4-12 节），而另一些则投射到间脑甚至大脑皮质。一些**网状结构神经元（H）**通过**侧支纤维（H^1）**向邻近的上游和下游的纤维系统投射，进而影响沿途的核群，来不断地重新调整中枢以适应内、外环境变化的需求。

脑干网状结构.

中缝核群 A（　）
　　苍白核 A¹
　　隐核 A²
　　中缝大核 A³
　　脑桥中缝核 A⁴
　　中缝背核 A⁵
　　中缝内侧核 A⁶
　　线形核 A⁷

外侧网状核 B

内侧核群 C（　）
　　小细胞网状核 C¹
　　巨细胞网状核 C²
　　脑桥尾侧网状核 C³
　　脑桥嘴侧网状核 C⁴
　　楔形核 C⁵

流程图★
　　中缝核神经元 A⁸
　　内侧核群的大型细胞 C⁶
　　来自前庭神经核和前庭束的传入
　　纤维 D
　　来自锥体束的传入纤维 E
　　来自脊髓丘脑束的传入纤维 F
　　来自内侧纵束的传入纤维 G
　　网状结构神经元 H
　　侧支纤维 H'

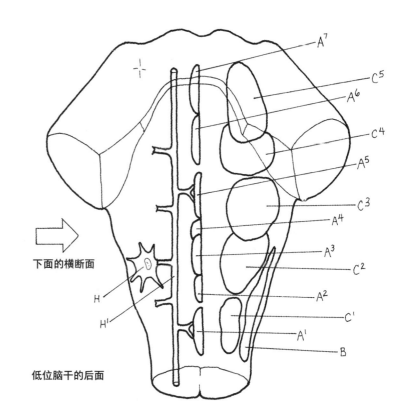

下面的横断面

低位脑干的后面

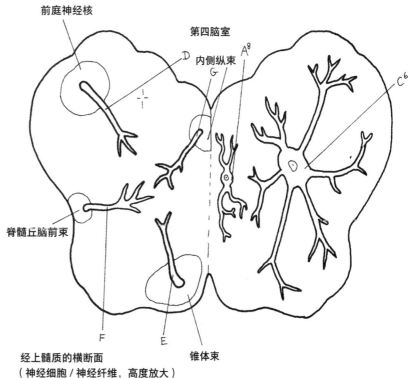

经上髓质的横断面
（神经细胞／神经纤维，高度放大）

图 5-12　脑干网状结构

5-13
小脑：外形

小脑由后脑发育而来，位于脑桥和延髓的背侧，居颅后窝内。像大脑半球一样，小脑也分左、右半球，但是其表面的褶皱和裂缝更多。可能基于此，小脑又被叫作"小大脑"，但与大脑不完全相似。小脑通过小脑上、中和下脚连于脑干（见第5-1节），其主要功能是协调随意运动、维持肌张力和身体平衡，但也有研究表明其功能远超出这些。

请在图5-13中用不同颜色涂出标题"小脑"，小标题A和B。在左上角的小图中涂结构A，下面的两图中涂结构B，上图中涂C所示的沟裂。然后，再在上、下两图中涂标题"原小脑"和小标题D^1—D^3及相关结构。

小脑由两侧的**小脑半球**（A）和中间的**小脑蚓**（B）组成。在种系发生上，小脑（两个小脑半球和小脑蚓）由原小脑（最古老）、旧小脑（出现较晚）和新小脑（出现最晚）组成。

后外侧裂（C）是绒球小结叶和后叶的分界，原小脑由**绒球小结叶**（D^1）组成。**小结**（D^2）位于小脑蚓的最下部，两个**绒球**（D^3）从小结伸向外侧（见最下方的插图）。绒球小结叶通过小脑下脚接受来自前庭神经下核和前庭神经内侧核的传入纤维（图中未显示），该区损伤或病变会导致走路两脚分开、步态不稳，像醉酒步态。

请在图5-13的三幅主图中用不同颜色涂出标题"旧小脑"和小标题E^1及相关结构。

旧小脑的代表是**前叶**（E^1），其通过小脑下脚和小脑上脚分别接受来自脊髓小脑后束和脊髓小脑前束的传入纤维（图中未显示），主要传导与肌张力相关的本体感觉冲动。该区损伤或病变会导致伸肌张力和姿势平衡失调。

请在图5-13的上两幅主图中用不同颜色涂出F所示沟裂。如果可以，在三幅主图中涂出标题"新小脑"，小标题G^1和G^2及相关结构。

新小脑由**原裂**（F）、后外侧裂分隔出的**后叶**（G^1）和**小脑扁桃体**（G^2）组成。后叶通过额叶、顶叶、枕叶和颞叶传来的皮质脑桥束，与大脑皮质的发育密切相关。这些纤维下行至脑桥核形成突触联系，然后脑桥核发出的纤维束交叉后经小脑中脚进入后叶。

脑肿瘤所致的颅内高压有时会使小脑扁桃体被压迫进入枕骨大孔（形成小脑扁桃体疝），继而压迫下方的延髓质，并阻碍脑脊液循环经过第四脑室。这样，可能导致脑积水（脑室扩大）和延髓功能中断（产生严重的呼吸和循环衰竭）。

新小脑的损伤或病变会影响技巧性随意运动，如伴随四肢随意运动的快速摇动或一系列振动（称意向性震颤）。骨骼肌很容易疲劳并失去张力，进而严重影响运动的协调。正常的新小脑能够协调钢琴家或机械师的手指运动。要观察日常工作中自己的小脑功能，大家可以闭上眼睛，将手臂伸向一侧，然后检查该手的示指尖是否可以快速指向鼻尖。

小脑：外形.

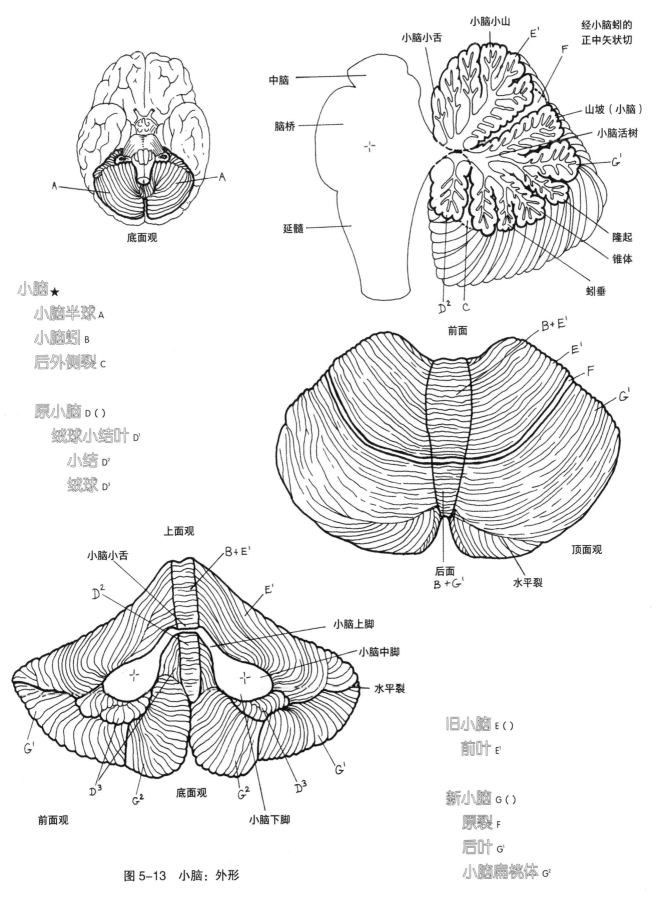

底面观

中脑

脑桥

延髓

小脑小舌

小脑小山

E'

经小脑蚓的
正中矢状切

F

山坡（小脑）

小脑活树

G'

隆起

锥体

蚓垂

D²　C

前面

B+E'

E'

F

G'

后面
B+G'

水平裂

顶面观

上面观

小脑小舌

B+E'

D²

E'

小脑上脚

小脑中脚

水平裂

G'

D³

G²

底面观

G²

D³

小脑下脚

前面观

小脑★

　小脑半球 A

　小脑蚓 B

　后外侧裂 C

原小脑 D ( )

　绒球小结叶 D'

　小结 D²

　绒球 D³

旧小脑 E ( )

　前叶 E'

新小脑 G ( )

　原裂 F

　后叶 G'

　小脑扁桃体 G²

图 5-13　小脑：外形

5-14
小脑皮质

小脑皮质（A）由排列明显的三层结构组成，从表向里依次是：**分子层**（B）、**浦肯野细胞层**（C）和**颗粒层**（D）。

请在图 5-14 的小图 1 中用不同颜色涂出标题"**小脑皮质**"及其结构；小图 2 中涂出标题"**皮质层**"下 B—D 所示层次；小图 3 中涂出标题"**细胞类型**"下 C^1 和 D^1 所示细胞类型，注意每类细胞均显示两次，一次在冠状面图，一次在矢状面图。

小脑皮质以单层**浦肯野神经元**（C^1）为主，每个神经元都具有独特的二维树突树。树突树在冠状面上呈一薄缘，在矢状面上呈树枝状伸展开（小图 2 和小图 3）。这些神经元直接或间接接受两种主要的小脑传入纤维，并通过其轴突形成来自小脑皮质的唯一传出纤维。因此，浦肯野神经元是小脑皮质活动的主角，可被下面讨论的神经元易化和抑制。

颗粒层由大量（约 100 亿个）紧密堆积的**颗粒细胞**（D^1）组成，其树突短促，末端呈爪状。颗粒细胞发出的轴突向上伸入分子层，然后分成数支平行走行于皮质表面，其主要功能是传导冲动至浦肯野神经元的最小树突棘，并形成突触联系。

请在图 5-14 的小图 3 中用不同颜色涂出小标题 B^1、B^2 和 D^2 及相关结构。在矢状面篮状细胞邻近浦肯野细胞层，在矢状面星状细胞位于分子层，高尔基 II 型细胞位于矢状面和冠状面的边缘。

篮状细胞（B^1）属于分子层细胞家族，其轴突发出许多侧支形成篮状，包绕中层的浦肯野神经元胞体和轴丘，对它们产生抑制作用。**星状细胞**（B^2）是位于分子层表面的小神经元，其功能是与浦肯野神经元的树突建立突触联系。**高尔基 II 型细胞**（D^2）位于颗粒层，其树突呈三维树枝状（不同于浦肯野神经元的二维树枝状的树突），其轴突较短，突破颗粒层，与颗粒层细胞的树突和下面即将提到的其他结构形成突触联系。

请在图 5-14 的小图 3 中用不同颜色涂出标题"**小脑内主要纤维束的传入神经**"，小标题 H—J 及相关结构和指示箭头。先涂底部的结构 H 和 J，以及兴奋性 / 促进性符号（+），指向突触球的箭头 I 位于结构 H 的末端。在小图 1 和小图 4 中涂出 K—K^5 所示结构。在小图 3 的底部涂示踪结构 C^1 的抑制符号（−）和相关细胞（K^2）。

有两种主要的兴奋性 / 促进性（+）小脑传入纤维。其中，**苔状纤维**（H）直径大，传导速度快，是小脑内几个主要纤维束的止点，如脊髓小脑束、脑桥小脑束和前庭小脑束等。其膨大的、呈苔藓状的、成簇的轴突末端与颗粒细胞的树突状膨大及高尔基 II 型细胞的轴突末端形成复杂的突触连接，称为**突触球**（I）。这些突触球，包括某些类型的突触前纤维和包绕的神经胶质囊（见小图 3 的虚线），共同构成了一个重要的信息加工、处理单位。第二种主要的兴奋性 / 促进性（+）小脑传入纤维是**攀缘纤维**（J），似乎是橄榄小脑束和网状小脑束的纤维在小脑内的延续。这种纤维以一对一的方式分布到浦肯野神经，并像常春藤绕树一样，逐渐缠绕在浦肯野神经元树枝状树突的周围，以形成许多突触联系。攀缘纤维对浦肯野神经元活动有极强的兴奋 / 促进作用。此外，苔状纤维-颗粒细胞-平行纤维系统也对浦肯野神经元活动具有兴奋 / 促进作用，但是单个平行纤维对其经过的每个浦肯野神经元树突小区域的兴奋或促进效果是有限的。

其实，小脑皮质的整个传出纤维对**小脑核神经元**（K^2）发挥了**抑制效应**（C^1），这些小脑核位于第四脑室顶的小脑白质干中（小图 4）。这些小脑核包括**齿状核**（K^1，最大）、**栓状核**（K^3）、**球状核**（K^4）和**顶核**（K^5），其发出的纤维依次进入脑干。

小脑皮质.

小脑皮质 A
皮质层 ★
  分子层 B
  浦肯野细胞层 C
  颗粒层 D

细胞类型 ★
  浦肯野神经元（–）C'
  颗粒细胞 D'
  篮状细胞 B'
  星状细胞 B²
  高尔基 II 型细胞 D²

小脑内主要纤维束的传入纤维
  苔状纤维（＋）H

突触球 I
攀缘／爬行纤维（＋）J

小脑核 K（ ）
  齿状核 K' ／及其神
  经元 K²
  栓状核 K³
  球状核 K⁴
  顶核 K⁵

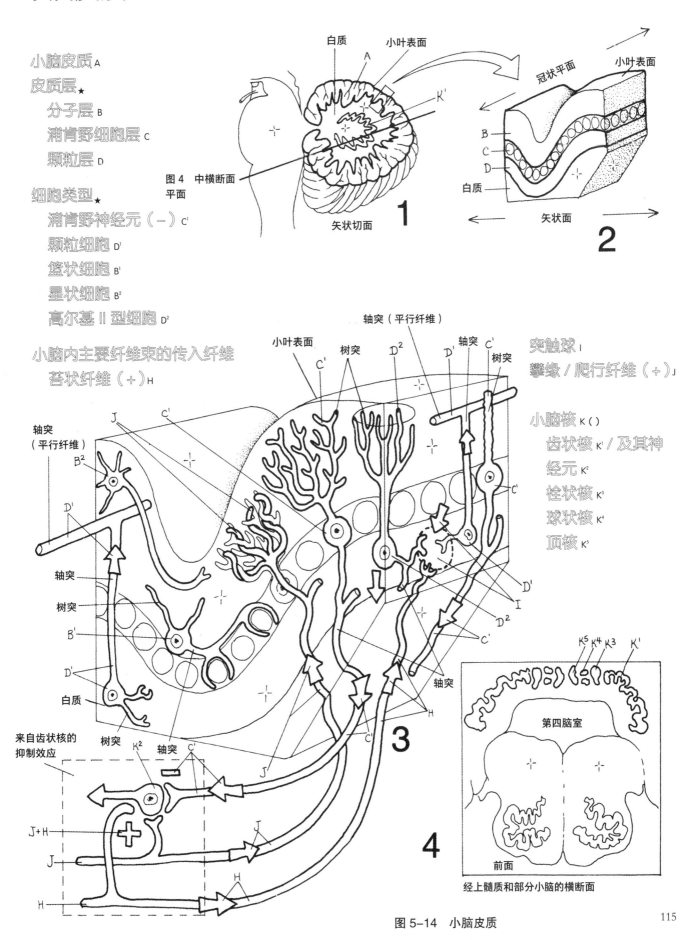

图 4
平面
中横断面
矢状切面
白质
小叶表面
冠状平面
矢状面
经上髓质和部分小脑的横断面
第四脑室
前面
轴突（平行纤维）
小叶表面
树突
轴突
树突
轴突
白质
来自齿状核的
抑制效应

图 5-14 小脑皮质

115

5-15
小脑脚

传统上认为小脑只与肌张力、感觉运动的协调和平衡有关。最近的研究表明，小脑几乎与包括边缘叶在内的所有脑系统的功能活动有关（见第1-3节）。在大量的小脑传入和传出纤维中，小脑通过三大纤维束连接到脑干，即小脑脚，其包绕传入和传出小脑的绝大多数纤维。

关于脑干和小脑之间的纤维联系存在几个似乎适用于几乎所有相关纤维系统的"基本法则"：①进入小脑的所有纤维都止于**小脑皮质**（A）的特定部位；②进入小脑的纤维在途中都经过一个或多个**小脑核**（B）；③所有离开小脑皮质的纤维都由浦肯野神经元发出的轴突组成；④所有这些浦肯野神经元发出的轴突都止于小脑核，但有一短束纤维除外；⑤所有离开小脑的纤维都由小脑核发出纤维组成，小脑前庭束的纤维除外。

请在图5-15的下图中用不同颜色涂出A和B所示结构。如果可能，在两插图中涂出标题"小脑下脚"和"相关核团"，小标题C—C^5（包括D、E和F）及相关结构。

小脑下脚（C）至少由四个传入纤维束和一个传出纤维束组成。**脊髓小脑后束**（C^1，见第4-7节）和楔小脑束（图中未显示）传导来自脊髓的本体感觉信息到小脑前叶和小脑蚓（旧小脑）。**前庭外侧核**（D）和其他前庭神经核（图中未显示）发出的**前庭小脑束**（C^2）投射到小脑蚓和绒球小结叶（原小脑），传导头部和躯体运动的位置和方向信息；前庭器官的初级感觉神经元发出的纤维（图中未显示）也在该束内。由对侧**下橄榄核**（E）发出的**橄榄小脑束**（C^3）构成了小脑脚的大部分，并投射到小脑的各部，在那里它们终止形成攀缘纤维（见第5-14节）。由**网状外**

侧核（F）发出的**网状小脑束**（C^4）广泛投射到小脑皮质，传导经大脑皮质、脑干和脊髓整合后的传入信息。

小脑下脚也传导**小脑前庭束**（C^5）的传出信息，由浦肯野神经元发出的轴突组成，后者可直接抑制前庭神经核与小脑核的突触联系。来自头部尤其是面部的本体感觉纤维经小脑脚的三叉神经小脑束（图中未显示）进入小脑。

请在图5-15中用不同颜色涂出标题"小脑中脚"和"相关核团"，小标题G、G^{1}和H及相关结构，然后涂标题"小脑上脚"和"相关核团"，小标题I—K及相关结构。

小脑中脚（G）是三对小脑脚中最大的一个，仅传导来自**脑桥核**（H）的纤维到小脑后叶（新小脑），形成**脑桥小脑束**（G^1）。该纤维束是将大脑皮质感觉和运动区的信息传入小脑的最重要的结构，并与四肢的技巧活动有关（如手和手指的活动）。

小脑上脚（I）主要传导来自脊髓的**脊髓小脑前束**（I^1，见第4-8节）的纤维至小脑前叶（旧小脑）。此外，蓝斑（见第5-8节）的去甲肾上腺素能神经元发出的纤维（图中未显示）经小脑上脚传导至小脑，但它们的确切止点和功能尚不清楚。由小脑核发出的（接受浦肯野神经元发出的轴突）小脑上脚的传出纤维投射至**红核**（J）形成**小脑齿状红核束**（I^2）；投射到**丘脑的腹外侧核**（K）形成**小脑齿状丘脑束**（I^3）；以及投射到延髓的**顶核桥延束**（I^4）。在丘脑部形成突触联系后的纤维继续进入大脑皮质，形成了一个巨大的大脑→脑桥→小脑→丘脑→皮质环路。该环路被认为是大脑传出信号微调的反馈机制。在红核形成突触联系后的纤维通过红核脊髓束影响相关脊髓机制（见第5-11节）。

小脑脚.

小脑皮质 A

小脑核 B

小脑下脚／相关核团★

　小脑下脚 C

　　脊髓小脑后束 C¹

　　前庭小脑束 C²

　前庭外侧核 D

　　橄榄小脑束 C³

　下橄榄核 E

　　网状小脑束 C⁴

　网状外侧核 F

　小脑前庭束 C⁵

小脑中脚／相关核团★

　小脑中脚 G

　　脑桥小脑束 G¹

　脑桥核 H

小脑上脚／相关核团★

　小脑上脚 I

　　脊髓小脑前束 I¹

　　小脑齿状红核束 I²

　　小脑齿状丘脑束 I³

　　顶核桥延束 I⁴

　红核 J

　丘脑的腹外侧核 K

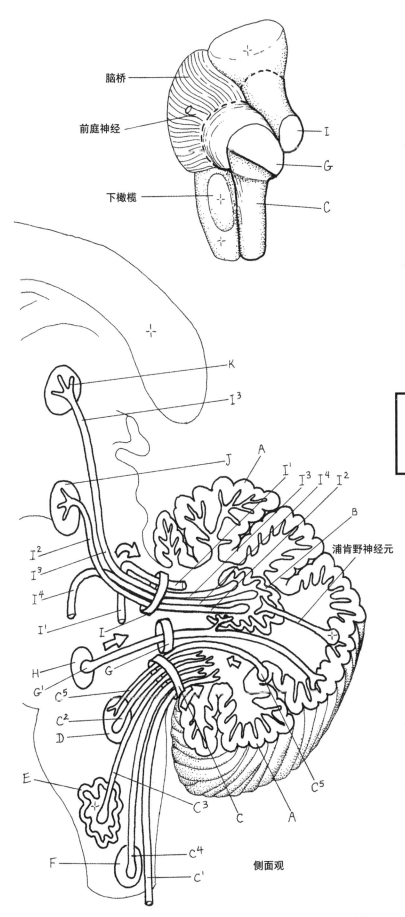

图 5-15　小脑脚

5-16
丘脑：核定位

间脑的（背侧）丘脑由一群核团组成，长 3 cm，高 1.5 cm，宽 1.5 cm，位于第三脑室两侧大脑半球的基底部。丘脑可能是胚胎间脑（见第 3-8 节）的翼板的衍生结构，是所有通向大脑皮质的感觉通路（嗅觉除外）的信息处理中心。

本节的主要目的是学习与丘脑相关的术语及其内各种核团间的关系。

请在图 5-16 的小图 1 和小图 2 中用不同颜色涂出小标题 A，标题"方向"，小标题 B～G 及相关结构和箭头。

注意小图 1 中左侧**丘脑**（A）的方向。与脊髓不同，丘脑的长轴是前后方向的，而不是上下方向的。由于 90° 的方向变化，丘脑背侧变成了上部，腹侧变成了下部。如小图 1 所示，在给丘脑（和下丘脑）的核团命名时，用术语**背侧**（E）和**腹侧**（F），而不用**后部**（G）和**前部**（B）。小图 2 是在人体结构 A 后外侧面观的立体模型，说明了丘脑**前部**（B）和**后部**（G）与**内侧**（C）和**外侧**（D）的关系。

请根据刚才所涂的 6 个方位术语，在图 5-16 的小图 3 中用不同颜色涂出丘脑的形状，以显示各部的相对位置。在图 4 中涂出标题"丘脑核"，小标题 B^1—H^2 和所示核团。

丘脑有许多核团，据统计超过 30 个，本节只显示了其中的 13 个，并根据其位置使用六个方位术语来命名。在给小图 4 的"真实结构"涂色之前，先为"丘脑外形"图的基本参考区着色，这将有助于大家定位。

内髓板（H）沿着丘脑的长轴走行，向前分开围绕**前核**（B^1）。内髓板的全长是内侧核群和外侧核群间的分隔。内侧核群以**背内侧核**（C^2）为主。对着第三脑室的丘脑内侧壁为薄层**中线核**（C^3）。

丘脑的外侧核群可分为背侧部和腹侧部，每部又包含几个重要的核团。背侧部从前到后包括三个核团：**背外侧核**（E^2，缩写为 LD）、**后外侧核**（E^3，缩写为 LP）和**丘脑枕**（E^4）。其中，丘脑枕占丘脑的后 1/3，并悬于**内侧膝状体、外侧膝状体**（G^2 和 G^3，分别缩写为 MGB 和 LGB）组成的后丘脑之上。

外侧核群的腹侧部从前到后包括四个核团：**腹前核**（F^2，缩写 VA）、**腹外侧核**（F^3，缩写 VL）、**腹后内侧核**（F^4，缩写 VPM）和**腹后外侧核**（F^5，缩写为 VPL）。VPM 和 VPL 统称为腹侧基底复合体（VB）。

内髓板由有髓鞘纤维组成，其间散布着称为板内核（H^1，见第 5-19 节）的不连续小细胞团。其中最大的**中央中核**（H^2，缩写为 CM）位于丘脑后 1/3 的中央的中间部。

这些核群的纤维联系和功能意义在接下来的三节中介绍。

丘脑：核定位.

丘脑 A
方向 ★
　前部 B
　内侧 C
　外侧 D
　背侧 E
　腹侧 F
　后部 G

丘脑核 ★
前核 B¹
内侧核群 C¹ ( )
　背内侧核 C²
　中线核 C³
外侧核群 D¹ ( )
背侧部 E¹ ( )
　背外侧核 E² / 后外侧核 E³
　丘脑枕 E⁴
外侧核群 D¹ ( ) 的腹侧部 F¹ ( )
　腹前核 F² / 腹外侧核 F³
　腹后内侧核 F⁴ / 腹后外侧核 F⁵
后丘脑 G¹ ( )
　内侧膝状体 G² / 外侧膝状体 G³
内髓板 H
　板内核 H¹ ( )
　中央中核 H²

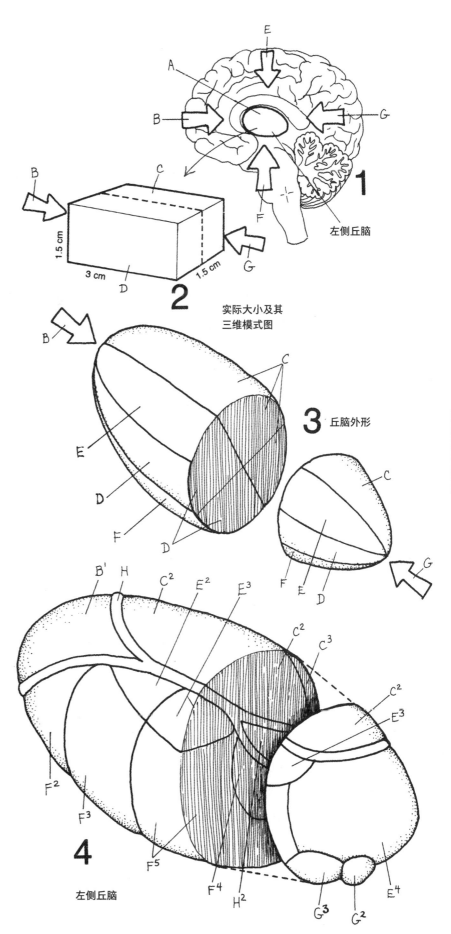

左侧丘脑

实际大小及其
三维模式图

丘脑外形

左侧丘脑

图 5-16　丘脑：核定位

119

丘脑：传入纤维

目前，丘脑被认为是感觉传导的第一级中枢。经脑干上行的感觉和运动相关传导通路，均在丘脑内形成突触联系，换元中继后投射到大脑皮质进行更精细的整合和分析。

本节着重介绍与丘脑主要核团连接的传入纤维。除了那些到达丘脑的传入纤维之外，还有许多复杂的丘脑内部连合纤维。

本节和后面的某些篇幅中，将呈现大脑皮质区的编号目录，如4区和6区。这套编号体系对大脑皮质区的描述更具特异性。在第5-29节中可见更完整的大脑皮质分区和数字编号。

本节和前、后篇幅所用的下标字母密切相关，因此，大家可将它们一起着色。

请在图5-17中用不同颜色涂出标题"目标核团与传入纤维来源"，所有小标题 B¹—H⁶ 及相关结构，本节中未使用下标字母 A 和 D。对于与"丘脑核"中相同的核团，采用前面相同的颜色。下丘脑、前额叶皮质、基底核和枕叶皮质都是本节两个投射纤维的来源，而且每个都有两个标题、下标字母以及两种颜色。

前核（B^1）主要通过乳头丘脑束（图中未显示，见第5-22节）接受来自**下丘脑**（B^2）**乳头体**（B^3）的传入纤维。该通路是下丘脑→丘脑→边缘叶环路的重要部分。

在内侧核群中，**背内侧核**（C^2）占主体，其大部分传入纤维来自**下丘脑**（C^3）和**前额叶皮层**（C^4，额叶的前2/3），直接刺激背内侧核就会产生焦虑和恐惧感。

外侧核群分为背、腹两层。其中，背层核群包括背外侧核、后外侧核和丘脑枕。到达**背外侧核**（E^2）的传入纤维包括来自**扣带回**（E^5）、边缘系统的一部分和**顶叶皮质**（E^6）联络区的纤维。到达**后外侧核**（E^3）的传入纤维是来

自**枕叶（视区）皮质**（E^7）的纤维。这两类核可能与高级感知觉的产生有关。

丘脑枕（E^4）是外侧核群中最大的核，接受来自**枕叶皮质**（E^8）所有区域以及邻近的顶叶、颞叶皮质区域的传入纤维。它与视觉联络功能有关。

腹层核群包括腹前核、腹外侧核、腹后核。

腹前核（F^2）主要接受来自**基底核**（F^6）的大量传入纤维。**腹外侧核**（F^3）通过小脑上脚和小脑齿状丘脑束（图中未显示，见第5-11节）接受来自**小脑核**（F^7）的传入纤维；也接受来自基底核的少部分传入纤维，基底核的其余大部分纤维投射到腹前核。腹前核和腹外侧核加工、处理来自基底核和小脑的输入纤维，对调节躯体运动活动至关重要。

腹后核又可细分为**腹后内侧核**（F^4）和**腹后外侧核**（F^5），是丘脑内一般感觉传入信号的主要处理中心。腹后内侧核经三叉丘系（图中未显示）接受来自面部和口、鼻腔（F^8）的感觉传入纤维。腹后外侧核经脊髓丘脑束和内侧丘系（图中未显示）接受来自**四肢和躯干**（F^9）的感觉传入纤维。

内侧膝状体（G^2）接受来自**内耳**（G^4）的听觉相关传入纤维；**外侧膝状体**（G^3）接受来自**视网膜**（G^5）的视觉相关传入纤维。

夹在内侧核群和外侧核群之间的内髓板，内含若干薄层**板内核**（H^1）。板内核是网状结构的一部分，接受来自**基底核**（H^3）、**中脑**（H^4）、**额叶皮质运动区的4区和6区**（H^5）以及**前额叶皮质**（H^6）的传入纤维，这种广泛的纤维传入对内髓板调控大脑皮质活动水平和意识状态是必不可少的。

丘脑：传入纤维.

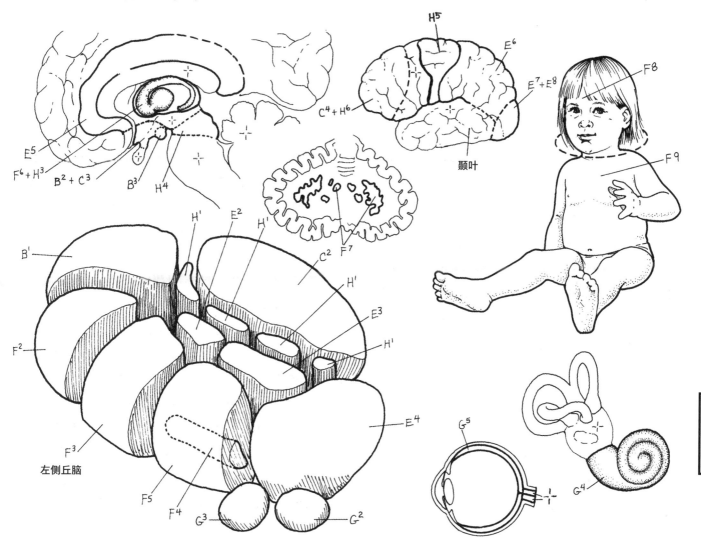

图 5-17 丘脑：传入纤维

目标核团与传入纤维来源★

前核 B¹

　下丘脑 B²/ 乳头体 B³

背内侧核 C²

　下丘脑 C³/ 前额叶皮质 C⁴

背外侧核 E²

　扣带回 E⁵/ 顶叶皮质 E⁶

后外侧核 E³

　枕叶（视区）皮质 E⁷

丘脑枕 E⁴

　枕叶皮质 E⁸

腹前核 F²

　基底核 F⁶

腹外侧核 F³

　小脑核 F⁷

腹后内侧核 F⁴

　面部和口、鼻腔 F⁸

腹后外侧核 F⁵

　四肢和躯干 F⁹

内侧膝状体 G²

　内耳 G⁴

外侧膝状体 G³

　视网膜 G⁵

板内核 H¹

　基底核 H³/ 中脑 H⁴

　额叶皮质运动区的 4 区和 6 区 H⁵

　前额叶皮质 H⁶

5-18
丘脑：传出纤维

丘脑是大脑皮质的最大门户，几乎来自丘脑核的所有纤维均直接投射至大脑皮质。涂这些纤维联系时，注意尽可能形成一个真正的丘脑皮质图，该图中几乎每个皮质区域都有对应的丘脑源核群。

请在图 5-18 中用不同颜色涂出标题"起源核团和目标区域"下的每个丘脑核、其传出纤维的相应终点所示结构。若一个目标区域接受一种以上传出纤维，就要协调用于涂色的两种颜色。在联络区（H^4），始终采用一种恒定的颜色，需要时使第二种颜色呈交叉阴影划于其上。

前核（B^1）最重要的投射区是大脑半球内侧面的**扣带回**（B^4），是下丘脑-边缘叶环路的另一种联络方式（见第 5-22 节和第 5-26 节）。

背内侧核（C^2）发出最大的纤维投射到**大脑前额叶皮质**（C^5）。现在很少使用大脑前额叶切除术，以免切断不同比例的这些纤维。频繁发生的丰富的人格变化（如忽视个人护理）为人类行为投影的重要性提供了一些线索。

背外侧核（E^2）发出的传出纤维主要到达**扣带回**（E^9）和顶叶的上部。来自**后外侧核**（E^3）的纤维投射至**顶叶皮质的联合区**（5 和 7 区，E^{10}），该区再结合来自皮质感觉区的信息，进行更复杂水平的整合。

丘脑枕（E^4）发出纤维广泛地投射到枕叶皮质的**视区**（E^{11}，17 区、18 区和 19 区），以及颞叶和顶叶皮质的**相邻区域**（E^{12}）。

腹前核（F^2）发出许多纤维投射到额叶皮质的**运动前区**（6 区，F^{10}）。**腹外侧核**（F^3）发出许多纤维投射到一条称为**运动区**（4 区，F^{11}）的额叶皮质。在它们之间，腹前核和腹外侧核可通过接受来自小脑和基底核的传入纤维以确保皮质运动机制不断更新。

腹后内侧核（F^4）和**腹后外侧核**（F^5）发出纤维投射到称为**第一躯体感觉区**（3 区、1 区和 2 区，F^{12} 和 F^{13}）的顶叶皮质。在该皮质区，躯体感觉侏儒图*（图中未显示）可以非常精准地代表躯体各部。腹后内侧核发出的纤维（传导面部感觉）投射到该区的下部，而腹后外侧核发出的纤维（传导躯干和四肢感觉）在该区的投射更广泛。

内侧膝状体（G^2）发出的纤维几乎全部投射到颞叶上面的**第一听区**（41 区和 42 区，G^6）以及围绕它的狭窄联合皮质区。

外侧膝状体（G^3）发出的大部分传出纤维投射到**第一视区**（17 区，G^7），极少部分纤维投射到相邻的视觉联络区（18 区和 19 区）。在某些程度上，丘脑枕和外侧膝状体发出的投射纤维可被视为并联系统，虽然前者不直接接受来自视束的传入纤维。这种并联系统的重要性尚不清楚。

板内核（H^1）发出的纤维投射到**基底核**（H^3），并通过侧支广泛地传递到大脑皮质的**联络区**（H^4）。

---

* 神经外科专家 Wilder Perfield 将身体各部分画在与之对应的运动和躯体感觉皮层的冠状切面之上，构成皮层的拓扑地形图（Cortical topography），其中趴在脑袋上的"感觉小人"即"躯体感觉侏儒图"，"运动小人"则为"运动侏儒图"。——编者注

丘脑：传出纤维.

起源核团和目标区域 ★

前核 B¹

  扣带回 B⁴

背内侧核 C²

  大脑前额叶皮质 C⁵

背外侧核 E²

  扣带回 E⁹

后外侧核 E³

  顶叶皮质的联合区 E¹⁰

丘脑枕 E⁴

  视区 E¹¹

  （颞叶和顶叶皮质的）相邻区域 E¹²

腹前核 F²

  运动前区 F¹⁰

腹外侧核 F³

  运动区 F¹¹

腹后内侧核 F⁴

  第一躯体感觉区 F¹²

腹后外侧核 F⁵

  第一躯体感觉区 F¹³

内侧膝状体 G²

  第一听区 G⁶

外侧膝状体 G³

  第一视区 G⁷

板内核 H¹

  基底核 H³

  联络区 H⁴

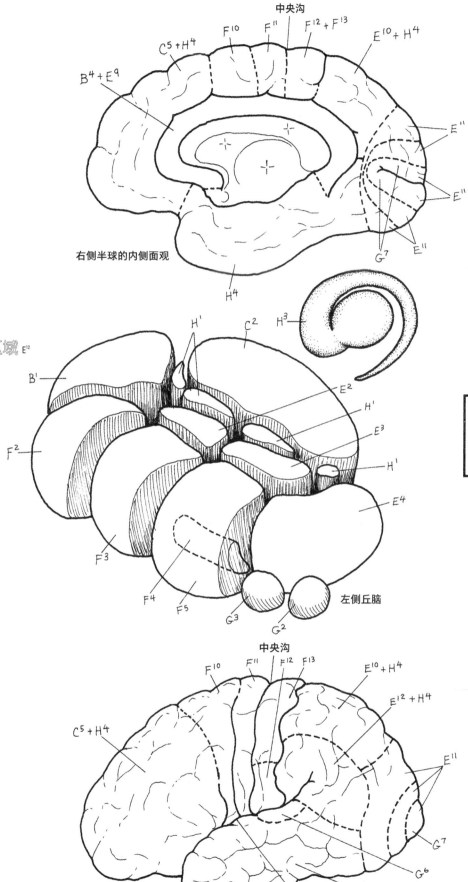

右侧半球的内侧面观

左侧丘脑

左侧半球的外侧面观

图 5-18　丘脑：传出纤维

123

5-19
丘脑：非特异性神经投射系统

每侧丘脑的内髓板中可见大量的网状细胞。从靠近第三脑室的丘脑内侧开始（见右上方插图），内髓板继续向背外侧延伸变薄，并向上和向外弯曲。其内的细胞构成丘脑板内系统或丘脑非特异性投射系统，后者因内髓板中的细胞发出的纤维不限于向特定感觉区投射，而是弥散地投射到大脑皮质的广泛区域而得名。其他丘脑神经元投射向大脑皮质的特定区域，具有点对点的投射关系，被称为特异性投射系统。

请在图 5-19 的上图中用不同颜色涂出小标题 A—C 及相关核团。

板内系统中最主要的组成部分是**正中核**（A^1，缩写为 Cm）与**束旁核**（A^2，缩写为 Pf）。第一个核团的名称反映了其在丘脑核团中的中心位置；第二个核团的名称与其邻近缰核脚间束（图中未显示）有关。随着内髓板延伸，Cm-Pf 复合体的上方 / 嘴侧是些小团正中核群，分别有**正中旁核**（A^4）、**正中外侧核**（A^5）和**正中内侧核**（A^6）。再往内侧，沿着第三脑室壁分布的是构成**中央中核**（B）的神经元小团块。

一薄层网状细胞紧邻丘脑的前外侧面，形成**丘脑网状核**（C）。大部分丘脑皮质束和皮质丘脑束的纤维都经过该核群。

请在图 5-19 的中间图中用不同颜色涂出小标题 D—E^4 及相关箭头，这些箭头代表纤维投射的方向，该图的其他结构也需涂色。

板内系统的重要性主要表现为不同纤维传导系统在 Cm-Pf 复合体和板内核的大量聚集。

其传入纤维源自**大脑皮质的运动区**（D^1）和**前额叶**（D^2）、基底核的**苍白球**（D^3）、**黑质**（D^4）、脑干的**前庭神经核**（D^5）和**网状核**（D^6）、**脊髓丘脑束**（D^7）、**丘脑网状**

核（D^8），以及经过穹隆的**海马**（D^9）。

来自 Cm-Pf 复合体的**传出纤维**（E）可抵达基底核的**壳**（E^1）和**尾状核**（E^2）、大脑皮质的**联络区**（E^3）和**丘脑网状核**（E^4）。网状细胞显然与丘脑皮质间作用有一种特殊的联系。

请在图 5-19 的下图中用不同颜色涂出标题"丘脑网状核门假说"，小标题 C^1—H^3 及相关结构和符号。此外，结构 C 和 D^1 也在该图中涂色。

丘脑网状核（C）位于穿行于皮质和丘脑之间的许多传导束上。由中脑被盖发出的**轴突**（F）在传导至皮质的途中发出侧支（F^1）抵达**网状神经元**（C^1），并对其所传导的冲动产生**抑制作用**（F^2）。**皮质丘脑束的神经元**（G）和**丘脑皮质束的神经元**（H）的**轴突**（G^1 和 H^1）也发出侧支（G^2 和 H^2）与网状神经元形成突触联系，发挥**促进 / 易化作用**（G^3 和 H^3）。注意，皮质丘脑束的神经元的**轴突**（G^1）止于丘脑皮质神经元，具有**促进 / 易化**（G^4）作用。富含神经递质 GABA 的网状神经元发出的**轴突**（C^2）投射向特异性的丘脑神经元，不断调节（通过**抑制作用**，C^3）丘脑皮质冲动的上行传导。

刚刚描述的环路已被比作一组小"门"，能够调控到达皮质的各种信息。在所示的情况下，这个"门"似乎被一股来自特定丘脑核的上行性丘脑皮质束纤维所封闭，其侧支对抑制性网状神经元起易化作用。相反，网状神经元对特定的丘脑皮质束神经元起抑制作用，通过中脑被盖束对网状神经元的抑制作用，该"门"可能被打开。其机制可能与选择性或专一性的维持有关。

丘脑非特异性核团的功能范围包括：①大脑皮质电节律的起搏器；②警觉水平的微调；③感觉和运动活动的调节。

丘脑：非特异性神经投射系统.

板内核 A ( )
　正中核 A¹
　束旁核 A²
　正中核 A⁰ ( )
　　正中旁核 A⁴ / 正中外侧核 A⁵ / 正中内侧核 A⁶
中央中核 B
丘脑网状核 C
板内核的传入纤维 D ( )
　　大脑皮质的运动区 D¹
　　前额叶皮质 D²
　　苍白球 D³
　　黑质 D⁴
　　前庭神经核 D⁵
　　网状核 D⁶
　　脊髓丘脑束 D⁷
　　丘脑网状核 D⁸
　　海马 D⁹
起自板内核的传出纤维 E
　　壳 E¹
　　尾状核 E²
　　（大脑皮质的）联络区 E³
　　丘脑网状核 E⁴

丘脑网状核门假说 ★
网状神经元 C¹ /
（网状神经元发出的）轴突 C² / 抑制作用（−）C³
中脑被盖发出的轴突 F/ 侧支 F¹/ 抑制作用（−）F²
皮质丘脑束的神经元 G/ 发出的轴突 G¹/ 侧支 G²/
　　促进（＋）G³/ 易化作用（＋）G⁴
丘脑皮质束的神经元 H/ 发出的轴突 H¹/ 侧支 H²/
　　易化作用（＋）H³

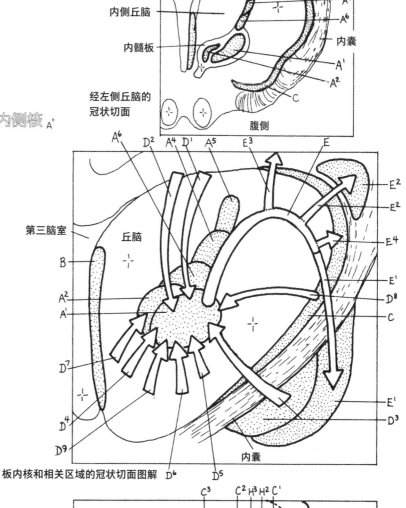

经左侧丘脑的冠状切面

板内核和相关区域的冠状切面图解

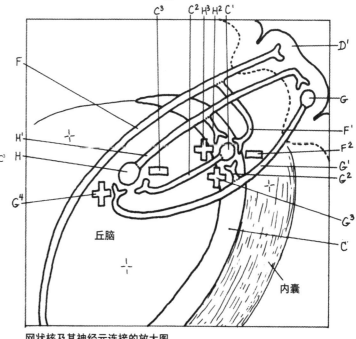

网状核及其神经元连接的放大图

图 5-19　丘脑：非特异性神经投射系统

5-20
下丘脑：核结构

下丘脑在身体对内、外环境的适应过程中的作用是无可比拟的。其位于（背侧）丘脑下方，重 4 g，约占整个脑组织体积的 0.5%，参与调节体温、饥饿、口渴、性活动、目标寻求活动、内分泌、情感（情绪）反应和内脏神经系统的活动。

请在图 5 20 中用不同颜色涂出标题"标志性结构"和小标题 A—I 及相关结构。要为结构 J—M 保留四种对比鲜明的浅色。

下丘脑构成间脑的基底部（见第 5-37 节），它从前端的**终板**（A）向后延伸到**中脑被盖**（B）。在其内侧面上，即第三脑室的侧壁上（图中未显示，见第 5-37 节），下丘脑与上覆的**丘脑**（C）以下丘脑沟为分界线（见第 3-8 节）。其外侧面与底丘脑和内囊（在这个正中矢状切面上看不见，见第 5-38 节）相邻。沿着其下缘从前到后可见**视交叉**（D）、**脑垂体**（也称为**垂体**，E）及其支撑柄**垂体柄**（E¹），以及**灰结节**（H）。垂体柄通过漏斗基部（**漏斗**，F）连于下丘脑的毛细血管基部（**正中隆起**，G）。**穹隆**（I）是一个明显的界标。

请在图 5-20 的上图中用不同颜色涂出标题"分区和核团"和小标题 J—M² 及所示的下丘脑核团分区。然后在下图中涂出单个核团。

下丘脑由许多核团组成，可分为五个区域（其中外侧区，未显示）。

视前区（J）位于第三脑室周围灰质的终板的后方。**视前核**（J¹）的神经元可分泌产生促性腺激素释放激素，后者可刺激垂体前叶中促性腺激素的分泌。性二态核（图中未显示）位于视前区，男性的较大，且其发育依赖于雄性激素，但其功能尚不清楚。

视上区（K）包含四个核团。其中，**视上核**（K¹）位于视交叉的背侧，**室旁核**（K²）位于第三脑室壁的更背侧，包含分泌产生血管升压素（抗利尿激素）和催产素（子宫肌刺激物）的神经元。这些激素通过轴突运输到垂体后叶，并储存于轴突中，直到最后释放到局部的毛细血管。视上区的第三个组成部分是**下丘脑前核**（K³），当受到刺激时，其可导致副交感神经样兴奋效应（具体内容见第 8-2 节），如心率减慢、胃肠道蠕动增强。视上区的另一组成部分是小的**视交叉上核**（K⁴），其位于视上核背侧的视交叉上方。这种富含血管升压素的核团损伤会改变生理性的光刺激节律（"生物钟"）。

以腹侧的灰结节为特征的**结节区**（L）被向后抵达乳头体的穹隆分成内侧区和外侧区（图中未显示）。结节区的脑室壁上有三对核团：**腹内侧核**（L¹）与饥饱平衡调控有关；**背内侧核**（L²）与腹内侧核一起参与调控情绪活动。在对猫进行的一项实验中，刺激前者和破坏后者会导致猫出现愤怒和狂暴情绪反应。结节区的**弓状核**（L³）可促进神经内分泌纤维分泌激素进入垂体前叶的门脉系统（见下一节）。

乳头体区（M）包括**乳头体**（M¹）和**下丘脑后核**（M²）。每个乳头体由内侧和外侧细胞群（图中未显示）组成，可整合经穹隆而来的边缘系统和中脑被盖的信息。当受到刺激时，下丘脑后核可产生交感神经样兴奋效应（第 8-4 节），如心率加快、胃肠道蠕动减慢。与先前的观点相反，现在认为下丘脑后核不参与体温调节。

下丘脑：核结构.

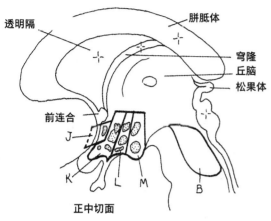

透明隔　胼胝体
穹隆
丘脑
松果体
前连合
J
K　L　M　B
正中切面

标志性结构★
终板 A
中脑被盖 B
丘脑 C
视交叉 D
脑垂体 E/ 垂体柄 E'
漏斗 F
正中隆起 G
灰结节 H
穹隆 I

分区和核团★
视前区 J
　视前核 J'
视上区 K
　视上核 K'
　室旁核 K²
　下丘脑前核 K³
　视交叉上核 K⁴
结节区 L
　腹内侧核 L'
　背内侧核 L²
　弓状核 L³
乳头体区 M
　乳头体 M'
　下丘脑后核 M²

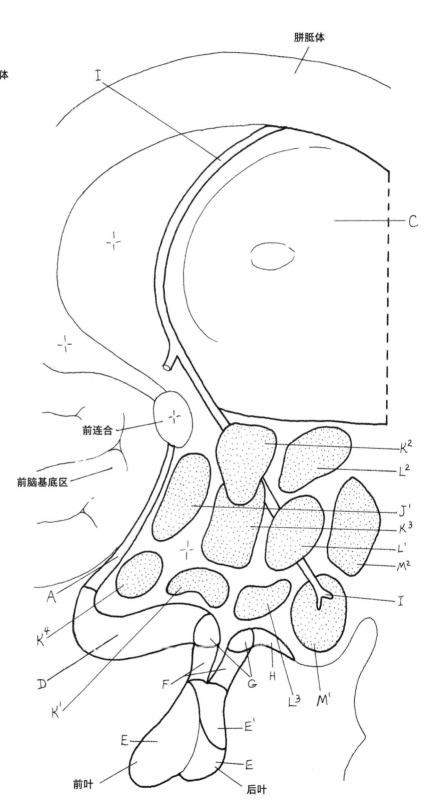

图 5-20　下丘脑：核结构

下丘脑：传入纤维

下丘脑除了接受几种已明确的传入纤维外，还接受分布更广泛的纤维，包括来自前脑和边缘系统、脑干上部和丘脑，以及视觉通路的纤维。许多传入纤维是中脑与边缘叶及相关区域间双向投射系统的一部分。这种双向通路，于1972年被瑙塔（Nauta）教授称为中隔-下丘脑-中脑统一体，被视为至少是情绪表达的神经机制的一部分。然而，特定核团或神经纤维复合物在情感行为中的具体作用尚未明确。

请在图5-21的上图中用不同颜色涂出标题"纤维束和连接"和小标题A—B^{11} 及相关纤维束和核团。注意，隔核需要两种颜色。

前脑内侧束（A）是中隔-下丘脑-中脑系统的重要组成部分。此束起自前脑基底部的嗅区和终板嘴侧的**隔核**（A^1）广泛分布的细胞群（见第5-26节）。前脑内侧束穿过下丘脑，发出纤维向下抵达**下丘脑外侧核**（A^2），途中也到达**中脑被盖**（A^3）。来自嗅区的下丘脑传入纤维可能与嗅觉相关的情绪驱动有关。来自隔核的传入纤维是到达下丘脑的重要边缘传入纤维。继续下行到中脑的纤维可影响脑干的躯体运动和内脏中枢。就下丘脑在调节内脏功能中的作用而言，下丘脑似乎是通过内脏和躯体运动中枢对边缘和情绪相关的传入信息的响应来调节内脏反应活动的（如恐惧或强迫进食）。在这种情况下，值得注意的是，前脑内侧束还包含来自脑桥上部的蓝斑（图中未显示，见第5-8节）的一些纤维，传递神经递质去甲肾上腺素到下丘脑核。

海马-下丘脑束首先由帕佩兹（Papez）教授于1937年提出，是连接海马、下丘脑、丘脑和扣带回主要回路的一部分，是情绪体验的解剖学基础。帕佩兹回路逐渐扩展到边缘叶的概念（见第5-26节），有颞叶的边缘结构**海马**（B^1）、形成的**海马伞**（B^2）及其向背侧延续的**穹隆**（B^3）。穹隆位于背侧丘脑上方，呈弓形弯曲，其发出**侧枝**（B^4）至**丘脑前核**（B^5），并且转向腹侧形成**穹隆柱**（B^6）。当穹隆柱靠近前连合时，其纤维发出分支连于**前连合纤维**（B^7）和**后连合纤维**（B^8）。前连合纤维止于**隔核**（B^9），后连合纤维止于**乳头体**（B^{10}）。来自海马的一些纤维通过**胼胝体上回**（B^{11}）止于隔核，这些纤维沿着胼胝体的背面走行，并投射到隔区。

请在图5-21的下图中用不同颜色涂出小标题C—D^1 和A及相关结构。

杏仁下丘脑纤维束是边缘系统和下丘脑间形成的另一个连接。该束由**杏仁核**（C^1）发出纤维形成**终纹**（C^2），其位于穹隆的外侧，弓行于丘脑上方。终纹的纤维主要止于前连合背侧的**终纹核**（C^3）。终纹发出的侧支纤维止于**视前区**（C^4）、**结节核**（C^5）和下丘脑前核（图中未显示）。其中，一些纤维加入前脑内侧束。在动物实验中，电刺激终纹可引起防御反应（如弓背、毛发直立等）。杏仁核的多个核对情绪的产生和处理发挥关键作用，并且它们与下丘脑的联系似乎为情绪表达的调控提供了另一种传入信号。

视网膜下丘脑纤维束（D）间接影响松果体，与光对昼夜节律的影响有关。该束的纤维上行于视网膜的神经节细胞中（图中未显示，见第6-6节），并投射到**视交叉上核**（D^1），形成视束的侧支。

最近，已报道有直接从新皮质到下丘脑的细小皮质下的丘脑纤维。这些纤维起于额叶眶回的后部，其功能和意义尚不清楚。

下丘脑：传入纤维.

纤维束和连接★

前脑内侧束 A

  隔核 A¹

  下丘脑外侧核 A²

  中脑被盖 A³

海马–下丘脑束 B（）

  海马 B¹

  海马伞 B²

  穹隆 B³

  （穹隆发出的）侧支 B⁴

  丘脑前核 B⁵

  穹隆柱 B⁶

  前连合纤维 B⁷

  后连合纤维 B⁸

  隔核 B⁹

  乳头体 B¹⁰

  胼胝体上回 B¹¹

杏仁下丘脑纤维束 C（）

  杏仁核 C¹

  终纹 C²

  终纹核 C³

  视前区 C⁴

  结节核 C⁵

视网膜下丘脑纤维束 D

  视交叉上核 D¹

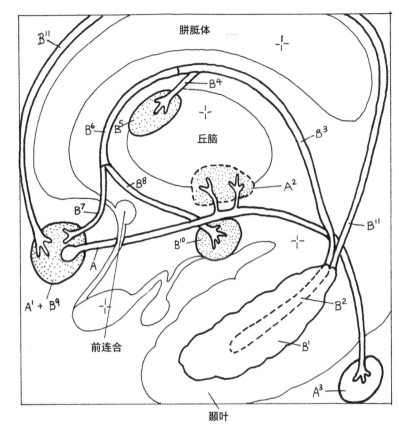

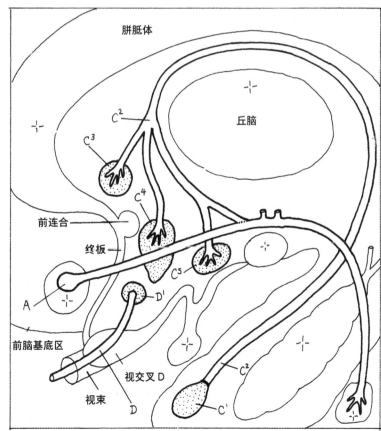

图 5-21　下丘脑：传入纤维

5-22
下丘脑：传出纤维

下丘脑发出的传出纤维可抵达许多区域，包括前脑、脑垂体、中脑、后脑和脊髓。这里介绍的是主要的传出纤维，包括前脑中央束、下丘脑垂体束、乳头丘脑束和乳头被盖束。事实上，许多传出纤维的方向跟上一节中介绍到的传入纤维的方向相反。如果你还没有涂上一节，请在本节涂色前，简单浏览一下第 5-26 节（边缘系统概述）。

如果可以，请在图 5-22 中用不同颜色涂出标题"纤维束和连接"，小标题 A—B³ 及相关通路和连接点。

在第 5-21 节中已经介绍了**前脑内侧束**（A）及其在中隔-下丘脑-中脑轴中的作用。来自**下丘脑外侧核**（A¹）的**纤维**（A²）通过前脑内侧束抵达**隔核**（A³），可能参与整合内脏和嗅觉功能。来自下丘脑外侧核的纤维也通过前脑内侧束投射到**中脑被盖**（A⁴）。

来自第三脑室周围的下丘脑核（室周核）的下行纤维形成下丘脑和中脑被盖之间的双向背侧纵束（图中未显示，见第 5-9 节）。一般认为，下丘脑发出的下行神经冲动在网状核内可能通过多个突触抵达内脏和躯体运动神经元。然而，在低位脑干和脊髓中也发现了来自下丘脑的纤维，这证实了下丘脑可能直接影响这些运动神经元活动的推测。

下丘脑-垂体束（也称**视上垂体束**，B）起自**视上核**（B¹）和**室旁核**（B²），并投射到**垂体后叶**（B³），可将下丘脑分泌的血管升压素和催产素运输到垂体后叶，再直接释放到垂体后叶的毛细血管中（E²）。

请在图 5-22 中用不同颜色涂出小标题 C—D² 及相关结构。注意，中脑被盖（A⁴ 和 C³）需要两种颜色，其中一种颜色可以涂画于另一种颜色之上。

乳头状束（C）是定义明确的纤维束，自**乳头核**（C¹）发出，向背侧延伸一小段距离后，分成**乳头被盖束**（C²）和**乳头丘脑束**（C⁴）。乳头被盖束弯曲向尾侧止于**中脑被盖**（C³），是下丘脑传出纤维的另一条下行通路。乳头丘脑束上行通过下丘脑，与**丘脑前核**（C⁵）形成突触联系，后者（丘脑前核）**发出的轴突**（C⁶）投射到**扣带回**（C⁷）。乳头丘脑-扣带回通路是帕佩兹回路（海马-下丘脑-丘脑-扣带回-海马回路）的一部分，后者与记忆的加工处理有关（见第 5-21 节）。

终纹（D）传导来自**下丘脑腹内侧核**（D¹）的纤维至**杏仁核**（D²），也传导二者间的往返纤维（见第 5-21 节）。

给这些纤维通路涂完色后，大家就开始明白下丘脑和边缘系统之间致密的纤维相互联系，明白为什么分离一个纤维束的活动与另一个纤维束的活动是如此困难。

下丘脑对非自主行为的影响可以通过其纤维的作用来举例说明。其纤维下行通过脑干网状结构，止于内脏运动神经元。正常的下丘脑传出信号可调节待消化食物的胃酸生成量。对于处于持续高压力下的人（如焦虑的商业主管），长期的下丘脑过度放电可能导致胃痉挛、胃酸分泌过多，最终甚至发展为胃溃疡。

请在图 5-22 中用不同颜色为小标题 E—E³ 及所示结构涂色。

结节漏斗束（E）主要起自**弓状核**（E¹），止于**垂体门脉系统**（E²）附近，即下丘脑和**垂体前叶**（E³）之间的小血管丛。该束的轴突可运送神经内分泌物质（释放的激素）扩散进入垂体门脉系统的血管，最后进入垂体并刺激垂体前叶激素的释放。

下丘脑：传出纤维.

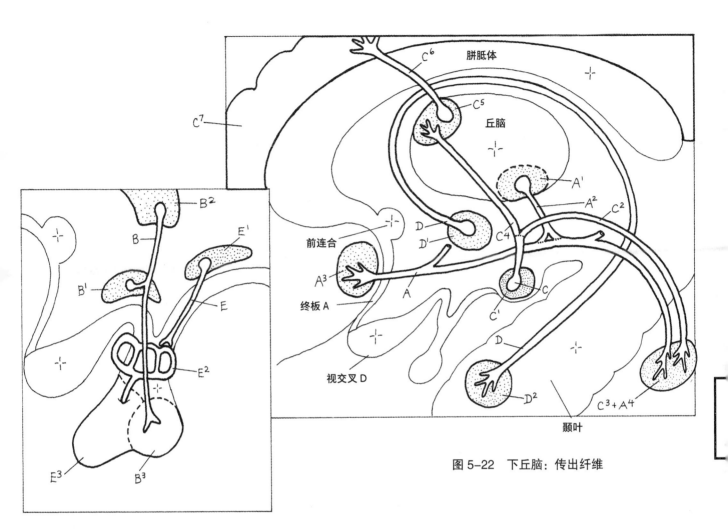

图 5-22　下丘脑：传出纤维

纤维束和连接★

前脑内侧束 A

　下丘脑外侧核 A¹/ 纤维 A²

　隔核 A³

　中脑被盖 A⁴

下丘脑—垂体束 B

　视上核 B¹

　室旁核 B²

　垂体后叶 B³

乳头状束 C

　乳头核 C¹

　乳头被盖束 C²

中脑被盖 C³

乳头丘脑束 C⁴

丘脑前核 C⁵

发出的轴突（纤维）C⁶

扣带回 C⁷

终纹 D

　下丘脑腹内侧核 D¹

　杏仁核 D²

结节漏斗束 E

　弓状核 E¹

　垂体门脉系统 E²

　垂体前叶 E³

上丘脑部分位于丘脑的背侧，由内侧和外侧缰核、松果体及其柄、丘脑髓纹组成。

请在图 5-23 的上图中用不同颜色涂出标题"上丘脑"，小标题 A—B^1 和 D 及相关结构。

内侧缰核（A）位于第三脑室后外侧壁的松果体的前（头）端。**外侧缰核**（A^1）位于**缰连合**（A^2，见第 5-47 节）两侧的内侧缰核的后外侧，其发出的轴突经缰连合可达对侧的外侧缰核。二者的作用见前面相关的通路。

松果体（B）是一个小小的（7 mm×5 mm）神经内分泌器官，由**松果体柄**（B^1）连于间脑的背后侧。第三脑室延伸到该柄，形成松果体凹陷。松果体柄的背侧臂是缰连合的纤维；腹侧（下）臂是**后连合**（D）。后连合是中脑-间脑交界处背部的标志，是连接一侧大脑半球与另一侧大脑半球的纤维，与视觉跟踪运动相关的动眼神经核和其他核团相关。

松果体的功能很多，它可合成褪黑素，是一种色素增强激素。褪黑素的合成随着昼夜循环波动。含有褪黑素的松果体提取物对性腺具有抑制作用，可延缓青春期的出现。青春期后，松果体中的钙盐和镁盐开始累积，这有时为 X 射线确定松果体的位置提供了有用的标志。

髓纹（C）是位于丘脑背内侧缘的一束纵行纤维，其被认为是由一些通路组成的。

请在图 5-23 的上图中用不同颜色涂出标题"传导通路和相关核团"和小标题 C—E^4 及相关结构。

缰核通过髓纹接受传入纤维。其中一些传入纤维起自**背侧隔区**（C^1，在第 5-26 节中充分讨论），其发出的**轴突**（C^2）投射到内侧缰核。一些**轴突**（C^4）发自下丘脑的**视前区**（C^3），投射到外侧缰核。基底核的**苍白球**（C^5）也发出**轴突**（C^6）投射到外侧缰核。

缰核通过以下方式以**缰-脚间束**（E）发出传出纤维：从外侧缰核发出**轴突**（F^1）传递到大脑脚间的**脚间核**（E^2）和基底核（图中未显示）；从内侧缰核发出**轴突**（E^3）传递到脑桥网状结构的**中缝核**（E^4）。此外，嗅觉相关信息（图中未显示）可能经髓纹穿经背侧隔区。

缰核是基底核（苍白球）、边缘系统（隔核）、下丘脑（视前核）和中脑（中缝核和脚间核）间的重要连接结构。

请在图 5-23 的下图中用不同颜色涂出标题"底丘脑"，小标题 F—K 及相关结构，该图是经丘脑的冠状切面（上部）和经中脑的横断面（下部）。

底丘脑由**底丘脑核**（F）、**未定带**（G）和**福雷尔 II 区**（H，是含有苍白球-丘脑纤维的细胞纤维团，见第 5-25 节）组成。底丘脑位于丘脑的腹侧，内囊的内侧（见第 5-38 节）。底丘脑核接受来自**皮质区 4**（I，运动皮质）和**苍白球**（J）的**传入纤维**（I^1 和 J^1），并发出**传出纤维**（F^1 和 F^2）穿经内囊到达苍白球和更尾侧的**黑质**（K）。底丘脑核与运动控制有关，其受损可导致剧烈的、不受控制的运动，其特征是强力的、快速的手臂或腿部舞蹈样动作和躯干抽搐。这种异常运动通常局限于躯体一侧，因而起病名为半身舞蹈病或半身颤搐。

上丘脑和底丘脑.

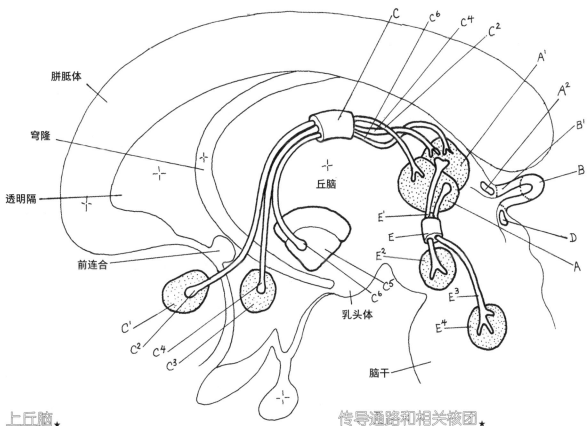

胼胝体

穹隆

透明隔

前连合

丘脑

乳头体

脑干

C¹
C²
C⁴
C³
C⁶ C⁵

C
C⁶ C⁴ C²
A¹
A²
B¹
B
D
A
E¹
E
E²
E³
E⁴

上丘脑★

　　内侧缰核 A
　　外侧缰核 A¹
　　缰连合 A²
　　松果体 B
　　　松果体柄 B¹
后连合 D

底丘脑★

　　底丘脑核 F
　　未定带 G
　　福雷尔Ⅱ区 H
　　皮质区 4 I / 传入纤维 I¹
　　苍白球 J / 传入纤维 J¹
　　传出纤维 F¹ / 苍白球 J
　　传出纤维 F² / 黑质 K

传导通路和相关核团★

　　髓纹 C
　　　背侧隔区 C¹ / 轴突 C²
　　　视前区 C³ / 轴突 C⁴
　　　苍白球 C⁵ / 轴突 C⁶
　　缰-脚间束 E
　　　轴突 E¹ / 脚间核 E²
　　　轴突 E³ / 中缝核 E⁴

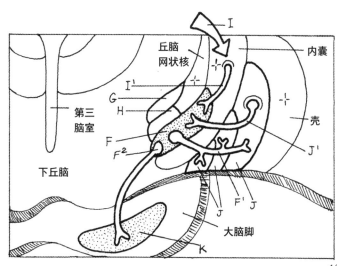

I
丘脑
网状核
内囊
I¹
G
H
壳
F
F²
J¹
第三
脑室
下丘脑
J
J F¹ J
大脑脚
K

图 5-23　上丘脑和底丘脑

5-24
基底核

基底核是在早期前脑泡壁中发育的大而圆的神经组织团块（见第 3-9 节），并最终包绕和悬垂于丘脑和内囊周围。虽然关于基底核的作用和作用模式尚不清楚，但清楚的是其不仅负责运动活动的整合，还可能负责这种活动的规划、起始和终止。一个患有典型基底核疾病的人，如帕金森病，其特点是"面具脸""僵尸步态"以及走路始动和止步困难，大家要认识到这些核团与日常生活密切相关。

请在图 5-24 中用不同颜色涂出小标题 A—C⁵ 及所示的基底核的组成。对于具有相同下标字母但编号不同的结构，建议使用相同颜色的不同色调。然后，为标题"标志结构"涂色。在其余的结构中，只有 F 和 I 所示结构需要涂色。

关于基底核这一术语的定义存在一定的灵活性。此处包括**古纹状体**（A）、旧纹状体和新纹状体。古纹状体主要是**杏仁体**（A^1），是一个致密的、形状和大小似杏仁样的核团（因此，它也被称为杏仁核），埋藏于颞叶尖端附近。由于它的连接关系，杏仁体被认为是边缘系统（见第 5-26 节）。

苍白球是**旧纹状体**（B）的主要成分，位于**壳**（C^5）的内侧并与其相邻。苍白球由**内侧段**（B^2）和**外侧段**（B^3）两部分组成，其间被一薄层白质隔开。

新纹状体（C）由**尾状核**（C^1）和壳组成，二者合称为纹状体。在显微镜下观察，二者的结构相同。纹状体以构成其的条纹状纤维和细胞群外观而得名。苍白球比相邻的纹状体（壳）含有更多的有髓纤维，因此颜色更浅。苍白球和壳一起形成一个透镜状结构，称为豆状核。

尾状核是细长的 C 形核团（见下图），由**头**（C^2）、**体**（C^3）和**尾**（C^4）3 部分组成。尾状核的尾借助**内囊**（E）纤维与丘脑（D）和豆状核分离。尾状核的头位于丘脑前方并突向**侧脑室**（F）。尾状核的体更细长，弓形围绕丘脑的上方和后方，变窄的尾部在颞叶伸入侧脑室下角的顶部（见第 9-11 节），并止于杏仁体的尾侧缘。

壳（C^5）是纹状体最大的部分，构成豆状核的外侧部，并通过两薄层有髓纤维与更外侧的**岛叶皮质**（G，见第 3-9 节）分隔，**外囊**（H）和**最外囊**（J）通过**屏状核**（I，一薄层细胞团）分隔彼此。实际上，内囊和外囊包绕了豆状核和外侧的屏状核。壳向前与尾状核的头部相续（见第 5-35 节）。

下面的内容主要介绍基底核的连接。

基底核.

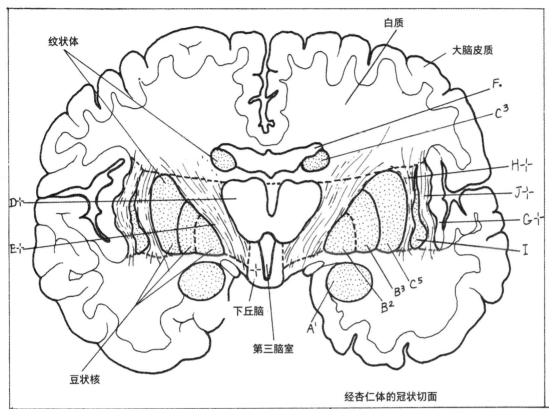

白质

大脑皮质

纹状体

F.

C³

H

J

G

I

B² B³ C⁵

下丘脑

第三脑室

A'

豆状核

经杏仁体的冠状切面

图 5-24 基底核

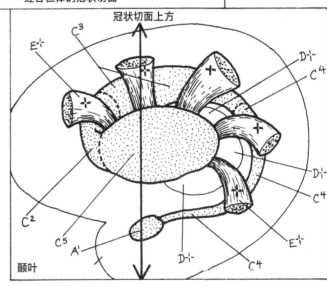

冠状切面上方

E

C³

D

C⁴

C²

D

C⁴

C⁵

A'

D

E

C⁴

颞叶

古纹状体 A（）

　杏仁体 A'

旧纹状体 B（）

　苍白球 B¹（）

　　内侧段 B²

　　外侧段 B³

新纹状体 / 纹状体 C（）

　尾状核 C¹（）

　　头 C²

　　体 C³

　　尾 C⁴

　　壳 C⁵

标志结构 ★

丘脑 D

内囊 E

侧脑室 F●

岛叶皮质 G

外囊 H

屏状核 I

最外囊 J

135

5-25
基底核：纤维联系

关于基底核的纤维联系，大家可能会想到尾状核和壳，它们是一个强大的汇集系统，可以接受来自大脑皮质几乎每个部分的纤维，并传递到苍白球。从苍白球发出的纤维又抵达丘脑和脑干核团。凭借这些纤维通路，基底核执行运动活动的规划、启动、整合和终止。

请在图 5-25 中用不同颜色涂出标题"核团"和小标题 A—G 及相关核团涂色，其中结构 B^2、B^3、C^1 和 C^5 采用与图 5-24 相同的配色方案。再涂标题"纤维联系"和小标题 H—K 及相关的通路。最后涂标题"标志结构"，小标题 L 和 M 及所示脑室。请选择深而对比明显的颜色为结构 I、K 和两组纤维（H 和 J）涂色，且每组采用相似或相同的颜色。

发自**大脑皮质**（A）、投射到**尾状核**（C^1）和**壳**的（C^5）大多数纤维构成**皮质纹状体投射**（H^1）。从这些核团发出的一系列短的**基底核内纤维**（I）投射到**苍白球的内侧段**（B^2）和**外侧段**（B^3）；这些纤维既联系了苍白球的内、外侧段，也联系了尾状核和壳。苍白球的内侧段是来自基底核复合体的传出纤维的主要来源，大量纤维（**苍白球被盖束**，J^1）投射到尾侧的**中脑被盖**（D，仅显示一侧）。来自苍白球内侧段的其他纤维向嘴侧投射到丘脑，形成苍白球丘脑束。确切地说，来自苍白球的纤维通过几个定义明确的苍白球丘脑复合体束投射丘脑的**板内核**（E）、**腹外侧核**（F）和腹前核（图中未显示）。其中一束是**豆核束**（J^3），交叉穿经内囊；另一个是**豆状袢**（J^4），环绕内囊周围。从丘脑的这些核团发出的**丘脑皮质束**（K，图中未显示来自板内核的纤维）向后投射到大脑皮质，尤其是大脑

额叶的运动前区（6 区）。这样就形成了重要的皮质-纹状体-丘脑-皮质环路。

在丘脑板内核（见第 5-19 节）与纹状体（见第 5-24 节；图中仅显示了与尾状核的连接）间存在明显的**丘脑纹状体束**（H^2）。来自纹状体的神经冲动可以通过基底神经节纤维传递到苍白球，并通过苍白球丘脑束传递到板内核，这证明了另一个明显的闭合环路。

苍白球黑质投射（J^5）、纹状体黑质投射（图中未显示）和黑质纹状体投射（H^3）形成了基底核与中脑黑质（G）之间重要的双向纤维联系。纹状体含有非常高浓度的多种神经递质，包括乙酰胆碱、多巴胺、5-羟色胺和 GABA。从苍白球和纹状体向黑质传递的神经冲动包含 GABA，而从黑质向尾状核和壳传递的神经冲动是存储在其末端的多巴胺，这是纹状体最重要的多巴胺来源。黑质中多巴胺合成的缺陷可导致尾状核和壳内这种重要神经递质的逐渐损耗，从而导致帕金森病。在给予多巴胺前体左旋多巴时，帕金森病的标志性特征（静止性震颤、肌僵直和步态异常）在某种程度上可以逆转。

除了帕金森病外，基底核病变还可能导致多种运动功能障碍，称为运动障碍（不受控制，无目的运动）和肌张力障碍（肌张力异常变化）。这种功能障碍包括西登哈姆氏舞蹈病（中世纪欧洲可怕的"圣维特舞蹈病"），其特征是手臂和腿部无意识的、突然的、震颤性的运动，以及以四肢、头部和躯干连续扭动运动为表现的手足徐动症。对苍白球或丘脑腹外侧核进行选择性手术部分切除，常对这些运动相关疾病具有明显的改善作用，可能打破了前面刚刚提到的皮质-纹状体-丘脑-皮质环路。

基底核：纤维联系．

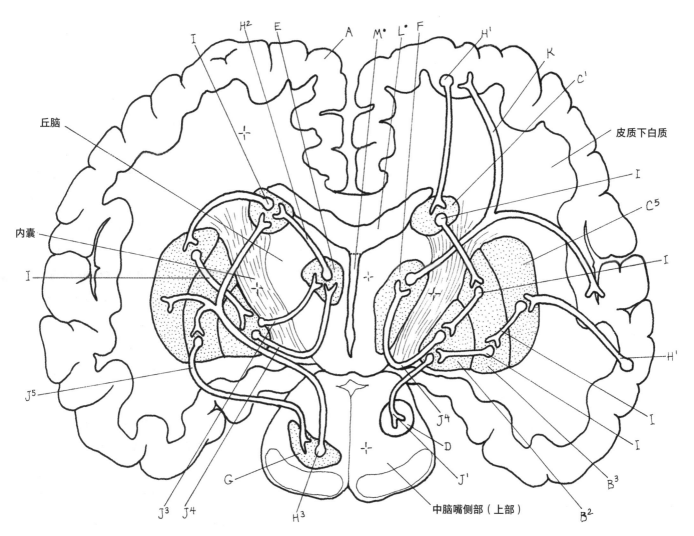

丘脑

内囊

皮质下白质

中脑嘴侧部（上部）

图 5-25　基底核：纤维联系

核团★
大脑皮质 A
苍白球的内侧段 B²
苍白球的外侧段 B³
尾状核 C¹
壳 C⁵
中脑被盖 D
板内核 E
腹外侧核 F
黑质 G

纤维联系★
传入纤维 H（ ）
　皮质纹状体 H¹

丘脑纹状体束 H²
黑质纹状体投射 H³
基底核内纤维 I
传出纤维 J（ ）
　苍白球被盖束 J¹
　苍白球丘脑束 J²（ ）
　　豆核束 J³
　　豆状袢 J⁴
　苍白球黑质投射 J⁵
丘脑皮质束 K

标志结构．
侧脑室 L●
第三脑室 M●

5-26

边缘系统：神经核和纤维联系

边缘系统也称内脏或情绪大脑，与行为和情绪表达有关。在其功能系统内，边缘系统似乎包括生物体生存所必需的大多数策略，如摄食行为、战斗和竞争，以及对物种延续起至关重要作用的行为，如交配、繁殖和看护幼儿。此外，边缘系统还集中参与记忆处理，并可以将生物体与其所处的环境在直接功能和时间上联系起来。边缘系统可连续接收所有的感觉传入信号，而其传出信号直接或间接地影响所有内分泌、内脏运动和躯体运动的效应器。

请在图 5-26 的三幅图中用不同颜色涂出标题，小标题及相关结构。注意每个图下解释方向的图注。

边缘系统的精确范围仍然有争议，但最普遍认同的构建模块包括一组皮质（过渡期的古皮质和新皮质，见第3-9 节和第 3-10 节）、大脑半球内侧面和下面的皮质下结构及其投射至间脑的几束投射纤维。

该系统因其围绕于脑干嘴侧、大脑半球间**胼胝体**（A）和**前连合**（B）边缘的弧形皮质结构而得名。

从前面开始，位于**胼胝体嘴**（A¹）下方和前方的一圈皮质，弧形越过胼胝体上方到达正中面的一侧，并止于颞叶内侧面的前部。这圈皮质包括最上图所示的**胼胝体下回**（C）、**扣带回**（D）和**海马旁回**（E），以及中间图所示的**终板旁回**（K）。

再转向外侧（或更深入到右侧大脑半球，如最下图所示），我们可以看到这圈皮质的其他部分，由**海马-齿状回复合体**（F）和**胼胝体上回**（G）组成。虽然这在大多数哺乳动物中构成了围绕胼胝体的完整弧形，但是它在人类中大部分缩小为隐藏在颞叶内侧缘深处的一个分叶状形态（海马齿状回）。这个皮质弧上方的剩余部分是退化的薄片状结

构（胼胝体上回），位于胼胝体的上面、扣带回的下面。

穹隆（L）从海马-齿状回复合体后部（见中间图和最下图）的**海马伞**（L¹）发出，是比胼胝体上回更紧密的弧形，仍在胼胝体下，一直到达隔核和下丘脑（见第 5-22 节）。在其嘴侧部，穹隆似乎悬于一片透明隔上，透明隔是一个半透明薄膜，形成侧脑室内侧界的一部分。凭借诸如穹隆这样的结构，下丘脑区就落入了边缘系统的区域内。

在大脑半球的更深处（见最下图）、颞叶的前端和海马-齿状回复合体的前部是杏仁核的**内侧皮质部**（H¹）和**外侧基底部**（H²）。它们似乎与愤怒、进攻和性的调控有关。来自杏仁核的主要传出纤维是**终纹**（I，见第 5-21 节，仅显示了一部分纤维束）。

隔核（J，与透明隔无关）构成边缘系统的前部。它们分散深入胼胝体下回和终板旁回，位于前连合之前，胼胝体嘴之后。胼胝体下回和终板旁回共同构成隔区，与隔核不同但相邻。隔核被分为内侧部和外侧部（仅显示内侧部）两部分，并通过 Broca 斜角带（M）、穹隆和**嗅束**（N¹）与海马-齿状回复合体、杏仁核发生重要纤维联系。

嗅球（N）和嗅束（嗅觉器官，见第 6-5 节）是第 I 对脑神经的组成部分，并经**内侧嗅纹**（N²）和**外侧嗅纹**（N³）进入边缘系统的"前端"。内侧嗅纹可传导嗅觉纤维（图中未显示）至隔核。外侧嗅纹可引导嗅觉纤维至杏仁核、杏仁核周围皮质（由海马旁回的前端组成）和梨状叶（嗅纹的外侧）皮质。

嗅区与"内脏脑"之间的这些解剖学联系见证了曾经强大而独特的关系。虽然这些联系在人类中的首要地位早已被淡化，但它可能有助于解释为什么气味（如香水或旧的皮面装订书）仍可强烈地唤起人的情绪或记忆。

边缘系统：神经核和纤维联系．

标志结构★

胼胝体 A

　胼胝体嘴 A¹

前连合 B

核团／脑回／细胞-纤维复合体★

胼胝体下回 C

扣带回 D

海马旁回 E

海马-齿状回复合体 F

胼胝体上回 G

杏仁核 H（）

　内侧皮质部 H¹

　外侧基底部 H²

终纹 I

隔核 J

终板旁回 K

纤维联系★

穹隆 l／海马伞 L¹

Broca 斜角带 M

嗅球 N／嗅束 N¹

　内侧嗅纹 N²

　外侧嗅纹 N³

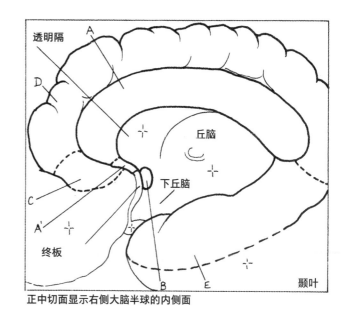

正中切面显示右侧大脑半球的内侧面

颞叶的深部和邻近区域

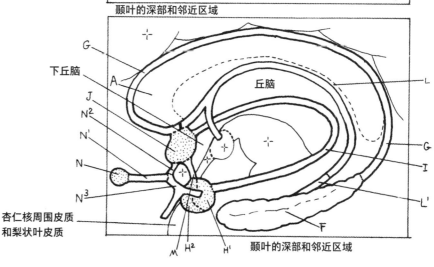

颞叶的深部和邻近区域

图 5-26　边缘系统：神经核和纤维联系　　139

边缘系统：海马

海马以其与海洋生物"海马"相似而得名，卷曲于颞叶的内侧缘。它与齿状回就像两个相对的大写字母"C"一样互锁在一起，因此也称为海马齿状回复合体。作为边缘系统中最古老的皮质部分，该复合体仅包含三个可识别的层次，而不是新皮质中更常见的六层。

请在图 5-27 的右上图和中间主图中用不同颜色涂出左上角小标题 A—F⁵ 和 B—B⁴ 及相关结构。建议结构 B 和 C 采用对比明显的颜色。同前，对于具有相同下标字母但编号不同的结构，建议使用相同颜色的不同色调。

海马（B）和齿状回（C）通过海马沟（D）与邻近的颞叶皮质（**海马旁回**，F）划分界限。海马旁回又通过**侧副沟**（E）与颞叶（A）的其余部分划分界限。海马旁回是六层新皮质区（见第 3-11 节）和三层古皮质区或海马-齿状回复合体间的过渡区。

海马旁回分为**内嗅皮质**（F¹，是关于脑中"嗅脑"这个部分的早期术语，曾被认为与嗅觉有关）和**下托皮质**（F²）。从内嗅皮质向前内侧，下托皮质依次组成**前下托**（F³）、**下托**（F⁴）和**原下托**（F⁵），最后与海马相延续。海马又依次分为四个部分：CA₁、CA₂、CA₃ 和 CA₄ 区（B₁—B₄，CA 是出自埃及神"阿蒙神"盘绕角的"cornis Ammonis"的缩写）。在下节的插图中只能看到海马 CA₁—CA₃ 区，CA₄ 缺失。

请在图 5-27 的中间主图（用于传入通路）和右下图（用于传出通路）中用不同颜色涂出标题"传入通路"和"传出通路"**和小标题 G—J⁵ 及相关结构，另外请注意结构 I 在右上图中。K—N 所示核团在右下图中涂色。**

海马的传入纤维有三个来源：海马旁回、穹隆的隔区-海马通路（图中未显示，但在右下方显示了 K—G¹ 通路的一部分）和经海马连合传入的对侧海马纤维（图中未显示）。内嗅新皮质构成了许多源自感觉系统的纤维重要的聚集点。这里显示的两条稍微不同的通路是：**海马槽纤维**（G）和**穿通纤维**（H），穿经过渡性的下托区进入海马—齿状回复合体。穹隆（见右下图）携带来自隔区、前脑基底区和间脑的传入纤维（图中未显示，见第 5-21 节）。现认为穹隆的隔区——海马传入通路是海马脑电活动的起搏器（通过脑电图记录的海马活动）。

离开海马和下托区的最大的传出纤维是**海马槽**（G¹）和**海马伞**（I）。每一侧的海马伞纤维形成**穹隆脚**（J¹），每个穹隆脚向上、向内弓形汇合为**穹隆体**（J²），并向下弯曲形成**穹隆柱**（J³）。其中，一半的穹隆纤维向前连合的前面投射，形成**前连合纤维**（J⁴），并传递至**隔核**（K）、下丘脑前区（图中未标记）和 Broca 斜角带核（图中未显示，见第 5-26 节）。**后连合纤维**（J⁵）投射向**乳头体**（L）、下丘脑的其他区域、丘脑前核和**板内核**（M）以及**中脑被盖**（N）。此外，一些传出纤维（图中未显示）经前连合交叉到对侧海马，而其他的则投射到下托区和内嗅皮质。

海马的确切功能尚不明确。然而，目前的研究表明它与学习和记忆处理、情绪反应和性行为有关。

边缘系统：海马．

颞叶 A

海马 B/ 齿状回 C

海马沟 D

侧副沟 E

海马旁回 F

　内嗅皮质 F¹

　下托皮质 F²（ ）

　前下托 F³/ 下托 F⁴/
　原下托 F⁵

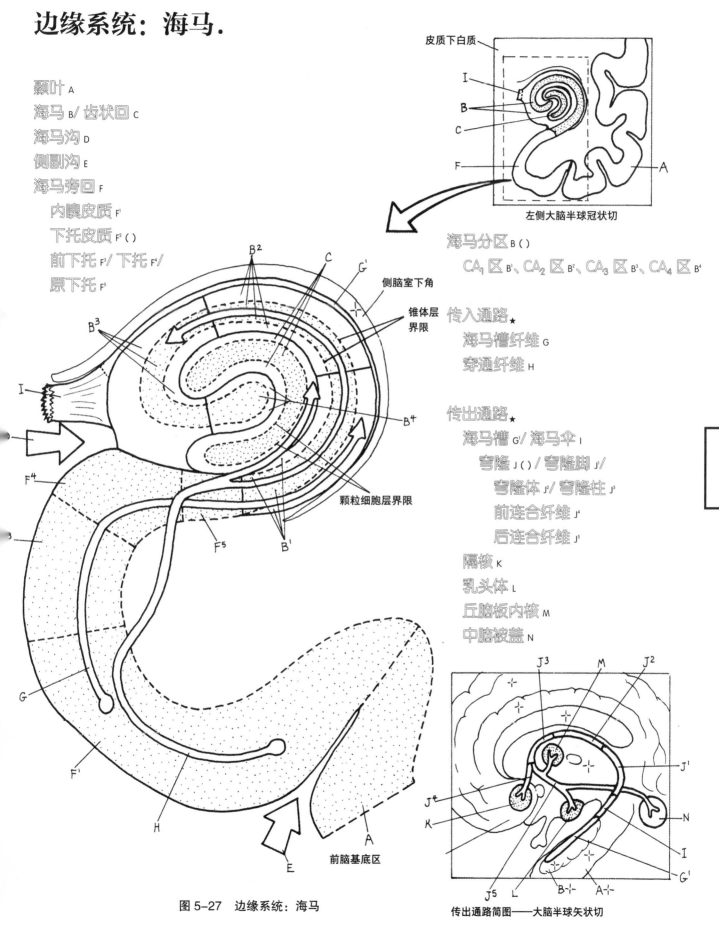

左侧大脑半球冠状切

海马分区 B（ ）
CA₁ 区 B¹、CA₂ 区 B²、CA₃ 区 B³、CA₄ 区 B⁴

传入通路 ★
　海马槽纤维 G
　穿通纤维 H

传出通路 ★
　海马槽 G¹/ 海马伞 I
　　穹隆 J（ ）/ 穹隆脚 J¹/
　　　穹隆体 J²/ 穹隆柱 J³
　　　前连合纤维 J⁴
　　　后连合纤维 J⁵
　隔核 K
　乳头体 L
　丘脑板内核 M
　中脑被盖 N

图 5-27　边缘系统：海马

传出通路简图——大脑半球矢状切

边缘系统：海马齿状回微结构

海马的每个区都因其特异性的传入和传出纤维而不同，但总体模式大致相似。本节主要呈现的是海马-齿状回复合体的微观排列。

请在图 5-28 的右上方经海马的横断面图中用不同颜色涂出小标题 A—D^6 及所示层次和细胞。在下方的主图中涂 D^2 层和其内细胞，以及细胞组分（D^4—D^6）。可以采用与前一节相同的颜色来涂可适用的结构。不同的层次间建议采用同一颜色的不同浅色调，锥体细胞及其组分建议采用对比明显的深色。结构 A 采用非常浅的颜色（如黄色）。

海马的 CA$_1$—CA$_3$ 区具有有髓纤维的外层，被称为**海马槽**（C），不同于被覆单层**室管膜神经胶质细胞**（B）的侧脑室（A）下角。海马槽的深处是海马的三层结构：**多形细胞层**（D^1）、**锥体细胞层**（D^2）和**分子层**（D^3）。海马的主要神经元是**锥体细胞**（D^4），在锥体层中排成两到四排。这些细胞的主要（顶端）**树突**（D^5）向下延伸到分子层中，其**轴突**（D^6）向上穿经多形细胞层到达海马槽。

请在图 5-28 的主图中用不同颜色涂出标题"传入纤维和相关细胞"，小标题 E—H^3 及相关结构，包括 D^4、D^5 和 D^6。

海马槽纤维（E）、**穿通纤维**（F，见第 5-27 节）和**穹隆纤维**（G）是接近海马和**齿状回**（H）的传入纤维。此外，**齿状回颗粒细胞**（H^1）的轴突构成传入海马锥体细胞的强大"内在"纤维来源。这些轴突几乎包围整个海马，形成一套扩大的囊状突触终端，称为**苔藓簇**（H^2），其与海马顶树突的初始部形成突触联系，并为海马细胞提供了强大的**易化**（H^3）作用。

请在图 5-28 中用不同颜色涂出标题"传出纤维和相关细胞"，小标题 I—K^2 及相关结构。

锥体细胞发出的轴突接受来自海马的所有传出神经冲动。至少在 CA$_1$ 和 CA$_2$ 区的细胞中（见第 5-27 节），这些轴突上行到海马槽，产生两个主要分支。一个分支伸向**海马伞**（I），形成**穹隆**（I）。另一个分支向相反的方向投射，到达邻近的过渡皮质区，即下托和内嗅皮层以及其他区域。

进入海马槽之前，大多数海马锥体细胞的轴突发出侧支，激活多形细胞层中的小细胞。这些小细胞被称为**篮状细胞**（J），就像小脑的篮状细胞（见第 5-14 节），在锥体神经元周围有篮子状终端（**轴突**，J^1），包绕神经元胞体，**抑制**（J^2）锥体神经元的放电活动。

在进入海马伞和穹隆之前，CA$_3$ 区锥体细胞的轴突发出**谢弗侧支**（K），并向后投射于 CA$_2$ 和 CA$_3$ 区的锥体细胞。与海马的大多数其他传入系统一样，这些侧支拥有高精度的终止位点。侧支的**终端**（K^1）聚集在锥体细胞顶端树突轴的非常小的区域上，大约在胞体和发育中的顶端（树状膨大）间的中段。这些纤维携带的神经冲动可在树突轴中产生强大的局部去极化（**易化**，K^2）电位，这可能是这些树突体系中存在动作电位现象的原因。

反过来，这可能是海马具有中枢神经系统中电诱导癫痫发作（不等同于癫痫）最低阈值这一事实的部分原因。一些数据表明，伴随着这种低癫痫发作阈值，增加的电不稳定性可能是记忆形成过程中所必需的。

边缘系统：海马齿状回微结构.

侧脑室 A

室管膜神经胶质细胞 B

海马槽 C

海马的层次 D ( )

多形细胞层 D¹/ 锥体细胞层 D²/ 分子层 D³

锥体细胞 D⁴/ 树突 D⁵/ 轴突 D⁶

传入纤维和相关细胞.★

海马槽纤维 E

穿通纤维 F

穹隆纤维 G

齿状回 H--

齿状回颗粒细胞 H¹

苔藓簇 H²/ 易化 H³

传出纤维和相关细胞.★

海马伞-穹隆 I

篮状细胞 J/ 轴突 J¹/ 抑制 J²

谢弗侧支 K

终端 K¹/ 易化 K²

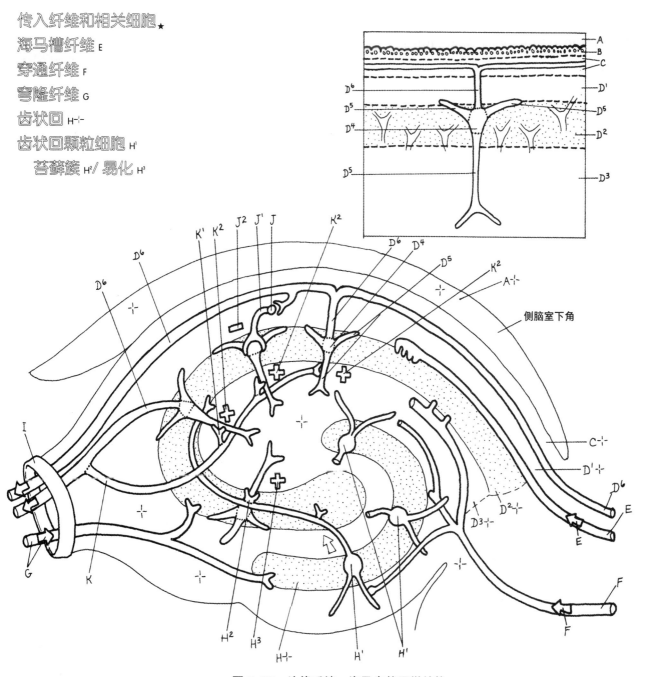

图 5-28　边缘系统：海马齿状回微结构

大脑半球：外侧面

每侧大脑半球的表面都由高度复杂的大脑皮质组成，大脑皮质又分为若干区或叶，每个区或叶具有特定的脑回（褶皱或卷积）和脑沟（裂隙或沟裂）。两侧大脑半球的皮质表面并不相同，并且越来越多的证据表明单侧大脑半球的特化效应。大家应该将此节和下一节作为一套来涂色。

请在图 5-29 的上图中用不同颜色涂出小标题 A—H⁶ 及相关结构，如下要求：①四个脑叶选择四种对比明显的颜色，每种颜色都有深、浅色调；②一次涂一个脑叶，深色用于脑沟或脑裂，浅色用于脑回。大家可以考虑将每个脑叶的所有脑回涂为相同的颜色。

额叶由**中央沟**（B）之前的皮质组成。**中央前沟**（A¹）将更垂直走向的**中央前回**（A⁴）与更水平走向的**额回**（A⁵）分开。额回又以**额上沟**（A²）和**额下沟**（A³）为界分为**额上回**（A⁶）、**额中回**（A⁷）和**额下回**（A⁸）。额下回被进一步划分成更小的脑回。

顶叶位于中央沟之后，**外侧沟**（C）之上，向后延伸至**顶枕沟**（E）和**枕前切迹**（F）之间的连线。以**中央后沟**（D¹）为界，分为中央沟之后的**中央后回**（D³）与更后方的**顶上小叶**（D⁵）和**顶下小叶**（D⁶），后两者的分界是**顶内沟**（D²）。顶下小叶被进一步细分为更小的脑回，其中一个将在下一部分讨论。

枕叶（G）位于顶叶之后，它也被进一步细分为更小的区域（在下一部分讨论）。颞叶被**颞上沟**（H¹）和**颞下沟**（H²）分为**颞上回**（H⁴）、**颞中回**（H⁵）和**颞下回**（H⁶）。

请在图 5-29 的下图中用不同颜色涂出标题"主要细胞构筑区"和小标题 A⁹—H⁹ 及相关区域，遵循与上图相同的配色方案。

大脑皮质已经被许多科学家在细胞组织水平（细胞构筑学）进行了描述。此处采用的是布罗德曼（Brodmann, 1909）设计的数字分区标记法。据此，大脑皮质被分成 200 多个区，我们只举例说明了一些具有代表性的区。

4 区（A⁹）对应中央前回，主要管理全身骨骼肌的自主运动。身体各部的肌肉非常详细地呈现在 4 区表面上（运动小人，图未示显示）。**6 区**（A¹⁰）对应运动前区皮质，刺激该区可使 4 区的个体运动反应特征更大，从而产生更广泛的运动。**8 区**（A¹¹）主要控制双侧眼球的自主运动。**44 区**（A¹²）和 **45 区、47 区**（A¹³）分别对应岛盖部和三角部的脑回，它们共同构成了大多数人左侧大脑半球的运动性语言中枢（又称布罗卡区）。**9 区、10 区、11 区和 46 区**（A¹⁴），共同构成了运动前区前部的大部分前额叶皮质，对运动活动没有明显的作用，但参与了更复杂的活动，如预见和判断。

3 区、1 区和 2 区（D⁷）对应中央后回，构成了接受躯体一般感觉的主要感觉区（I 区）。身体各部的感觉非常详细地呈现在 3 区、1 区和 2 区（感觉小人，图未示显示）。**第二躯体感觉区**（II 区，D⁸）位于中央后回的基部，似乎与情绪丰富的感觉有关，如疼痛。**39 区**（D⁹）和 **40 区**（D¹⁰）分别对应角回和缘上回，与语言、数学运算和躯体成像有关。

17 区（G¹）是主要的视觉区（也称为纹状皮质），主要位于枕叶的内侧面。它向外侧延伸越过枕极，此处是精确的日光觉所在。经视网膜（见第 6-6 节）传递到大脑的视觉成像，最初在 17 区重新组装，该过程持续至邻近的相关区域（18 区和 19 区，G²）和颞下回皮质（20 区、21 区和 37 区，图中未显示）。

41 区（H⁷）和 **42 区**（H⁸）是主要的听觉区。**22 区的后部**（H⁹）称为韦尼克区，与语言的解释和译读有关，如果该区受损，患者就无法理解讲话的意思。

大脑半球：外侧面.

额叶 A ( )
　中央前沟 A¹
　额上沟 A²
　额下沟 A³
　中央前回 A⁴
　额回 A⁵ ( )：额上回 A⁶/ 额中回 A⁷/ 额
　　下回 A⁸
中央沟 B
外侧沟 C

顶叶 D ( )
　中央后沟 D¹
　顶内沟 D²
　中央后回 D³
　顶叶 D⁴ ( )：顶上小叶 D⁵/ 顶下小叶 D⁶
顶枕沟 E
枕前切迹 F

枕叶 G

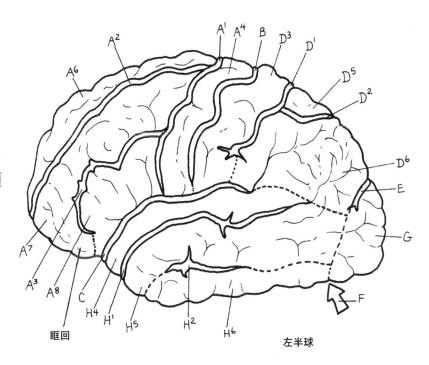

左半球

颞叶 H ( )
　颞上沟 H¹
　颞下沟 H²
　颞回 H³：颞上回 H⁴
　　颞中回 H⁵/ 颞下回 H⁶

主要细胞构筑区★
4 区 A⁹/ 6 区 A¹⁰/ 8 区 A¹¹
44 区 A¹²
45 区、47 区 A¹³
9 区、10 区、11 区和 46 区 A¹⁴
3 区、2 区和 1 区 D⁷
第二躯体感觉区 D⁸
39 区 D⁹
40 区 D¹⁰
17 区 G¹/ 18 区、19 区 G²
41 区 H⁷/ 42 区 H⁸
22 区的后部 H⁹

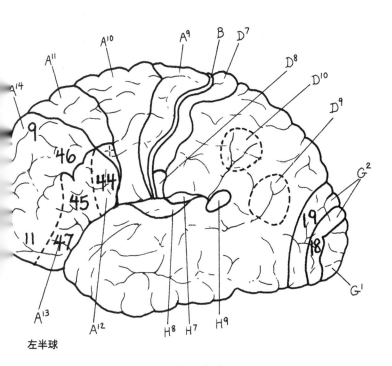

左半球

图 5-29　大脑半球：外侧面

大脑半球：内侧面

本节和前一节属于一套内容，应该放在一起涂色，下标字母也与上一节一致。

按照前一节的配色方案，请在图 5-30 中用不同颜色涂出小标题 A—H^{12} 及相关结构。

额上回（A^6）一直延续到大脑半球的内侧面。该脑回从**中央沟**（B）向前延伸，沿着扣带回和扣带沟的上面弯曲，向前下沿着胼胝体下回和终板旁回一直到**直回**（A^{15}）。中央沟的两侧是**中央旁沟**（A^{16}）和**边缘沟**（D^{11}），这些沟包围的是**中央旁小叶**（A^{17}，D^{10}），由部分额叶和顶叶共同构成，是中央前回和中央后回延伸到内侧面的部分。**楔前叶**（D^{12}）前邻边缘沟，后邻**顶枕沟**（E）。

枕叶在大脑半球内侧面上更广泛，主要代表就是**楔回**（G^3）和**舌回**（G^5），二者的分界是**距状沟**（G^4）。该沟两侧的脑回是主要的视觉区（17 区，图中未显示），其他视觉相关区域（18 和 19 区）围绕在 17 区周围（图中未显示，见第 5-29 节）。枕叶外下侧的皮质是颞叶的**枕颞内侧回和枕颞外侧回**（G^6，H^{10}）。

嗅脑沟（H^{11}）和后方的**侧副沟**（H^{12}）分别是枕颞内侧回与内侧的舌回和海马旁回的分界。

按照前面的配色方案，涂出其余小标题所示相关结构。

扣带回是边缘叶突出的一部分，**扣带沟**（I）和**胼胝体沟**（J）是其上、下边界。边缘叶最初被法国神经学家保罗·布罗卡（Paul Broca）称为边缘大叶（le grand lobe limbique），包括**终板旁回**（K^1）和**胼胝体下回**（K^2）、**扣带回**（K^3）、**扣带峡**（K^4，胼胝体压部下面的皮质条带）和**海马旁回**（K^5）及其前内侧的钩状突起，称为**钩**（K^6）。第 5-26 节～第 5-28 节中已介绍了边缘叶，胼胝体下回和终板旁回构成的皮质区称为隔区（见第 5-26 节）。

扣带回的后上部与性行为有关，该区的肿瘤可能导致男性色情狂（永久性阴茎勃起）和女性色情狂（持续的性欲望）。

扣带回也与另一种称为强迫性神经症的行为异常有关，最适合这种情况的神经外科治疗办法是扣带回切开术。对患有严重慢性抑郁症或焦虑状态的患者进行了相同的手术，预后良好，而且发现几乎无人格改变和智力减退。

大脑半球：内侧面.

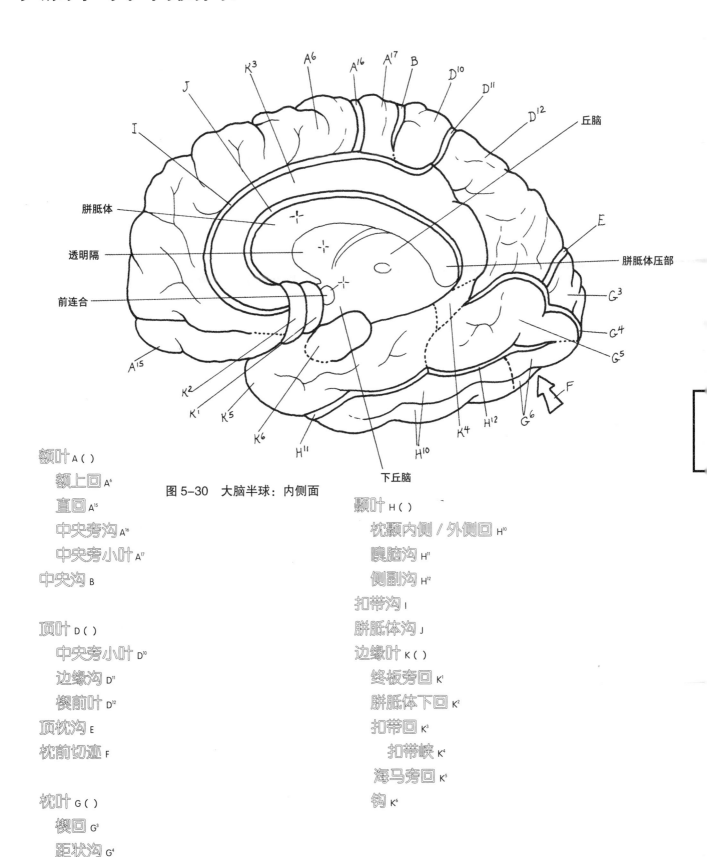

图 5-30　大脑半球：内侧面

额叶 A（）

　　额上回 A⁶

　　直回 A¹⁵

　　中央旁沟 A¹⁶

　　中央旁小叶 A¹⁷

中央沟 B

顶叶 D（）

　　中央旁小叶 D¹⁰

　　边缘沟 D¹¹

　　楔前叶 D¹²

顶枕沟 E

枕前切迹 F

枕叶 G（）

　　楔回 G³

　　距状沟 G⁴

　　舌回 G⁵

　　枕颞内侧 / 外侧回 G⁶

颞叶 H（）

　　枕颞内侧 / 外侧回 H¹⁰

　　嗅脑沟 H¹¹

　　侧副沟 H¹²

扣带沟 I

胼胝体沟 J

边缘叶 K（）

　　终板旁回 K¹

　　胼胝体下回 K²

　　扣带回 K³

　　　　扣带峡 K⁴

　　海马旁回 K⁵

　　钩 K⁶

胼胝体

透明隔

前连合

丘脑

胼胝体压部

下丘脑

5-31
大脑皮质：细胞组成

大脑皮质厚度为 1.5～4.0 mm，为人类最高级水平的认知功能提供了电路和连接。本节主要介绍构成大脑皮质的神经元类型及其在六层皮质中的排列。

请在图 5-31 的右上图中用浅而柔和的颜色涂出标题"皮质层"和小标题 A—F 及相关皮质层，主图左侧的罗马数字和垂直轴也要涂色。然后在主图中涂出标题"细胞类型"和小标题 G—K² 及相关神经元。本节和下一节会共用许多相同的结构和下标字母，大家可以将它们放在一起涂色。

锥体细胞（G）和**星形细胞**（颗粒细胞，H）是大脑皮质中数量最多的神经元类型。锥体细胞的尖端具有一个**顶端树突**（主树突，G^2），并向皮质表层延伸，沿途从主树突干上不断发出许多小的分支**斜树突**（G^3）。锥体细胞胞体的底部还发出一些**基树突**（G^4）。大脑皮质中最大的锥体细胞是第 V 层的**贝兹细胞**（G^1，直径 60～100 μm），仅在中央前回可见。所有的锥体细胞都是高尔基 I 型细胞，其**轴突**（G^5）可止于邻近的脑回，亦可远达对侧大脑半球、脑干甚至腰骶部的脊髓！

星形细胞位于除第 I 层之外的所有大脑皮质中，其中第 IV 层密度最大。其**树突**（H^1）可能布满或可能没有树枝刺，通常像光环一样包围胞体。其**轴突**（H^2）较短（因此是高尔基 II 型细胞），一般不会延伸离开皮质。在高等脊椎动物中，密集交织的树突和轴突（称为神经纤维网）变得越来越复杂。归根结底，正是通过这些丰富的联系，大脑皮质处理信息的能力才得以发展。

梭形细胞（I）是位于大脑皮质较深层内的梭状神经元，通常是在第 VI 层。其**树突**（I^1）垂直走行，**轴突**（I^2）伸入皮质下白质形成连合、联络或投射纤维（见第 5-33 节）。

马丁诺蒂细胞（J）分布于除第 I 层外的所有皮质层中，其**树突**（J^1）小，**轴突**（J^2）通常伸向第 I 层，并在该层中发出分支。

卡哈尔水平细胞（K）位于第 I 层内，其**树突**（K^1）和**轴突**（K^2）均平行走行于皮质表面，并一直保持在同一层。

一般来说，大脑皮质的六层可以纳入一个共同的规划：

第 I 层（A）：分子层。轴突和树突丰富，位于软膜之下。该层的星形胶质细胞有助于保护和支持该膜。分子层仅存在少数散在分布的神经元，如卡哈尔水平细胞。

第 II 层（B）：外颗粒层。由圆形的小锥体细胞组成，其树突延伸进入第 I 层，其轴突投射到更深的皮质层。

第 III 层（C）：外锥体细胞层。由中型到大型锥体细胞组成，其顶端树突（主树突）可延伸达第 I 层，其轴突可能投射到皮质或皮质下区。

第 IV 层（D）：内颗粒层。主要由星形细胞组成，混杂有小锥体细胞。其突起分支系统已在星形细胞中介绍。

第 V 层（E）：内锥体细胞层。主要由中型和大型锥体细胞组成，其间可见一些星形细胞和马丁诺蒂细胞。大型的贝兹细胞就在该层（每侧大脑半球仅含约 30 000 个），分布于额叶皮质（4 区）的运动皮质条内。

第 VI 层（F）：多形细胞层。除了各种形状的其他神经元之外，该层主要为大量的梭形细胞。大量的下行和上行纤维使大脑半球的第 VI 层与其下相邻白质之间界限模糊。

根据大脑皮质各区的位置和功能，这样的层次划分种类很多。例如，运动皮质区（如 4 区和 6 区，图中未显示）以锥体细胞为主，富含颗粒的第 IV 层减少，并被称为无颗粒皮质；感觉接受皮质区（图中未显示），如 3 区、1 区和 2 区，则含有致密的颗粒细胞，锥体细胞甚至变得轮廓稍微偏圆形，因而这些区域就产生了新的术语叫颗粒皮质。联络区具有这些极端类型的一些特征，而且更像插图所示的皮质。

大脑皮质：细胞组成．

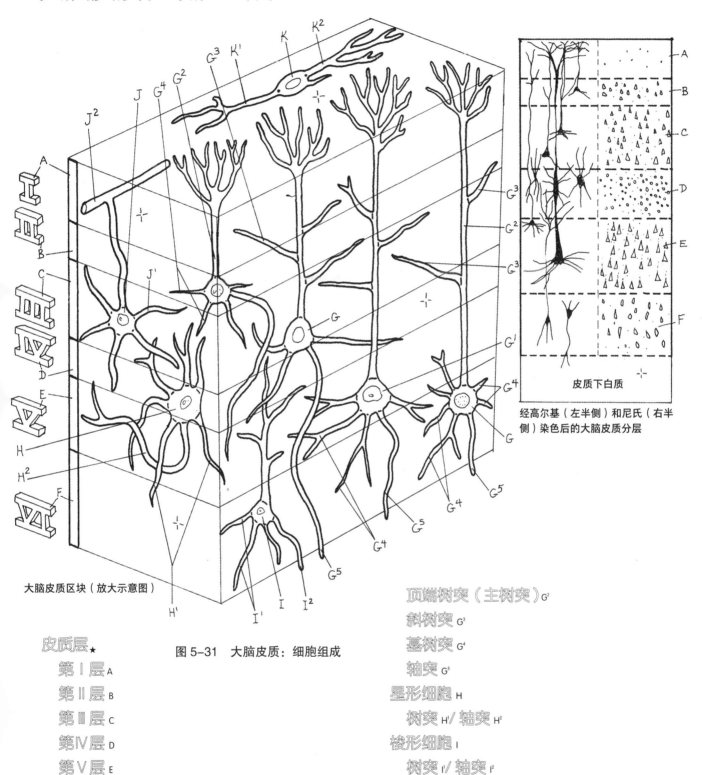

图 5-31　大脑皮质：细胞组成

大脑皮质区块（放大示意图）

皮质下白质

经高尔基（左半侧）和尼氏（右半侧）染色后的大脑皮质分层

皮质层★

　第Ⅰ层 A

　第Ⅱ层 B

　第Ⅲ层 C

　第Ⅳ层 D

　第Ⅴ层 E

　第Ⅵ层 F

细胞类型★

　锥体细胞 G / 贝兹细胞 G'

顶端树突（主树突）G²

斜树突 G³

基树突 G⁴

轴突 G⁵

星形细胞 H

　树突 H'／ 轴突 H²

梭形细胞 I

　树突 I'／ 轴突 I²

马丁诺蒂细胞 J

　树突 J'／ 轴突 J²

卡哈尔水平细胞 K

　树突 K'／ 轴突 K²

5-32
大脑皮质：皮质内回路、传入和传出纤维

整个大脑皮质在组织构筑上最一致的特征之一就是轴突和树突分支的配布。无论传入纤维的来源，还是传出纤维的终点，传入和传出纤维系统以及皮质内回路的整体配置仍然相似。

在图 5-32 中，请用上一节 A—F 的混合色涂出标题"皮质层"，并将相关的垂直轴和罗马数字 I—VI 涂色。请为标题"传入纤维"，小标题 L 和 M 及相关纤维涂色，标题"皮质内细胞和传出纤维"下使用与图 5-31 相同的颜色涂小标题 G—N^2 及相关细胞。注意，下标字母从前一节延续而来，且该节未使用下标字母 J。

皮质的传入纤维起自脑干、丘脑以及远处和邻近的皮质区域，包括来自对侧皮质的连合纤维。事实上，来自同侧和对侧皮质的传入纤维数量超过来自皮质下区的传入纤维数量的 10 倍多。**特异性的丘脑皮质束纤维**（L）上行到**第IV层**（D），并在此发出分支与星形篮状细胞和星形细胞的树突（N^1、H^1）之间形成突触联系。这些丘脑皮质束纤维的一些终端到达**第III层**（C）的神经元。单个星形细胞可以从一簇重叠的丘脑皮质传入纤维接受多达 60 000 个终端。**非特异性的丘脑皮质纤维**（M，见第 5-19 节）可止于大脑皮质的所有层，通常沿着**锥体细胞**（G）的**顶端树突**（主树突，G^2）上行并形成突触连接，不断调整大脑皮质兴奋性的水平。

皮质起源的纤维具有广泛的皮质内分布模式，常沿着锥体细胞的**基树突**（G^4）和**斜树突**（G^3）形成突触联系。这些轴突及其所连的树突可能是一生中面对刺激或挑战时最具可塑性的。皮质起源的最短**轴突**（H^2）起自星形细胞（H），止于最近区域，一般是第IV层。许多这样的功能抑制细胞被称为**星形篮状细胞**（N），因为其**轴突**（N^2）的终末侧支就围绕在附近锥体细胞的胞体周围。

传出纤维系统也具有可辨认的模式，尽管细节有所不同。一般而言，当从**第 I 层**（A）行至**第VI层**（F）时，皮质内细胞的轴突组织模式从水平走向变为垂直走向。第 I 层的**卡哈尔水平细胞**（K）发出**树突**（K^1）和**轴突**（K^2），其轴突几乎仅与第 I 层深处细胞的顶端树突（主树突）的终末分支发生突触联系。**第II层**（B）和第III层更深部的锥体细胞发出长度不等的轴突，并伴有水平和垂直分支。这些轴突一般分别止于皮质内或者是皮质下区。

相反，**第V层**（E）锥体细胞的**轴突**（G^5）常常进入皮质下白质（图中未显示），并投射到脑干或脊髓。在途中，这些轴突与来自第II和第III层的轴突形成皮质内**循环侧支**（G^6），这些侧支又反转斜向上行通过不同距离的皮质。这些分支为皮层提供了最丰富的轴突末端来源，并记录了皮质回路中信息反馈的重要性。第VI层中**梭形细胞**（I）的**树突**（I^1）向上投射到第 I 层或第IV层，其**轴突**（I^2）下行离开皮质。

请在图 5-32 的上部用不同颜色涂出标题 O—Q，在相邻放大的皮质模块涂出相关结构。配色时使 O 与 P、Q 颜色对比鲜明。

大脑皮质的主要组织构成模式似乎由水平的细胞层和垂直穿行于其他层的突起组成，这些突起包括发自细胞体的顶端树突（主树突）和轴突，皮质层中所有这些先前都讨论过。尤其是第IV层和第 V 层中的粗大水平纤维束分别被称为**巴亚热外带**（O）和**巴亚热内带**（P）。在主要的视觉区，前者被称为 **Gennari 带**（图中未显示）。

除了组织构成外，大脑皮质的神经元也垂直排列成**垂直皮质柱**（Q），贯穿整个皮质厚度。每个柱中的神经元似乎是为感觉传入的特定方面而"编码"。皮质内回路对这些柱中的离散信息逐步进行整合，促成了整个感知觉的重组。

大脑皮质：皮质内回路、传入和传出纤维．

巴亚热外带 O
巴亚热内带 P
垂直皮质柱 Q

组成大脑皮质细胞柱的模式图（放大图）

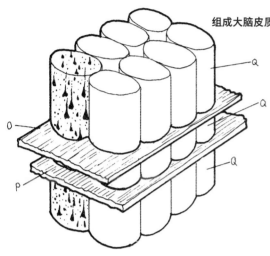

顶端树突（主树突）

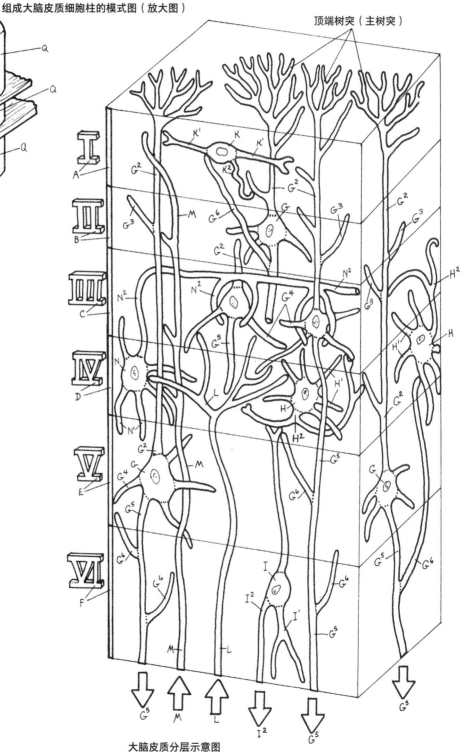

皮质层 A—F
传入纤维★
特异性的丘脑皮质束纤维 L
非特异性的丘脑皮质纤维 M

皮质内细胞和传出纤维★
锥体细胞 G
　顶端树突（主树突）G²
　斜树突 G³
　基树突 G⁴
　轴突 G⁵
　循环侧支 G⁶
星形细胞 H
　树突 H¹/ 轴突 H²
梭形细胞 I
　树突 I¹/ 轴突 I²
星形篮状细胞 N
　树突 N¹/ 轴突 N²

大脑皮质分层示意图

图 5-32　大脑皮质：皮质内回路、传入和传出纤维

5-33
大脑半球的纤维系统

携带传导至或来自大脑皮质的信息的大量纤维构成大脑半球的白质。这些皮质下的有髓纤维可以被归类，包括连合左、右半球皮质的纤维（连合纤维），联系同侧半球各部分区域皮质的长、短纤维（联络纤维），以及连接皮质与皮质下各中枢间的上、下行纤维（投射纤维）。此处未显示前连合，但在第5-36节、第5-47节和第6-5节中有介绍。

请在图5-33中用不同颜色涂出标题"联络纤维"和小标题A—A⁶及相关纤维束。

短联络纤维（A）联系相邻的脑回，通常被称为 U 纤维。长联络纤维（A¹）由三大束组成：扣带（A²）、钩束（A³）和弓形束（A⁵）。扣带位于扣带回的白质内，将额叶和顶叶与同侧海马旁回和颞叶的其他部分连接起来，因此被认为是边缘叶的一部分。弯曲的钩束在额叶的眶回（见第5-29节）、部分额中回和额下回与颞叶的前部之间形成连接。该束深处的纤维（**枕额下束**，A⁴）可连接到枕叶。弓形束将额上回和额中回与部分颞叶连接，其最上方的纤维构成了**上纵束**（A⁶）。

请在图5-33中用不同颜色涂出标题"连合纤维"和小标题B—B⁵及相关纤维束。

大脑半球的两个主要连合纤维是胼胝体和前连合（这里未显示），这些可从不同的视角在脑切片图谱中（第5-35节～第5-46节）观察到。胼胝体是一种宽带状的有髓纤维，连合左、右半球对应脑叶的皮质。胼胝体平均约含3亿根纤维，但是在同一性别的不同个体之间其大小不

同，而不同性别间女性的胼胝体压部更大。

胼胝体的前端，其纤维弯曲（**胼胝体膝**，B¹）向前形成**额钳**（B²），连接两侧的额叶。在胼胝体膝之后，巨大的**胼胝体干**（B³）的纤维连接两侧的顶叶和额叶。在胼胝体的后部，其纤维（**胼胝体压部**，B⁴）向后投射形成**枕钳**（B⁵）。

大脑的连合与短期记忆以及从一侧半球到另一侧半球的转移性学习任务有关。胼胝体的横断切可阻止双侧大脑半球间的交流，可用于控制严重的癫痫症。这种外科手术允许研究员研究"裂脑"患者，并注重观察两侧半球间在行为上的显著差异。

请在图5-33中用不同颜色涂出标题"投射纤维"和小标题C—C⁶及相关纤维束。

放射状的大量皮质下的白色纤维称为**辐射冠**（C），其向后集中形成**内囊**（C¹，见第5-46节和5-47节）。这种 V 形纤维带下行在外侧的豆状核和内侧的尾状核及丘脑之间，继续下行续于中脑的大脑脚底。内囊的上行纤维主要来自丘脑，下行纤维主要源自大脑皮质各区。

内囊分为五部分。**内囊前肢**（C²）位于尾状核的头和豆状核之间，主要有额桥束的纤维以及连接丘脑与额叶皮质的纤维。**内囊膝**（C³）介于前肢和后肢之间，主要有皮质延髓的纤维，最大的组成部分是**内囊后肢**（C⁴），但显示的不明显，它由皮质脊髓束和顶枕颞桥束组成。**晶状体后纤维**（C⁵）是主要的外侧膝状体起源，穿经豆状核的后方，形成放射冠的视辐射。**晶状体下纤维**（C⁶）是主要的内侧膝状体起源，直接在水平行向颞叶听区的过程中形成听辐射（图中未显示）。

大脑半球的纤维系统.

联络纤维★

短联络纤维 A

长联络纤维 A¹( )

  扣带 A²

  钩束 A³

   枕额下束 A⁴

弓形束 A⁵

  上纵束 A⁶

连合纤维★

胼胝体 B( )

  胼胝体膝 B¹

  额钳 B²

  胼胝体干 B³

  胼胝体压部 B⁴

  枕钳 B⁵

投射纤维★

辐射冠 C

内囊 C¹( )

  内囊前肢 C²

  内囊膝 C³

  内囊后肢 C⁴

  晶状体后纤维 C⁵

  晶状体下纤维 C⁶

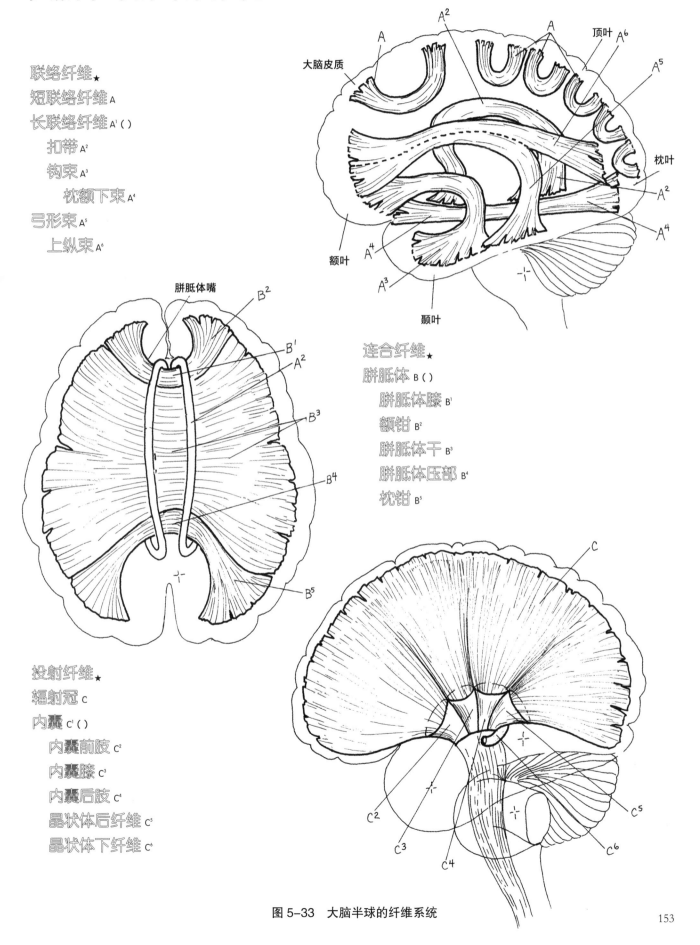

图 5-33　大脑半球的纤维系统

5-34
主要的痛觉抑制通路

从 20 世纪 70 年代开始，有研究证据表明脑内存在自身疼痛抑制或镇痛系统。该系统包括下行的抑制通路，以及全脑分布的阿片受体和含阿片的神经元。这些要素的功能关系尚不清楚，然而，显而易见的是，神经管各部的所有部分都参与了痛觉传入的感知和处理。

请在图 5-34 中用不同颜色涂出标题"上行痛觉传导通路"和小标题 A—B¹ 及相关结构，从右下方的脊髓切片开始。

痛觉冲动始于游离的神经末梢（见第 2-9 节），这些末梢称为伤害感受器。尖锐痛通过 **Aδ 纤维**（A）进行传导，该纤维止于脊髓灰质的第 I 层和第 V 层（见第 4-2 节）。持久的烧灼痛通过 **C 纤维**（A¹）进行传导，该纤维止于脊髓灰质的第 II 层和第 V 层。这些痛觉传入神经末梢释放的神经递质被称为 P 物质（肽物质）。这些脊髓灰质板层中的神经元促成了**脊髓丘脑侧束**（B，见第 4-5 节）的形成。该痛觉通路不仅可将纤维直接投射到丘脑，而且还在脊髓和脑干的不同水平发出**侧支**（B¹）。这些侧支在中脑水平的突触联系会导致戒备状态增强，而没有意识到痛觉刺激。非局部性痛觉感知可能始于丘脑。痛觉传入的强度和中脑产生的警觉状态唤醒了更靠近嘴侧的皮质，一直到大脑皮质。

请在图 5-34 中用不同颜色涂出标题"下行抑制通路""前脑""中脑"和"后脑"和小标题 C—G 及相关结构，从图的最上面开始，然后在下图中涂小标题 H—H³ 及相关结构。其中，结构 F¹ 被放大以显示其连接关系。

下行的痛觉抑制通路正是始于大脑皮质。电击内侧**前额叶皮质**（C¹）的神经元可证实痛觉抑制**纤维**（C²）下行至中脑的**导水管周围灰质**（E）。有观点认为丘脑的**室周核**

（D¹）和**室旁核**（D²）会发出**纤维**（D³）投向该中脑区，但该观点尚未确定。

来自导水管周围灰质**后部**（E¹）和**前部**（E²）的纤维投射到网状结构（F，见第 5-12 节）的**中缝大核**（F¹）。该核的一些**纤维**（F²）反馈至**脊髓的三叉神经核**（G），后者再接受面部的痛觉传入，从而关闭了那里的抑制性反射弧。网状结构通过混入其他系统和改变神经递质，以增强和改善对原发性痛觉传入神经的抑制程度。

来自中缝大核的纤维在**脊髓**（H）两侧的**后外侧索**（H¹，图中仅显示了右侧）下行。发自该核的纤维也接受来自同侧网状结构**大细胞核**（F³）的**纤维**（F⁴）加入，它们在单侧和双侧下行（图中仅显示了左侧）于脊髓的**前索**和**前外侧索**（H²）。在脊髓灰质的第 I 层、第 II 层和第 V 层中，这些下行的抑制性纤维与**中间神经元**（H³）形成突触联系。这些中间神经元发出的轴突与原发性痛觉传入神经以及某些神经元（其发出的轴突形成脊髓丘脑侧束）形成突触联系，从而关闭抑制性反射弧。

与下行抑制通路有关的所有脑区以及脑的其他部分都富含阿片受体，这些受体对外源性（来自体外）和内源性的镇痛物质都有反应。这些物质包括吗啡、可待因、哌替啶（杜冷丁）和强效的内源性阿片剂，称为脑啡肽和内啡肽。脑啡肽（由 5 氨基酸单位组成，称为肽）比 31 氨基酸的内啡肽分布更广泛。在整个脑干中都存在脑啡肽和内啡肽，包括导水管周围灰质。脊髓灰质第 I 层和第 II 层中的神经元对这些物质也具有高亲和力。在这些下行通路中，阿片受体、镇痛物质与传入的痛觉信号间的相互作用机制尚不清楚。然而，有一些迹象表明，脑啡肽可能改变突触区的钙通道（见第 2-5 节）允许 P 物质释放的程度。

目前正在进行和未来的研究将有望为我们提供操控和放大这些痛觉控制元素的能力。

主要的痛觉抑制通路.

上行痛觉传导通路★

　　原发性痛觉 A δ 纤维 A

　　原发性痛觉 C 纤维 A'

　　脊髓丘脑侧束 B

　　　　侧支 B'

下行抑制通路 ★

前脑★

　　大脑皮质 C ( )

　　　　内侧前额叶皮质 C'/ 纤维 C²

　　丘脑 D

　　　　室周核 D'

　　　　室旁核 D²/ 纤维 D³

中脑★

　　导水管周围灰质 E ( )

　　　　后部 E¹/ 前部 E²/ 纤维 E³

后脑★

　　网状结构 F ( )

　　　　中缝大核 F¹/ 纤维 F²

　　　　大细胞核 F³/ 纤维 F⁴

　　脊髓的三叉神经核 G

　　脊髓 H ( )

　　后外侧索 H¹

　　前外侧索 / 前索 H²

　　中间神经元 H³

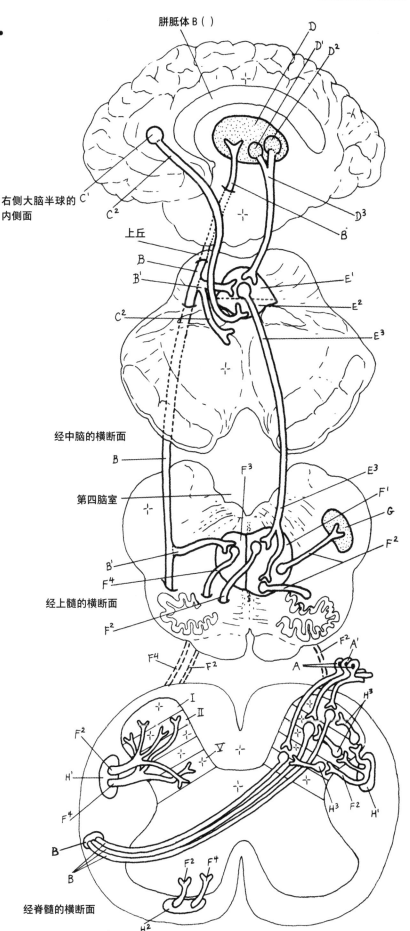

图 5-34　主要的痛觉抑制通路

155

经额叶的冠状切面：尾状核的头平面

为了色彩协调，在本节和以下每节的图册中，脑结构的基础下标如下：

脑回（A）　　　　　纤维束/神经（D）

脑沟/裂（B）　　　　脑室（E）

核团（C）　　　　　标志性结构/其他（F）

这些下标的范例将逐渐添加，从本节开始一直持续到第5-48节，并与除此之外的任何章节无关。大家在完成各节的进程中，请注意连续排列的结构名称（在图板上）可能在第一或第二部分之后被去掉，但是下标仍然保留在图板上用以识别结构。在所有这些情况下，左侧页面将列出结构及相应的参考章节。与每个结构名称相邻的圆圈可用于代表相关的颜色。

大家可以随心所欲地进行颜色调配，尽管已有下标。例如，大家可能希望根据脑干前面观和后面观（见第5-1节和第5-2节）、大脑半球外侧面和内侧面（见第5-28节和第5-29节）、脑干的横截面（见第5-4节～第5-11节）等对图片进行颜色调配。颜色调配有许多富有想象力的可能性，可极大地增强大家对结构的学习。试想一下，浅色最适合较大的结构，深色往往会遮挡或掩盖颜色边界内的细节。通过使用不同的背景图案（点、条纹、交叉阴影线、圆形、三角形、菱形等）可以获得同一颜色的不同色度。

我们建议大家，可将沟和裂涂成灰色（★），脑室涂成黑色（●）。许多大的纤维束（辐射冠等）指定为（⊙，无

颜色），以防回顾时出现颜色混淆。出于同样的原因，对胼胝体（D^1、D^2）和内囊（D^5）也使用非常浅淡的颜色（如黄色）。

在本节和后面章节的图集上，每个所列结构都将附对应篇幅以供参考，其中已图文并茂地解释、讨论或说明了该对应结构。

◯ 扣带回（A^1）：5-26

◯ 额上回（A^2）：3-9，5-29，5-30

◯ 额中回（A^3）：3-9，5-29

◯ 额下回（A^4）：3-9，5-29

◯ 眶回（A^5）：5-29

◯ 直回（A^6）：5-30

★ 大脑纵裂（B^1）：1-2

★ 外侧裂（B^2）：5-29

★ 扣带沟（B^3）：5-30

◯ 尾状核（C^1）：3-10，5-24，5-25

◯ 壳（C^2）：3-1，5-24，5-25

◯ 胼胝体：嘴（D^1）：5-33

◯ 胼胝体：干（D^2）：5-33

⊙ 放射冠（或辐射冠）（D^3）：5-33

◯ 嗅束（D^4）：3-9，6-5

◯ 内囊（D^5）：5-33

⊙ 上纵束（D^6）：5-33

◉ 侧脑室（E^1）；9-11

◯ 透明隔（F^1）：5-26

经额叶的冠状切面：尾状核的头平面.

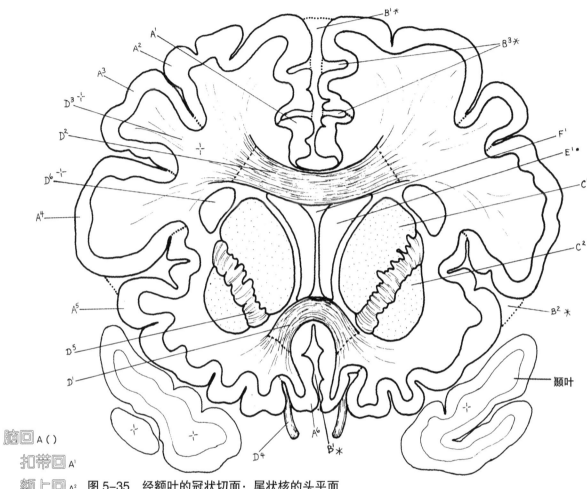

颞叶

脑回 A（）

扣带回 A¹

额上回 A²　　图5-35　经额叶的冠状切面：尾状核的头平面

额中回 A³

额下回 A⁴

眶回 A⁵

直回 A⁶

纤维束 / 神经 D（）

胼胝体：嘴 D¹

胼胝体：干 D²

放射冠（或辐射冠）D³-¦-

嗅束 D⁴

内囊：前肢 D⁵

上纵束 D⁶-¦-

脑沟 / 裂 B（）★

大脑纵裂 B¹ ★

外侧裂 B² ★

扣带沟 B³ ★

核团 C（）

尾状核：头 C¹

壳 C²

脑室 E（）●

侧脑室：前角 E¹ ●

标志性结构 F（）

透明隔 F¹

5-36
经额叶的冠状切面：前连合水平

○ 扣带回（A^1）：5-26

○ 额上回（A^2）：3-9，5-29，5-30

○ 额中回（A^3）：3-9，5-29

○ 额下回（A^4）：3-9，5-29

○ 岛回（A^7）：3-9，3-10

★ 大脑纵裂（B^1）：1-2

★ 外侧裂（B^2）：5-29

★ 扣带沟（B^3）：5-30

○ 尾状核（C^1）：3-10，5-24，5-25

○ 壳（C^2）

○ 苍白球（C^3）

○ 屏状核（C^4）：5-24

○ 隔核（C^5）：5-21，5-22，5-26

○ 杏仁核（C^6）：3-10，5-26

○ 胼胝体（D^2）：5-33

⊕ 放射冠（或辐射冠）（D^3）：5-33

○ 内囊（D^5）

⊕ 上纵束（D^6）：5-33

⊕ 钩束（D^7）：5-33

⊕ 外囊（D^8）：5-24

⊕ 最外囊（D^9）：5-24

○ 视交叉（D^{10}）：5-2，6-7，6-8

○ 视束（D^{11}）：3-7，5-2，6-7，6-8

○ 前连合（D^{12}）：6-5

● 侧脑室（E^2）：9-11

○ 透明隔（F^1）：5-26

经额叶的冠状切面：前连合水平.

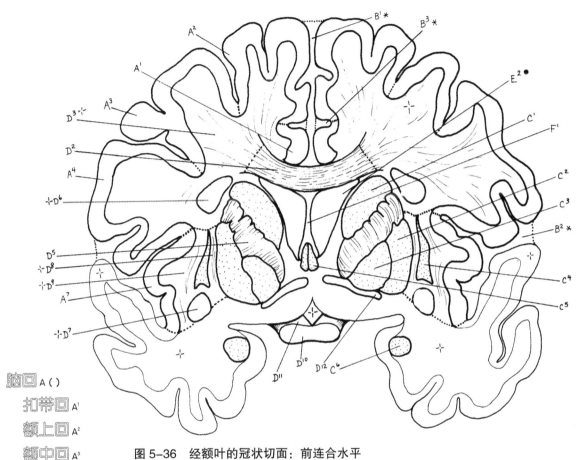

图 5-36　经额叶的冠状切面：前连合水平

脑回 A ( )

　　扣带回 A¹

　　额上回 A²

　　额中回 A³

　　额下回 A⁴

　　岛回 A⁷

脑沟 / 裂 B ( ) ★

　　大脑纵裂 B¹ ★

　　外侧裂 B² ★

　　扣带沟 B³ ★

核团 C ( )

　　尾状核：头 C¹

　　壳 C²

　　苍白球 C³

　　屏状核 C⁴

　　隔核 C⁵

　　杏仁核 C⁶

纤维束 / 神经 D ( )

　　胼胝体：体 D²

　　放射冠（或辐射冠）D³ -|-

　　内囊：前肢 D⁵

　　上纵束 D⁶-|- / 钩束 D⁷-|-

　　外囊 D⁸-|-

　　最外囊 D⁹-|-

　　视交叉 D¹⁰

　　视束 D¹¹

　　前连合 D¹²

脑室 E ( ) ●

　　侧脑室：中央部 E² ●

标志性结构 F ( )

　　透明隔 F¹

经额叶 / 颞叶的冠状切面：漏斗水平

○ 扣带回（A^1）：5-26

○ 额上回（A^2）：3-9，5-29，5-30

○ 额中回（A^3）：3-9，5-29

○ 额下回（A^4）：3-9，5-29

○ 岛回（A^7）：3-9，3-10

○ 颞上回（A^8）：3-9，5-29

○ 颞中回（A^9）：3-9，5-29

○ 颞下回（A^{10}）：3-9，5-29

○ 枕颞回（A^{11}）：5-29，5-30

○ 海马旁回（A^{12}）：5-26，5-27，5-30

★ 大脑纵裂（B^1）：1-2

★ 外侧裂（B^2）：5-29

★ 扣带沟（B^3）：5-30

○ 尾状核（C^1）：3-10，5-24，5-25

○ 壳（C^2）：3-10，5-24，5-25

○ 苍白球（C^3）：3-10，5-24，5-25

○ 屏状核（C^4）：5-24

○ 杏仁核（C^6）：3-10，5-26

○ 下丘脑（C^7）：3-8，5-20，5-21，5-22

○ 灰结节（C^8）：5-20

○ 漏斗（C^9）：5-20

○ 胼胝体（D^2）：5-33

⊕ 放射冠（或辐射冠）（D^3）：5-33

○ 内囊（D^5）：5-33

⊕ 外囊（D^8）：5-24

⊕ 最外囊（D^9）：5-24

○ 视束（D^{11}）：3-7，5-2，6-7，6-8

○ 前连合（D^{12}）：6-5

○ 穹隆（D^{13}）：3-10.5-21，5-26，5-27

◉ 侧脑室（E^2）：9-11

◉ 第三脑室（E^3）：9-11

○ 透明隔（F^1）：5-26

经额叶 / 颞叶的冠状切面：漏斗水平.

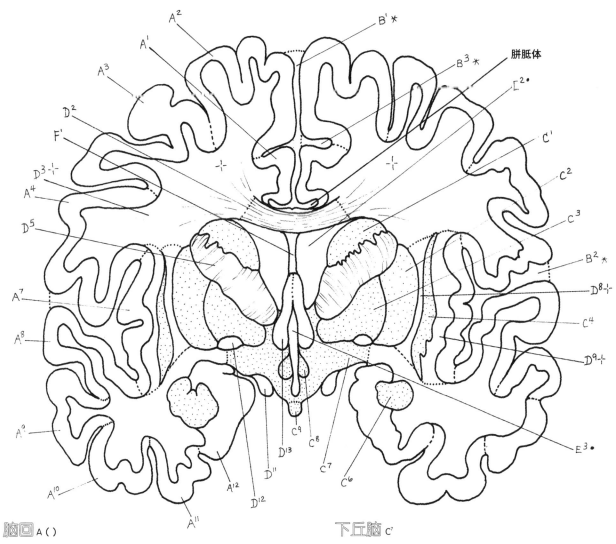

脑回 A ( )

颞上回 A⁸　图 5-37　经额叶 / 颞叶的冠状切面：漏斗水平

颞中回 A⁹

颞下回 A¹⁰

枕颞回 A¹¹

海马旁回 A¹²

脑沟 / 裂 B ( ) ★

大脑纵裂 B¹ ★

外侧裂 B² ★

核团 C ( )

杏仁核 C⁶

下丘脑 C⁷

灰结节 C⁸

漏斗 C⁹

纤维束 / 神经 D ( )

放射冠（或辐射冠）D³ -¦-

内囊：前肢 D⁵

视束 D¹¹

前连合 D¹²

穹隆：柱 D¹³

脑室 E ( ) ●

侧脑室 E² ●

第三脑室 E³ ●

经额叶 / 颞叶的冠状切面：乳头体水平

○ 扣带回（A¹）：5-26

○ 额上回（A²）：3-9，5-29，5-30

○ 额中回（A³）：3-9，5-29

○ 额下回（A⁴）：3-9，5-29

○ 岛回（A⁷）：3-9，3-10

○ 颞上回（A⁸）：3-9，5-29

○ 颞中回（A⁹）：3-9，5-29

○ 颞下回（A¹⁰）：3-9，5-29

○ 枕颞回（A¹¹）：5-29，5-30

○ 海马旁回（A¹²）：5-26，5-27，5-30

★ 大脑纵裂（B¹）：1-2

★ 外侧裂（B²）：5-29

★ 扣带沟（B³）：5-30

★ 侧副沟（B⁴）：5-27

○ 尾状核（C¹）：3-10，5-24，5-25

○ 壳（C²）

○ 苍白球（C³）

○ 屏状核（C⁴）：5-24

○ 丘脑前核（C¹⁰）：5-16，5-17，5-18

○ 丘脑内侧核（C¹¹）：5-16，5-17，5-18

○ 丘脑腹后外侧核（C¹²）：5-16，5-17，5-18

○ 海马齿状回（C¹³）：3-10，5-26，5-27，5-28

○ 乳头体（C¹⁴）：5-20，5-21，5-22

○ 底丘脑区（C¹⁵）：5-23

○ 胼胝体（D²）：5-33

⊕ 放射冠（或辐射冠）（D³）：5-33

○ 内囊（D⁵）：5-33

⊕ 外囊（D⁸）：5-24

⊕ 最外囊（D⁹）：5-24

○ 视束（D-11）：3-7，5-2，6-7，6-8

○ 穹隆（D¹³）：3-10，5-21，5-26，5-27

○ 乳头丘脑束（D¹⁴）：5-22

● 侧脑室（E²，E⁴）：9-11

● 第三脑室（E³）：9-11

经额叶 / 颞叶的冠状切面：乳头体水平.

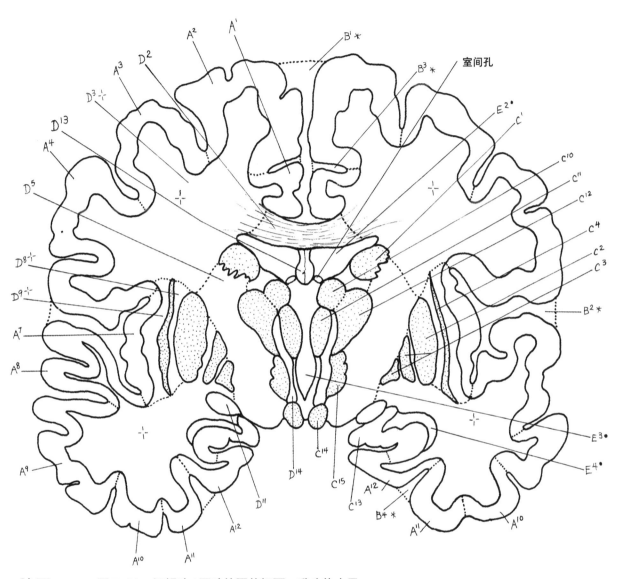

图 5-38　经额叶 / 颞叶的冠状切面：乳头体水平

脑回 A ( )

　海马旁回 A¹²

脑沟 / 裂 B ( ) ★

　侧副沟 B⁴ ★

核团 C ( )

　丘脑前核 C¹⁰

　丘脑内侧核 C¹¹

　丘脑腹后外侧核 C¹²

　海马齿状回 C¹³

乳头体 C¹⁴

底丘脑区 C¹⁵

纤维束 / 神经 D ( )

　内囊：后肢 D⁵

　穹隆：体 D¹³

　乳头丘脑束 D¹⁴

脑室 E ( ) ●

　侧脑室：下角 E⁴ ●

经顶叶 / 颞叶的冠状切面：红核水平

○ 扣带回（A^1）：5-26

○ 岛回（A^7）：3-9，3-10

○ 颞上回（A^8）：3-9，5-29

○ 颞中回（A^9）：3-9，5-29

○ 颞下回（A^{10}）：3-9，5-29

○ 枕颞回（A^{11}）：5-29，5-30

○ 海马旁回（A^{12}）：5-2，5-27，5-30

○ 顶上小叶（A^{13}）：3-9，5-29

○ 顶下小叶（A^{14}）：3-9，5-29

★ 大脑纵裂（B^1）：1-2

★ 外侧裂（B^2）：5-29

★ 扣带沟（B^3）：5-30

★ 侧副沟（B^4）：5-27

★ 海马沟（B^5）：5-27

○ 尾状核（C^1）：3-10，5-24，5-25

○ 壳（C^2）：3-10，5-24，5-25

○ 苍白球（C^3）：3-10，5-24，5.25

○ 屏状核（C^4）：5-24

○ 丘脑前核（C^{10}）：5-16，5-17，5-1

○ 丘脑内侧核（C^{11}）：5-16，5-17，5-18

○ 丘脑腹后外侧核（C^{12}）：5-16，5-17，5-18

○ 海马齿状回（C^{13}）：3-10，5-26，5-27，5-28

○ 丘脑背外侧核（C^{16}）：5-16，5-17，5-18

○ 红核（C^{17}）：5-10，5-11，5-15

○ 黑质（C^{18}）：5-10，5-11，5-23，5-25

○ 胼胝体（D^2）：5-33

⊕ 放射冠（或辐射冠）（D^3）：5-33

○ 内囊（D^5）：5-33

⊕ 外囊（D^8）：5-24

⊕ 最外囊（D^9）：5-24 1

○ 视束（D^{11}）：3-7，5-2，6-7，6-8

○ 穹隆（D^{13}）：3.10，5-21，5-26，5-27

○ 大脑脚（D^{15}）：5-2，5-10，5-11

◉ 侧脑室（E^2，E^4）：9-11

◉ 第三脑室（E^3）：9-11

○ 脑桥（F^2）：3-8，5-2，5-7，5-8

经顶叶 / 颞叶的冠状切面：红核水平.

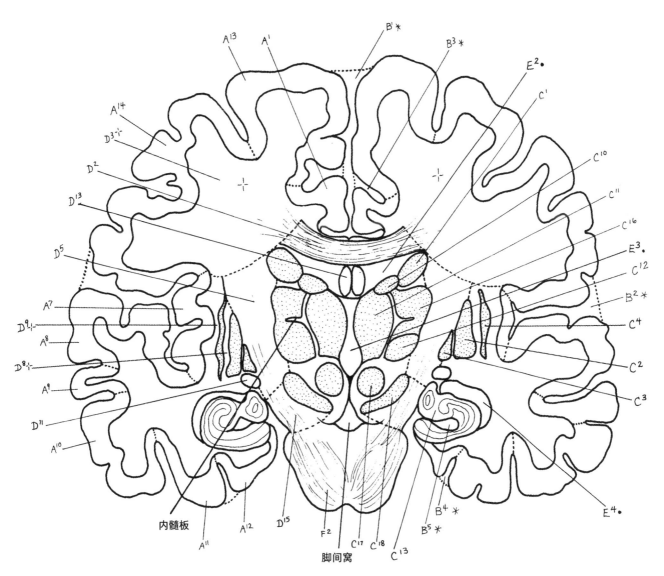

图 5-39　经顶叶 / 颞叶的冠状切面：红核水平

脑回 A ( )

　顶上小叶 A¹³

　顶下小叶 A¹⁴

脑沟 / 裂 B ( ) ★

　侧副沟 B⁴ ★

　海马沟 B⁵ ★

核团 C ( )

　丘脑前核 C¹⁰

　丘脑内侧核 C¹¹

　海马齿状回 C¹³

丘脑腹后外侧核 C¹⁶

红核 C¹⁷

黑质 C¹⁸

纤维束 / 神经 D ( )

　内囊：后肢 D⁵

　穹隆：体 D¹³

　大脑脚 D¹⁵

标志性结构 F ( )

　脑桥 F²

165

经顶叶／颞叶的冠状切面：松果体水平

○ 扣带回（A^1）：5-26

○ 颞上回（A^8）：3-9，5-29

○ 颞中回（A^9）：3-9，5-29

○ 颞下回（A^{10}）：3-9，5-29

○ 枕颞回（A^{11}）：5-29，5-30

○ 海马旁回（A^{12}）：5-26，5-27，5-30

○ 中央旁小叶（A^{15}）：5-30

○ 中央后回（A^{16}）：4-4，4-5，5-29

○ 缘上回（A^{17}）：5-29

★ 大脑纵裂（B^1）：1-2

★ 外侧裂（B^2）：5-29

★ 扣带沟（B^3）：5-30

★ 侧副沟（B^4）：5-27

★ 中央沟（B^6）：5-29，5-30

○ 海马齿状回（C^{13}）：3-10，5-26，5-27，5-28

○ 丘脑枕（C^{19}）：5-11，5-16，5-17，5-18

○ 上丘（C^{20}）：5-1，5-10，6-7

○ 胼胝体（D^2）：5-33

⊕ 放射冠（或辐射冠）（D^3）：5-33

○ 内囊（D^5）：5-33

○ 穹隆（D^{13}）：3-10，5-21，5-26，5-27

○ 海马伞（D^{16}）：5-27，5-28

○ 小脑上脚（D^{17}）：5-1，5-8，5-9，5-10，5-15

○ 小脑中脚（D^{18}）：5-1，5-7，5-8，

○ 小脑下脚（D^{19}）：5-1，5-6，5-7

● 侧脑室（E^1，E^4）：9-11

● 第四脑室（E^5）：9-11

○ 松果体（P^3）：5-11，5-23

○ 小脑皮质（F^4）：3-8，5-13，5-14，5-15

○ 延髓（F^5）：3-8，5-1，5-2，5-5-5，

⊕ 小脑活树（F^6）：5-13，5-14

经顶叶 / 颞叶的冠状切面：松果体水平.

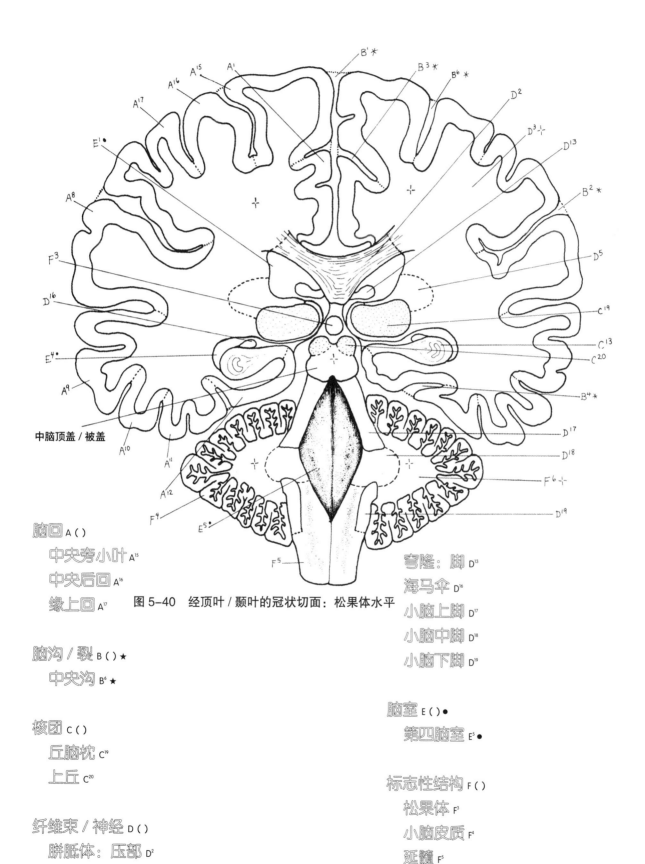

中脑顶盖 / 被盖

图 5-40 经顶叶 / 颞叶的冠状切面：松果体水平

脑回 A ( )
    中央旁小叶 A[15]
    中央后回 A[16]
    缘上回 A[17]

脑沟 / 裂 B ( ) ★
    中央沟 B[6] ★

核团 C ( )
    丘脑枕 C[19]
    上丘 C[20]

纤维束 / 神经 D ( )
    胼胝体：压部 D[2]
    内囊 D[5]

    穹隆：脚 D[13]
    海马伞 D[16]
    小脑上脚 D[17]
    小脑中脚 D[18]
    小脑下脚 D[19]

脑室 E ( ) ●
    第四脑室 E[5] ●

标志性结构 F ( )
    松果体 F[3]
    小脑皮质 F[4]
    延髓 F[5]
    小脑活树 F[6] -|-

5-41
经壳的矢状切面

○ 枕颞回（A¹¹）：5-29，5-30

○ 海马旁回（A¹²）：5-26，5-27，5-30

★ 外侧裂（B²）：5-29

○ 壳（C²）：3-10，5-24，5-25

○ 杏仁核（C⁶）：3-10，5-26

○ 海马齿状回（C¹³）：3-10，5-26，5-27，5-2

⊕ 放射冠（或辐射冠）（D³）：5-33

○ 内囊（D⁵）：5-33

○ 前连合（D¹²）：6-5

◉ 侧脑室（E⁴，E⁶）：9-11

○ 小脑皮质（F⁴）：3-8，5-13，5-14，5-15

○ 小脑活树（F⁶）：5-13，5-14

经壳的矢状切面.

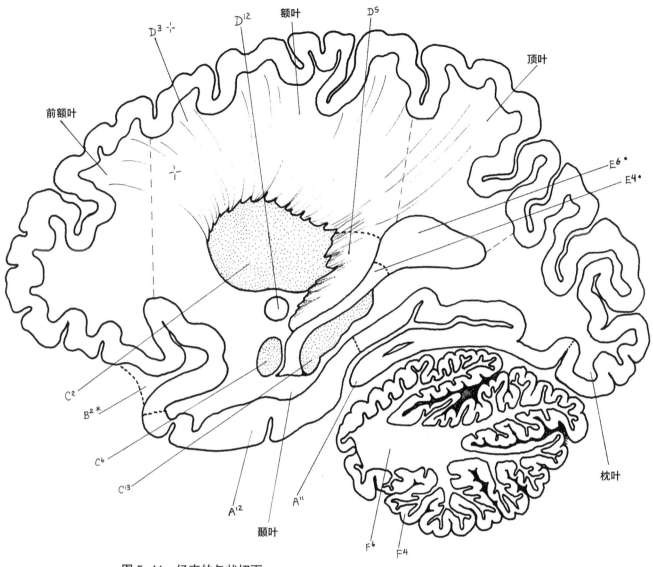

图 5-41　经壳的矢状切面

脑回 A ( )

　枕颞回 A¹¹

　海马旁回 A¹²

脑沟 / 裂 B ( ) ★

　外侧裂 B² ★

核团 C ( )

　壳 C²

　杏仁核 C⁶

　海马齿状回 C¹³

纤维束 / 神经 D ( )

　放射冠（或辐射冠） D³⁻⁺⁻

　内囊 D⁵

　前连合 D¹²

脑室 E ( ) ●

　侧脑室：下角 E⁴ ●

　侧脑室：后角 E⁶ ●

标志性结构 F ( )

　小脑皮质 F⁴

　小脑活树 F⁶⁻⁺⁻

经丘脑枕的矢状切面

★ 外侧裂（B^2）：5-29

○ 尾状核（C^1）：3-10，5-24，5-25

○ 壳（C^2）：3-10，5-24，5-25

○ 苍白球（C^3）：3-10，5-24，5-25

○ 杏仁核（C^6）：3-10，5-26

○ 海马齿状回（C^{13}）：3-10，5-26，5-27，5-28

○ 丘脑腹后外侧核（C^{16}）：5-16，5-17，5-18

○ 丘脑枕（C^{19}）：5-11，5-16，5-17，5-18

○ 外侧膝状体（C^{21}）：5-16，5-17，5-18，6-7，6-8

○ 小脑核（C^{22}）：5-14，5-15

⊕ 放射冠（或辐射冠）（D^3）：5-33

○ 前连合（D^{12}）：6-5

○ 大脑脚（D^{15}）：5-2，5-10，5-11

○ 小脑上脚（D^{17}）：5-1，5-8，5-9，5-10，5-15

○ 小脑中脚（D^{18}）：5-1，5-7，5-8，5-15

○ 小脑下脚（D^{19}）：5-1，5-6，5-7，5-11

○ 内囊（D^{20}，D^{21}，D^{22}）：5-33

○ 额桥束（D^{23}）：5-10，5-11

○ 皮质脊髓束（D^{24}）：4-9，5-4～5-11

○ 顶枕颞桥束（D^{25}）：5-10，5-11

◉ 侧脑室（E^2、E^6、E^7）：9-11

○ 小脑皮质（F^4）：3-8，5-13，5-14，5-15

○ 小脑活树（F^6）：5-13，5-14

经丘脑枕的矢状切面.

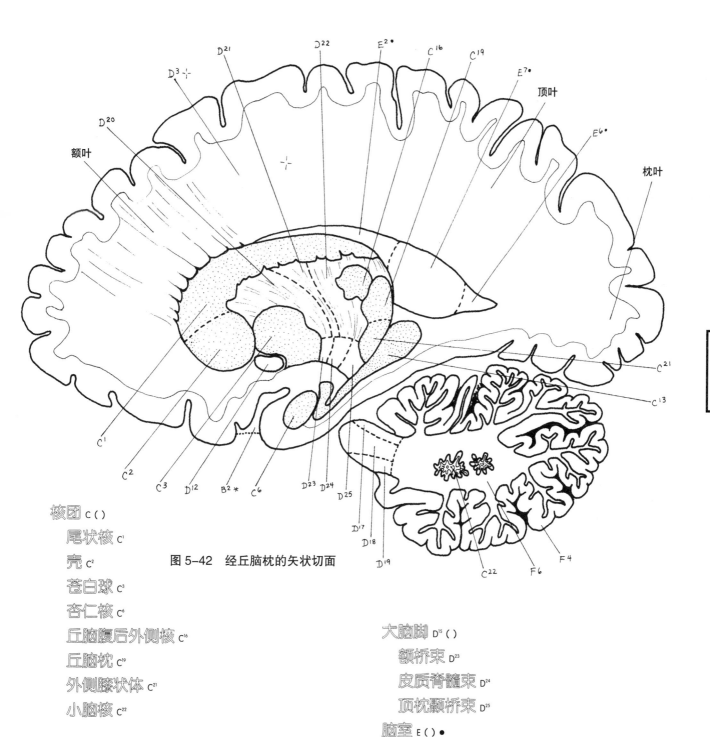

图 5-42　经丘脑枕的矢状切面

核团 C ( )
　尾状核 C¹
　壳 C²
　苍白球 C³
　杏仁核 C⁶
　丘脑腹后外侧核 C¹⁶
　丘脑枕 C¹⁹
　外侧膝状体 C²¹
　小脑核 C²²

纤维束 / 神经 D ( )
　内囊：前肢 D²⁰
　内囊：膝 D²¹
　内囊：后肢 D²²

大脑脚 D¹⁵ ( )
　额桥束 D²³
　皮质脊髓束 D²⁴
　顶枕颞桥束 D²⁵
脑室 E ( ) ●
　侧脑室：腔 E⁷ ●

★ 距状沟（B^7）：5-30，6-7

○ 尾状核（C^1）：3-10，5-24，5-25

○ 丘脑前核（C^{10}）：5-16，5-17，5-1

○ 丘脑内侧核（C^{11}）：5-16，5-17，5-1

○ 底丘脑区（C^{15}）：5-23

○ 红核（C^{17}）：5-10，5-11，5-15

○ 黑质（C^{18}）：5-10，5-11，5-23，5-25

○ 丘脑枕（C^{19}）：5-11，5-16，5-17，5-18

○ 小脑核（C^{22}）：5-14，5-15

○ 前顶盖（C^{23}）：5-11，6-7

○ 胼胝体（D^2）：5-33

⊕ 放射冠（或辐射冠）（D^3）：5-33

○ 视束（D^{11}）：3-7，5-2，6-7，6-8

○ 前连合（D^{12}）：6-5

○ 乳头丘脑束（D^{14}）：5-22

○ 小脑上脚（D^{17}）：5-1，5-8，

○ 皮质脊髓束（D^{24}）：4-9，5-4～5-11

○ 内侧丘系（D^{26}）：4-4，5-5～5-11，5-17

○ 外侧丘系（D^{27}）：5-7，5-8，5-9，6-18

● 侧脑室（E^2）：9-11

○ 小脑皮质（F^4）：3-7，3-8，5-13，5-14，5-15

⊕ 小脑活树（F^6）：5-13，5-14

经尾状核的头内侧面的矢状切面．

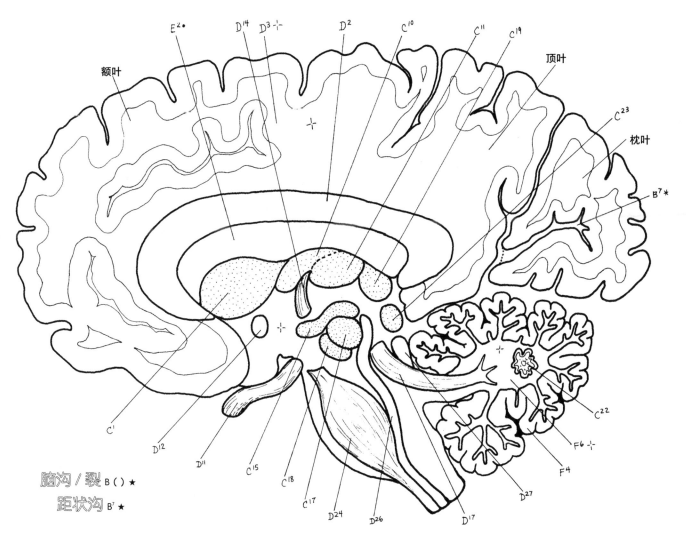

图 5-43 经尾状核的头内侧面的矢状切面

脑沟 / 裂 B ( ) ★

距状沟 B⁷ ★

核团 C ( )

尾状核：头 C¹

丘脑前核 C¹⁰

丘脑内侧核 C¹¹

底丘脑区 C¹⁵

红核 C¹⁷

黑质 C¹⁸

丘脑枕 C¹⁹

小脑核 C²²

前顶盖 C²³

纤维束 / 神经 D ( )

视束 D¹¹

乳头丘脑束 D¹⁴

小脑上脚 D¹⁷

皮质脊髓束 D²⁴

内侧丘系 D²⁶

外侧丘系 D²⁷

脑室 E ( ) ●

侧脑室：中央部 E² ●

标志性结构 F ( )

小脑皮质 F⁴

173

5-44
正中矢状切面

○ 扣带回（A^1）：5-26

○ 下丘脑（C^7）：3-8，5-20，5-21，5-22

○ 漏斗（C^9）：5-20

○ 丘脑内侧核（C^{11}）：5-16，5-17，5-18

○ 乳头体（C^{14}）：5-20，5-21，5-22

○ 上丘（C^{20}）：5-1，5-10，6-7

○ 下丘（C^{24}）：5-1，5-9，6-18

○ 中脑被盖（C^{25}）：5-9～5-12，5-23

○ 网状结构（C^{26}）：5-5～5-12，5-19

○ 胼胝体（D^2）：5-33

○ 视束（D^{11}）：5-2，6-7，6-8

○ 前连合（D^{12}）：6-5

○ 穹隆（D^{13}）：3-10，5-21，5-26，5-27

○ 髓纹（D^{28}）：5-23

● 第四脑室（E^5）：9-11

● 室间孔（E^8）：3-10，9-11

● 大脑导水管（E^9）：5-9，5-10，9-11

⊕ 透明隔（F^1）：5-26

○ 脑桥（F^2）：3-8，5-2，5-7，5-8

○ 松果体（F^3）：5-11，5-23

○ 小脑皮质（F^4）：5-13，5-14，5-15

○ 延髓（F^5）：5-1，5-2，5-4，5-5，5-6

○ 小脑活树（F^6）：5-13，5-14

○ 上髓帆（F^7）：5-8

正中矢状切面.

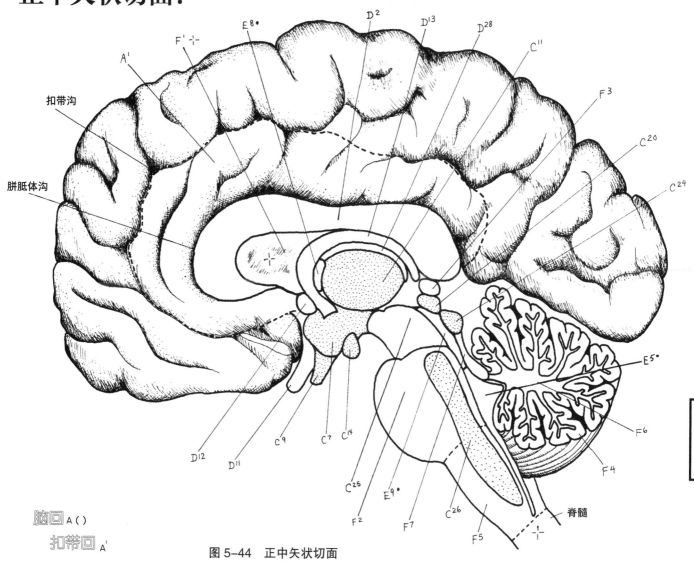

扣带沟

胼胝体沟

脊髓

图 5-44 正中矢状切面

脑回 A ( )
   扣带回 A^1

核团 C ( )
   下丘脑 C^7
     漏斗 C^9
     乳头体 C^{14}
   丘脑内侧核 C^{11}
   上丘 C^{20}
   下丘 C^{24}
   中脑被盖 C^{25}
   网状结构 C^{26}

纤维束 / 神经 D ( )
   视束 D^{11}
   髓纹 D^{28}

脑室 E ( ) ●
   第四脑室 E^5 ●
   室间孔 E^8 ●
   大脑导水管 E^9 ●

标志性结构 F ( )
   脑桥 F^2
   松果体 F^3
   小脑皮质 F^4
   延髓 F^5
   上髓帆 F^7

经尾状核的头的水平切面

◯ 扣带回（A¹）：5-26

◯ 中央后回（A¹⁶）：4-4，4-5，4-6，5-29

◯ 中央前回（A¹⁸）：4-9，5-29

★ 大脑纵裂（B¹）：1-2

★ 外侧裂（B²）：5-29

★ 中央沟（B⁶）：5-29，5-30

◯ 尾状核（C¹）：3-10，5-24，5-25

◯ 胼胝体（D²）：5-33

⊕ 放射冠（或辐射冠）（D³）：5-33

◯ 穹隆（D¹³）：3-10，5-21，5-26，5-27

◉ 侧脑室（E²）：9-11

经尾状核的头的水平切面.

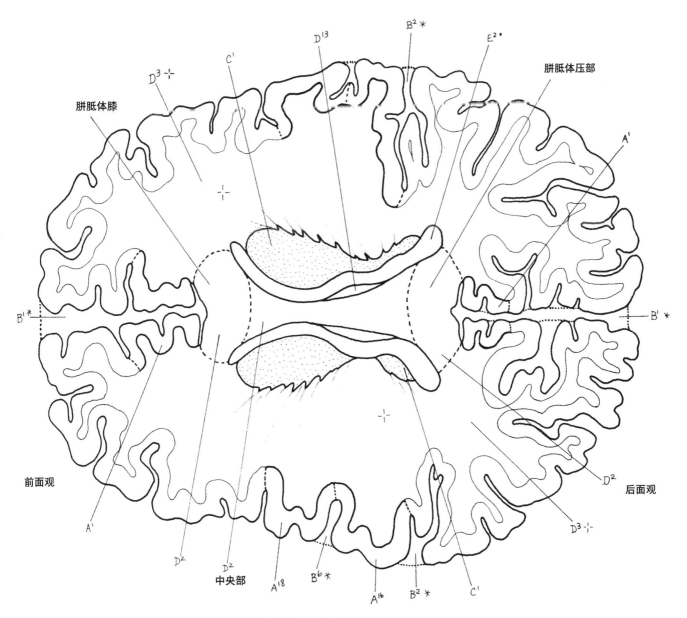

胼胝体压部

胼胝体膝

前面观

后面观

中央部

图 5-45 经尾状核的头的水平切面

脑回 A ( )
　扣带回 A¹
　中央后回 A¹⁶
　中央前回 A¹⁸

脑沟 / 裂 B ( ) ★
　大脑纵裂 B¹ ★
　外侧裂 B² ★
　中央沟 B⁶ ★

核团 C ( )
　尾状核: 头 / 尾 C¹

纤维束 / 神经 D ( )
　胼胝体 D²
　穹隆 D¹³

脑室 E ( ) ●
　侧脑室: 中央部 E² ●

5-46
经丘脑前核的水平切面

○ 扣带回（A¹）：5-26

○ 岛回（A⁷）：3-9，3-10

○ 岛盖回（A¹⁹）：5-29

★ 大脑纵裂（B¹）：1-2

★ 距状沟（B⁷）：5-30，6-7

○ 尾状核（C¹）：3-10，5-24，5-25

○ 壳（C²）：3-10，5-24，5-25

○ 丘脑前核（C¹⁰）：5-16，5-17，5-18

○ 丘脑内侧核（C¹¹）：5-16，5-17，5-18

○ 丘脑外侧核（C¹²）：5-16，5-17，5-18

○ 丘脑枕（C¹⁹）：5-11，5-16，5-17，5-18

○ 胼胝体（D²）：5-33

⊕ 放射冠（或辐射冠）（D³）：5-33

○ 穹隆（D¹³）：3-10，5-21，5-26，5-27

○ 内囊（D²⁰、D²¹、D²²）：5-33

◉ 侧脑室（E¹，E⁷）：9-11

◉ 第三脑室（E³）：9-11

◉ 室间孔（E⁸）：3-10，9-11

⊕ 透明隔（F¹）：5-26

经丘脑前核的水平切面.

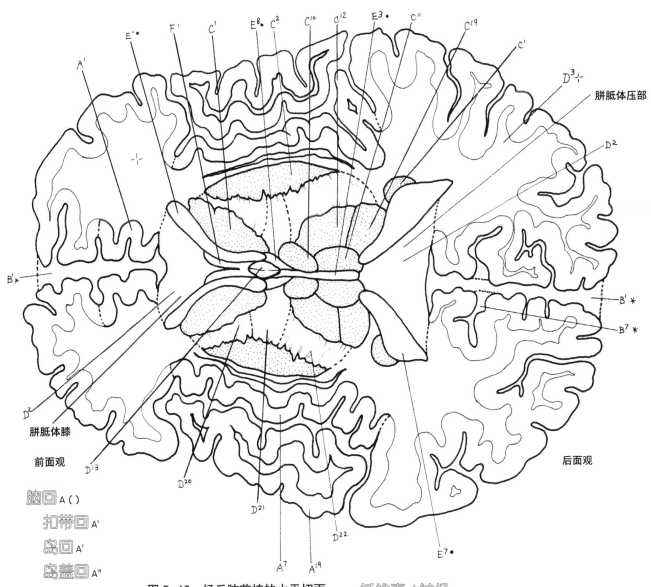

图 5-46　经丘脑前核的水平切面

脑回 A ( )
　　扣带回 A¹
　　岛回 A⁷
　　岛盖回 A¹⁹

脑沟 / 裂 B ( ) ★
　　距状沟 B⁷ ★

核团 C ( )
　　尾状核: 头 / 尾 C¹
　　壳 C²
　　丘脑前核 C¹⁰
　　丘脑内侧核 C¹¹
　　丘脑外侧核 C¹²
　　丘脑枕 C¹⁹

纤维束 / 神经 D ( )
　　胼胝体 D²
　　穹隆 D¹³
　　内囊: 前肢 D²⁰
　　内囊: 膝 D²¹
　　内囊: 后肢 D²²

脑室 E ( ) •
　　侧脑室: 前角 E¹ •
　　侧脑室: 腔 E⁷ •

5-47
经松果体的水平切面

○ 岛回（A⁷）：3-9，3-10

★ 大脑纵裂（B¹）：1-2

○ 尾状核（C¹）：3-10，5-24，5-25

○ 壳（C²）：3-10，5-24，5-25

○ 苍白球（C³）：3-10，5-24，5-25

○ 屏状核（C⁴）：5-24

○ 丘脑腹后外侧核（C¹⁶）：5-16，5-17，5 18

○ 丘脑枕（C¹⁹）：5-11，5-16，5-17，5-18

○ 丘脑腹后内侧核（C²⁷）：5-16，5-17，5-18

○ 丘脑板内核（C²⁸）：4-5，5-16～5-19，5-34

○ 内侧/外侧缰核（C²⁹）：5-23

⊙ 放射冠（或辐射冠）（D³）：5-33

○ 内囊（D⁵）：5-33

⊙ 外囊（D⁸）：5-24

⊙ 最外囊（D⁹）：5-24

○ 前连合（D¹²）：6-5

○ 乳头丘脑束（D¹⁴）：5-22

○ 缰连合（D²⁹）：5-23

● 第三脑室（E³）：9-11

● 侧脑室（E⁶）：9-11

○ 松果体（F³）：5-11，5-23

经松果体的水平切面．

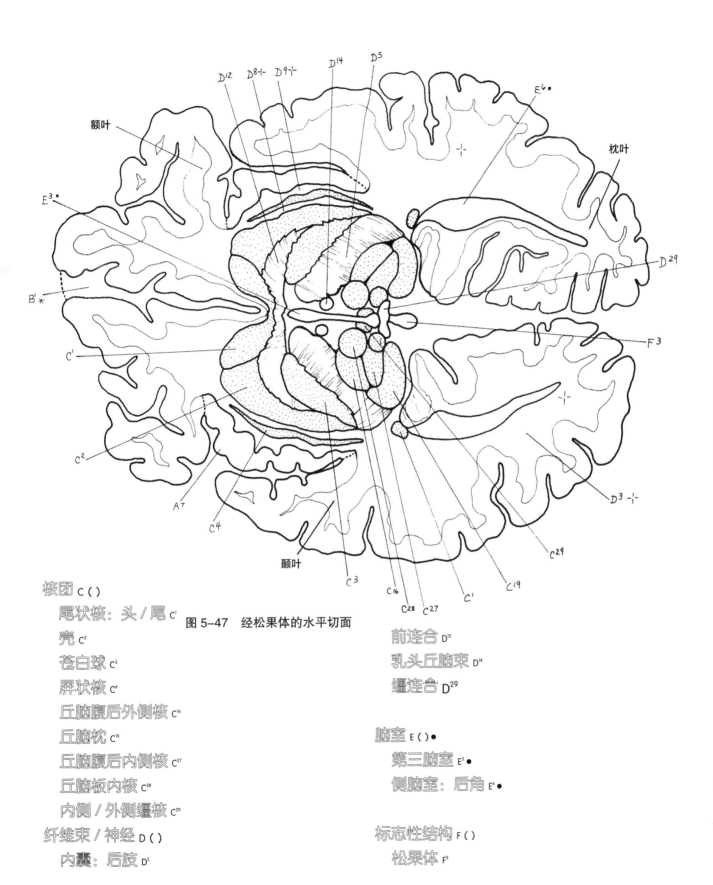

图 5-47 经松果体的水平切面

额叶

枕叶

核团 C ( )
　尾状核：头 / 尾 C¹
　壳 C²
　苍白球 C³
　屏状核 C⁴
　丘脑腹后外侧核 C¹⁶
　丘脑枕 C¹⁹
　丘脑腹后内侧核 C²⁷
　丘脑板内核 C²⁸
　内侧 / 外侧缰核 C²⁹
纤维束 / 神经 D ( )
　内囊：后肢 D⁵

　前连合 D¹²
　乳头丘脑束 D¹⁴
　缰连合 D²⁹

脑室 E ( )●
　第三脑室 E³ ●
　侧脑室：后角 E⁶ ●

标志性结构 F ( )
　松果体 F³

5-48
经乳头体的水平切面

○ 杏仁核（C^6）：3-10，5-26

○ 漏斗（C^9）：5-20

○ 海马齿状回（C^{13}）：3-10，5-26，5-27，5-28

○ 乳头体（C^{14}）：5-20，5-21，5-22

○ 黑质（C^{18}）：5-10，5-11，5-23，5-25

○ 下丘（C^{24}）：5-9，6-18

○ 导水管周围灰质（C^{30}）：4-5，5-9，5-10，5-34

⊕ 放射冠（或辐射冠）（D^3）：5-33

○ 视交叉（D^{10}）：5-2，6-7，6-8

○ 视束（D^{11}）：3-7，5-2，6-7，6-8

○ 大脑脚（D^{15}）：5-2，5-10，5.11

○ 额桥束（D^{23}）：5-10，5-11

○ 皮质脊髓束（D^{24}）：4-9，5-4～5-11

○ 顶枕颞桥束（D^{25}）：5-10，5-11，

● 第三脑室（E^3）：9-11

● 人脑导水管（E^9）：5-9，5-10，9-11

○ 小脑（F^4）：3-7，3-8，5-13，5-14，5-15

经乳头体的水平切面.

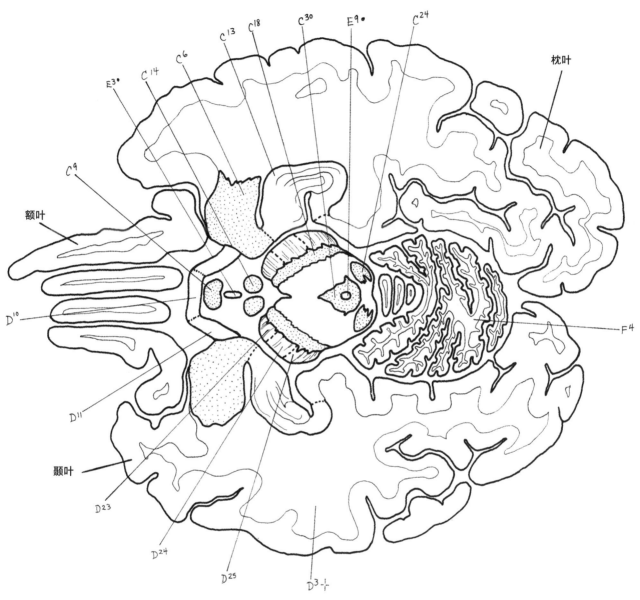

图 5-48　经乳头体的水平切面

核团 C ( )

　杏仁核 C⁶

　漏斗 C⁹

　海马齿状回 C¹³

　乳头体 C¹⁴

　黑质 C¹⁸

　下丘 C²⁴

　导水管周围灰质 C³⁰

纤维束 / 神经 D ( )

　大脑脚 D¹⁵ ( )

额桥束 D²³

皮质脊髓束 D²⁴

顶枕颞桥束 D²⁵

脑室 E ( ) ●

　大脑导水管 E⁹ ●

标志性结构 F

　小脑 F⁴

6-1
脑神经概述

十二对脑神经主要负责脑部信息的传入和传出。与这些神经相关的复杂受体器官存在于头部和颈部，而在身体的其他部位没有发现。

脑神经以罗马数字顺序（Ⅰ～Ⅻ）而命名，其中Ⅰ位于脑的前端，Ⅻ位于后端，近延髓-脊髓连接处。脑神经的名称可以用三种方式书写：如脑神经Ⅱ、第二（脑）神经或视神经。

请在图 6-1 的左图中用不同颜色涂出标题"脑"和小标题 A—E 及相关代表性脑区。使用对比鲜明的颜色。然后涂出标题"脑神经"和小标题 A^1—E^6 及相关脑神经和编号。使脑神经及其编号与相关脑区颜色匹配，对于一个脑区有多个脑神经的（如 E^1—E^5），脑区可以使用不同的色调。

所有脑神经都与胚胎脑的特定区域相关。例如脑神经Ⅰ来自胚胎时期的端脑，脑神经Ⅱ来自胚胎时期的间脑等。注意，大多数脑神经（Ⅴ～Ⅻ）与胚胎时期的后脑相关，且脑神经Ⅺ的起源与胚胎时期的脑和脊髓均有关。

使用与小标题 A^1—E^6 相同的颜色，从 A^1 开始，涂出右图中脑前下面上的成对脑神经和呈半圆形排列的效应器、感受器和脑神经编号。

嗅神经（Ⅰ）（A^1） 由鼻腔顶部嗅黏膜的短、细纤维组成，用来感受气味（嗅觉）。这些纤维穿过筛孔进入嗅球。嗅球和相连的嗅束是端脑的延伸部分，它们不是嗅神经，因此不涂颜色。

视神经（Ⅱ）（B^1） 起自眼球后部的视网膜（视觉感光细胞层），其细胞发出的纤维离开眼球和周围的眼眶，进入颅中窝，并与对侧的纤维在视交叉处合并。视交叉和后续的视束是间脑的延伸部分，因此不涂颜色。

动眼神经（Ⅲ）（C^1） 从中脑发出，进入眼眶，并支配六块眼外肌中的四块，以及眼内肌（图中未显示）和上睑提肌。

滑车神经（Ⅳ）（C^2） 从中脑的背侧面发出（唯一从脑干背侧面穿出的脑神经），并进入眼眶，靠近动眼神经，以支配六块眼外肌中的一块（上斜肌）。

三叉神经（Ⅴ）（D^1） 发自脑桥，分出三大分支（V^1、V^2 和 V^3），每个分支穿过颅骨的不同孔裂，向面部、鼻部和口部发出感觉纤维。V^3 分支包含支配咀嚼肌和中耳鼓膜张肌的运动纤维成分（图中未显示）。

展神经（Ⅵ）（D^2） 发自脑桥 – 延髓交界处，并与动眼神经和滑车神经一起进入眼眶，以支配六块眼外肌中的一块（外直肌）。

面神经（Ⅶ）（E^1） 由两个分支（只显示了一个）组成，自脑桥小脑三角处发出复杂分支。它主要分布于面部的表情肌、中耳的镫骨肌（图中未显示）、两对唾液腺、软腭和舌前 2/3 的味蕾。

前庭蜗神经（Ⅷ）（E^2） 在脑桥小脑三角处离开延髓，进入内耳分为两部分，传导听觉的蜗神经和维持平衡的前庭神经。

舌咽神经（Ⅸ）（E^3） 离开延髓和颅骨后，分布于舌后 1/3 的味蕾、腮腺和咽肌，即传导口后部和咽部的感觉。

迷走神经（Ⅹ）（E^4） 离开延髓和颅骨后，传导咽部、喉部、胸腹部脏器以及部分耳的运动和感觉冲动。

副神经（Ⅺ）（E^5） 兼具有脊髓根（C^1—C^5）和颅根两种成分，其中颅根与迷走神经相关。脊髓根分布于大的颈部肌肉、胸锁乳突肌（外侧）和斜方肌（后部）。

舌下神经（Ⅻ）（E^6） 离开延髓和颅骨后，分布于舌肌。

脑神经概述.

脑★

端脑 A
间脑 B A
中脑 C
后脑 D
末脑 E

Ⅰ A¹
Ⅱ B¹
Ⅲ C¹
Ⅳ C²
Ⅴ D¹
Ⅵ D²
Ⅶ E¹
Ⅷ E²
Ⅸ E³
Ⅹ E⁴
Ⅺ E⁵
Ⅻ E⁶

脊髓节段

脑分化图解
上部脊髓节段

脑神经★

嗅神经 A¹
视神经 B¹
动眼神经 C¹
滑车神经 C²
三叉神经 D¹
展神经 D²
面神经 E¹
前庭蜗神经 E²
舌咽神经 E³
迷走神经 E⁴
副神经 E⁵
舌下神经 E⁶

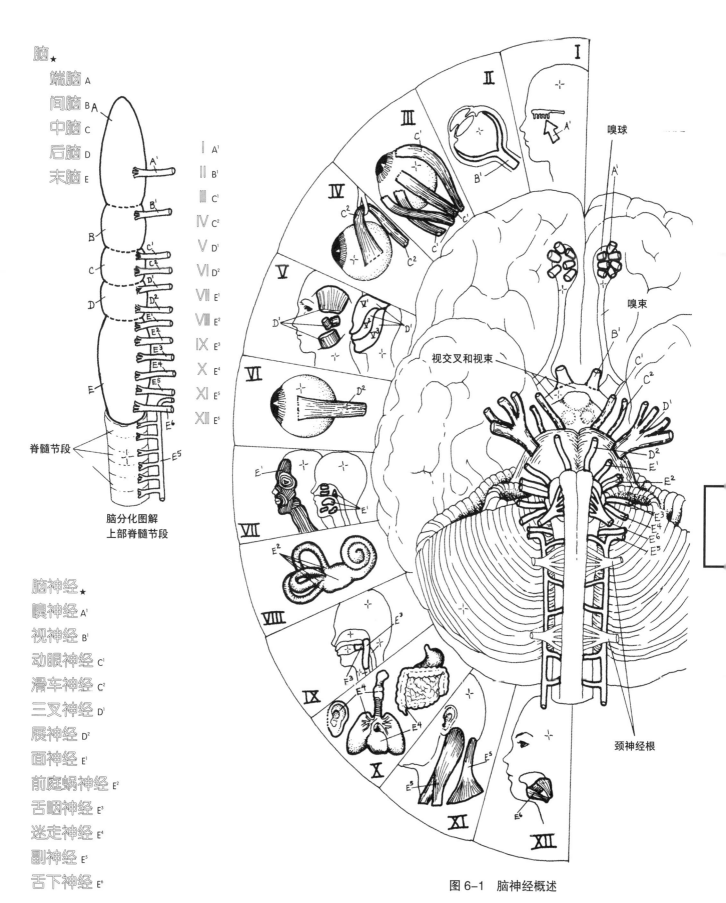

嗅球
嗅束
视交叉和视束
颈神经根

图 6-1 脑神经概述

脑神经和各自出入颅的部位（孔裂）

脑位于颅内并受颅盖骨的保护。脑神经发出的纤维必须通过一系列的孔裂进出封闭的颅腔。本节常用的孔裂同义术语包括沟裂、管和口或道。了解这些孔裂的位置有助于确定脑神经的最终去向。在某些创伤或疾病情况下，这些孔裂成为神经压迫的潜在部位，其症状或体征将由对应神经的相关感受器或效应器来表达。

请在图 6-2 中用不同颜色涂出颅底的孔裂、管道（在图右侧），以及出入的脑神经（在图左侧）。

大脑半球的额叶位于颅前窝。在中线两侧的颅前窝间，是**筛骨的筛板**（A，有筛孔），从鼻腔顶部黏膜上行的**嗅神经**（A^1）纤维经筛孔穿行。因此，筛板邻近嗅球和嗅束。鼻部和鼻腔上部的创伤会损伤筛板中穿行的微小嗅觉纤维，导致嗅觉丧失（嗅觉缺失症）。

视神经（B^1）与眼动脉一起走行于**视神经管**（B）内，经眼眶直接到达眼球。视网膜中央动脉穿入包绕视神经纤维的硬脑膜鞘内。头部的创伤可致视神经管内视神经鞘肿胀，压迫神经和血管，从而导致失明。

动眼神经（C^1）、**滑车神经**（C^2）、**三叉神经的第一分支眼神经**（C^3）和**展神经**（C^4）走行于**眶上裂**（C）内。该裂口位于颅前窝的下缘，并向前伸入眼眶，容纳这些神经。

三叉神经的第二分支上颌神经（D^1）经**圆孔**（D）出颅，向前分布于上牙、鼻腔和面部。**三叉神经的第三分支下颌神经**（E^1）经**卵圆孔**（E）出颅，向后下进入颞下窝，分支分布于耳前下方及下颌深处，包含多个咀嚼肌。

面神经（F^1）和**前庭蜗神经**（F^2）经颅后窝侧壁（颞骨岩部）上的**内耳道**（F）出颅。前庭蜗神经鞘相关的肿瘤（如听神经瘤）可能生长突入内耳道，压迫这些神经，从而导致耳聋或前庭功能异常的问题。

舌咽神经（G^1）、**迷走神经**（G^2）和**副神经**（G^3）的颅根和脊髓根走行于内耳道下方的**颈静脉孔**（G）。与这些神经伴行的还有由乙状窦延续而来的颈内静脉（图中未显示，见第 9-9 节）。颈内静脉是头部静脉回流入心的主要血管之一。

舌下神经（H^1）经枕骨大孔两侧的**舌下神经管**（H）出颅，前行至舌肌。刚刚描述的内耳道、颈静脉孔和舌下神经孔都沿着脑干下部的侧面排列，容纳它们各自的下行神经。

枕骨大孔（I）是所有颅骨孔裂中最大的一个，是脊髓、椎动脉及其前后分支（图中未显示）和**副神经脊髓根**（I^1）入颅或出颅的通道。

脑神经和各自出入颅的部位（孔裂）．

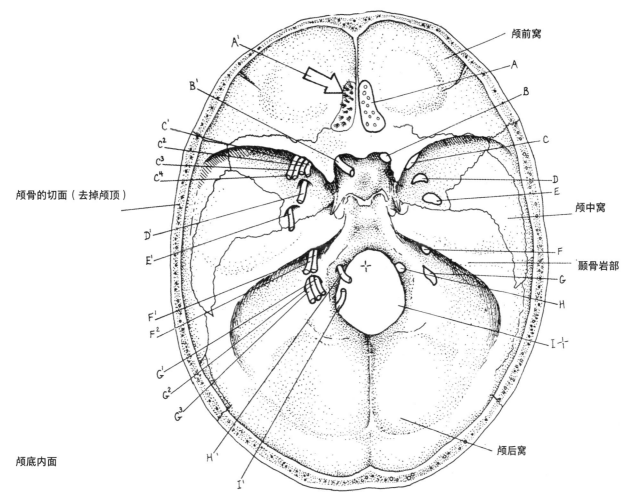

颅前窝

A

B

颅骨的切面（去掉颅顶）

颅中窝

颞骨岩部

颅后窝

颅底内面

图 6-2　脑神经和各自出入颅的部位（孔裂）

筛骨的筛板 A

　嗅神经 A¹

视神经管 B/ 视神经 B¹

眶上裂 c

　动眼神经 C¹

　滑车神经 C²

　三叉神经的第一分支眼神经 C³

　展神经 C⁴

圆孔 D

　三叉神经的第二分支上颌神经 D¹

卵圆孔 E

　三叉神经的第三分支下颌神经 E¹

内耳道 F

　面神经 F¹

　前庭蜗神经 F²

颈静脉孔 G

　舌咽神经 G¹

　迷走神经 G²

　副神经的颅根和脊髓根 G³

舌下神经管 H

　舌下神经 H¹

枕骨大孔 I-|-

　副神经脊髓根 I¹

6-3
脑神经核的功能排列

成年后，脑神经核的位置和排列反映了其在脑干中的胚胎来源和发育。本节中的3幅横断面图代表神经管演变的不同进展阶段，从早期胚胎的原始状态（上部）经菱脑的脑室扩张阶段（中间），再到更成熟的脑干结构（下部）。圆圈表示神经元细胞柱的横断面图，其组织排列是本节的主题。

请在图6-3的3幅插图中用不同颜色涂出小标题A—G及相关区域和箭头。建议A使用深色，B和C使用浅色。

胚胎神经管被**界沟**（A）分为**基板**（B）和**翼板**（C，见第3-6节）。基板中的细胞主要与运动功能有关，翼板中的细胞主要与感觉功能有关。本节中使用以下术语将这些细胞分为不同的功能组。

传入纤维＝感觉纤维　躯体＝皮肤、骨骼肌

传出纤维＝运动纤维　内脏＝中空器官

翼板中的神经元胞体接受传入纤维（主要是初级感觉神经元的中枢突）；基板中的神经元胞体发出传出纤维。分布到骨骼肌和相关结缔组织、皮肤的传出神经元和纤维被称为躯体传出（运动）纤维。分布到中空器官壁的平滑肌、心肌或腺体的传出神经元和纤维被称为内脏传出（运动）纤维。因为脑神经和脊神经都包含这类轴突，所以其术语有描述性前缀"一般"。

脑神经Ⅲ、Ⅳ、Ⅵ和Ⅻ属于**一般躯体传出（运动）神经**（D）。这些神经元的特征就是在脑干各区的脑室前方的中线两侧排列成细胞柱。在整个脑干发育过程中，这个细胞柱一直靠近脑干的中线。

脑神经Ⅶ、Ⅸ和Ⅹ部分包含**一般内脏传出（运动）神经**（E）。该神经元细胞柱最初位于一般躯体传出（运动）神经细胞柱的稍后方；随着脑室扩大，成人时其移动到一般躯体传出（运动）神经细胞柱的外侧，但仍然可通过从界沟伸入的假想线与传入神经元分开。

脑神经Ⅶ、Ⅸ和Ⅹ也包含**一般内脏传入（感觉）神经**（F），这些神经元在翼板中界沟的后方形成一个神经元细胞柱。脑神经Ⅴ、Ⅶ、Ⅸ和Ⅹ还包含**一般躯体传入（感觉）神经**（G），其形成的细胞柱位于翼板中内脏传入（感觉）神经细胞柱的后方。随着脑室的扩大（见最下方插图），躯体传入（感觉）神经元移动到了脑干的后外侧。

请在图6-3的新生儿延髓横断面图中用不同颜色涂出小标题H—J所示区域。

术语"**特殊**"用于表示脊神经中没有配对关系的某些传入和传出神经，并且这些神经对其所支配的肌肉或相关的受体具有特异性。

脑神经Ⅴ、Ⅶ、Ⅸ、Ⅹ和Ⅺ含有**特殊内脏传出（运动）神经**（H），其支配胚胎时期鳃弓演化的横纹肌，如咀嚼肌、面肌和咽喉肌等。注意，这些神经元细胞柱位于双侧一般躯体和内脏传出（运动）神经细胞柱的前面。

脑神经Ⅶ、Ⅸ和Ⅹ包含**特殊内脏传入（感觉）神经**（I），其细胞柱位于一般躯体传入（感觉）神经细胞柱的前方，传导来自舌咽部味蕾受体的神经冲动。

脑神经Ⅷ含有**特殊躯体传入（感觉）神经**（J），其细胞柱位于一般躯体传入（感觉）神经和一般内脏传入（感觉）神经细胞柱之间，传导来自前庭蜗器（平衡觉和听觉）相关的神经冲动。

脑神经核的功能排列.

界沟 A
基板 B
翼板 C
一般躯体传出（运动）神经 D
一般内脏传出（运动）神经 E
一般内脏传入（感觉）神经 F
一般躯体传入（感觉）神经 G
特殊内脏传出（运动）神经 H
特殊内脏传入（感觉）神经 I
特殊躯体传入（感觉）神经 J

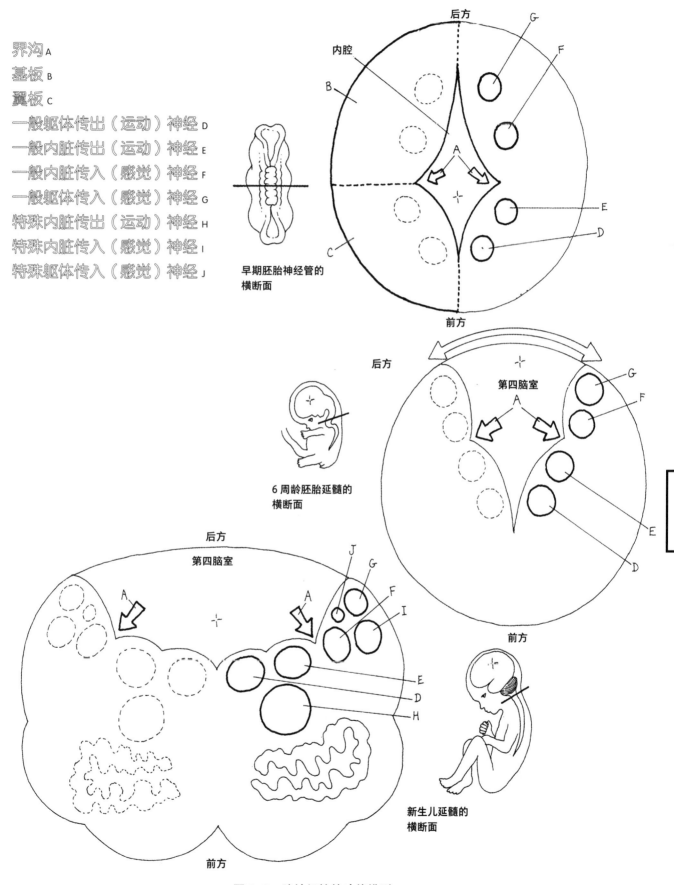

早期胚胎神经管的
横断面

6周龄胚胎延髓的
横断面

新生儿延髓的
横断面

图 6-3　脑神经核的功能排列

6-4
脑干的脑神经及其核团

脑神经可能包含感觉纤维、运动纤维或二者的混合纤维。大多数情况下，感觉纤维（初级感觉神经元）的胞体位于脑干外的神经节中（本节未显示）。但是，三叉神经的一部分纤维的胞体位于脑干内的三叉神经核、前庭神经核、蜗神经核和孤束核。本节未显示脑神经Ⅰ和Ⅱ。

请在图 6-4 的左半侧中用不同颜色涂出标题"感觉性的"小标题 A—F 及相关核团和纤维。除了 C、D、E 和 F 之外，其他的纤维和核团使用相同颜色，但不涂运动性成分。

最大的脑神经——三叉神经（Ⅴ）在脑干中有四个脑神经核，其中三个是感觉神经核。**三叉神经中脑核**（A），从脑桥上部上行到上丘水平，由接受传导咀嚼肌本体感觉冲动的传入神经（**纤维**，A¹）的胞体组成。位于脑桥水平的**三叉神经的主要感觉核**（A²），与接受来自脸、鼻、口腔的感觉神经元的中枢突（**纤维**，A³）的位置觉、粗触觉及两点分辨觉有关。**三叉神经脊束核**（A⁴）从脑桥中部延伸到颈髓，接受传导疼痛觉和温度觉的**纤维**（A⁵），形成三叉神经脊束。

前庭神经核（B）由四个细胞团组成，这些细胞团接受脑神经Ⅷ的前庭神经节内胞体发出的中枢突（**纤维**，B¹），与平衡维持有关。**蜗神经核**（B²）由两个细胞团组成，这两个细胞团接受脑神经Ⅷ的蜗神经节内胞体发出的中枢突（**纤维**，B³），与听觉冲动的传导有关。

孤束核（C）接受与特殊内脏感觉（味觉）和一般内脏感觉有关的**脑神经Ⅶ、Ⅸ和Ⅹ的中枢突**（纤维 D、E、F），形成孤束。

请在图 6-4 的右半侧中用不同颜色涂出标题"运动性的"小标题 G—N¹ 及相关核团和纤维，配色原则同左半侧。然后在脊髓-延髓交界处涂出标题"枕骨大孔"代表的区域。

动眼神经核复合体位于中脑上丘平面的大脑导水管之前，包括两个主要组成部分。**动眼神经副核**（G¹）靠前（嘴侧）、较小，发出内脏运动传出纤维（图中未显示），分布到眼内肌；**动眼神经核**（G）靠后（尾侧）、较大，其发出的纤维支配六块眼外肌中的四块（外直肌和上斜肌除外），以及提上睑肌。**滑车神经核**（H）位于前两者的后方（尾侧），在中脑下丘平面的同一躯体运动（传出）柱中，其发出的**纤维**（H¹）向后交叉到对侧核，并从脑干的后方穿出，然后绕大脑脚外侧前行，经眶上裂入眶，以支配上斜肌。

三叉神经运动核（A⁶）发出的**纤维**（A⁷）与三叉神经的下颌支一起支配咀嚼肌。脑神经Ⅵ的**展神经核**（I）位于第四脑室底部，其发出的**纤维**（I¹）向前经脑桥-延髓连接处（即延髓脑桥沟）出脑，支配眼球的外直肌。**面神经核**（D¹）位于展神经核的前外侧，其发出的特殊内脏传出（运动）**纤维**（D²）走行特殊，在脑干内上行并绕过展神经核，离开脑桥小脑连接处，分布至面部的表情肌。

上泌涎核（J）发出一般内脏传出（运动）纤维（图中未显示），加入脑神经Ⅶ（面神经），换元后的轴突支配下颌下腺和舌下腺的分泌。**下泌涎核**（K）发出的促分泌纤维（图中未显示）加入脑神经Ⅸ（舌咽神经），换元后支配腮腺的分泌。

疑核（L）发出的纤维加入**脑神经Ⅸ**（E¹）、**脑神经Ⅹ**（F¹）和**脑神经Ⅺ**（M）的颅根。这些特殊内脏传出（运动）神经支配咽和喉部的骨骼肌。**迷走神经背核**（F²）发出的一般内脏传出（运动）**纤维**（F³）分布到胸腔和腹腔脏器。

脊髓上颈段前角的副神经核（M¹）发出的**纤维**（M²）向上经枕骨大孔和颈静脉孔穿出，以支配颈部和背上部的骨骼肌。**舌下神经核**（N）位于迷走神经背核的内侧，其发出的**纤维**（N¹）分布至舌肌。

脑干的脑神经及其核团.

感觉性的★
三叉神经中脑核 A
   纤维 A¹
三叉神经的主要感觉核 A²
   纤维 A³
三叉神经脊束核 A⁴
   纤维 A⁵
前庭神经核 B / 纤维 B¹
蜗神经核 B² / 纤维 B³
孤束核 C
   脑神经Ⅶ的纤维 D
   脑神经 Ⅸ 的纤维 E
   脑神经 Ⅹ 的纤维 F

运动性的★
动眼神经核 G
动眼神经副核 G¹
滑车神经核 H / 纤维 H¹
三叉神经运动核 A⁶
   纤维 A⁷
展神经核 I / 纤维 I¹
面神经核 D¹ / 纤维 D²
上泌涎核 J
下泌涎核 K
疑核 L
   脑神经 Ⅸ 的纤维 E¹
   脑神经 Ⅹ 的纤维 F¹
   脑神经Ⅺ的纤维 M
迷走神经背核 F² / 纤维 F³
   脊髓上颈段前角的副神经核 M¹ / 纤维 M²
舌下神经核 N / 纤维 N¹
枕骨大孔 O★

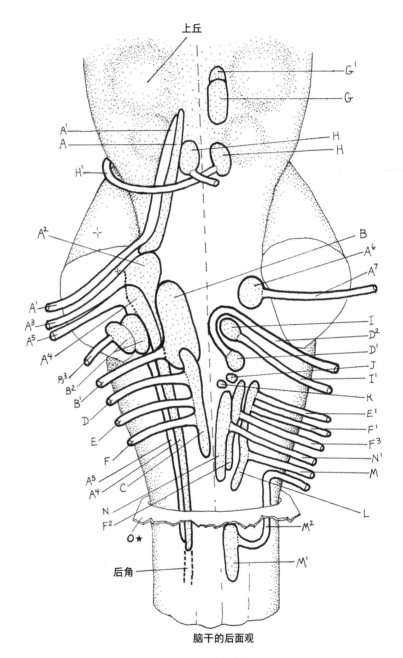

图 6-4　脑干的脑神经及其核团

嗅神经（Ⅰ）和嗅觉系统

从胚胎时期端脑衍生发育的嗅神经或第一脑神经是所有脑神经中最靠前的一个。它由仅仅几毫米长的无髓鞘纤维组成，是最短的脑神经。作为最原始的感觉之一，嗅觉与人类最重要的一些本能活动有关，包括饮食、性行为和生育。

请在图 6-5 中用不同颜色涂出小标题 A—F。在上方的插图中涂箭头 E 和结构 A、B 和 F，然后在中间插图中涂结构 A—F。

嗅觉的发生依赖于鼻中隔两侧鼻腔顶部的一对小的（2.5～4.0 cm²）黄褐色斑块，称作**嗅上皮**（A），此处的鼻中隔可将鼻腔分为左、右两部分。每侧的嗅上皮约含 5000 万个双极**受体神经元**（B），至少由尽可能多的**支持细胞**（C）进行代谢支持。每个受体神经元的周围突止于由微绒毛（图中未显示）围绕的 6～8 根**嗅毛**（B¹）形成的嗅毛丛。这些受体神经元的突起和微绒毛都浸于**黏液层**（D），嗅毛和微绒毛的膜表面包含捕获黏液层中**吸入分子**（E）的受体位点（图中未显示）。通过这些突起仍然不能充分理解吸入分子是如何刺激受体而产生受体电位，并进一步触发和传播动作电位的。受体神经元的**轴突**（嗅神经，B²）经筛骨的**筛板**（F）可将这些刺激信号传递到嗅球。

请在三幅主插图和底部的插图中用不同的颜色涂出小标题 G—K 及相关结构。

嗅觉纤维的突触主要分布于**嗅球**（G），呈相互缠集的神经纤维球，称为突触球。这些突触球主要由次级神经元——较小的**簇状细胞**（H）和较大的**僧帽细胞**（I）的树突组成。由于嗅球中一级神经元与次级神经元的比例很高，因此在此处必须进行大量的选择性信息处理。嗅球的特殊之处在于含有**颗粒细胞**（J），其没有轴突，与簇状细胞和僧帽细胞间可建立树突-树突联系（见第 2-4 节），后者发出的**轴突**（I¹）进一步形成嗅束（K）。

请在所有插图中用不同的颜色涂出小标题 L—U 及相关结构，从中间插图的结构 L 开始。

次级神经元发出的轴突与沿着嗅束分布的许多散在细胞、**嗅核**（L）形成突触联系。嗅核发出的**轴突**（L¹）在**前连合**（M）处穿过中线，交叉到对侧嗅球（图中未显示，注意**对侧嗅轴**，L²，与颗粒细胞形成突触联系）。次级神经元（僧帽细胞和簇状细胞）发出的**轴突**（I¹）进一步形成嗅束的三个部分：**内侧嗅纹**（O）、**外侧嗅纹**（Q）和**中间嗅纹**（U）。

内侧嗅纹的纤维投射到**隔区**（P，见第 5-26 节），由此继续到海马、下丘脑和脑干上部（图中未显示）。外侧嗅纹的纤维投射至**杏仁复合体**（R）和邻近的皮质区，特别是前颞叶内侧部的**前梨状皮质**（S，梨形，指颞叶的形状，也称为外侧嗅回）和**杏仁体周围皮质**（T）；其纤维从这个"初级嗅皮质"和杏仁体周围部分皮质一直投射到整个间脑和脑干上部。

较小的中间嗅纹的纤维投射到**前穿质**（N），此处有许多进入大脑半球的动脉经过（因此而得名）。气味（嗅觉）是动物的关键感觉形态，该区位于额叶底部，包括嗅结节（图中未显示）。

嗅觉系统是唯一的一种可到达大脑皮质，但未在丘脑中转的感觉系统。

嗅神经（Ⅰ）和嗅觉系统.

嗅上皮 A

受体神经元 B

　　嗅毛 B¹

　　嗅神经的轴突 B²

支持细胞 C

黏液层 D

吸入分子 E

筛骨的筛板 F

嗅球 G

　　簇状细胞 H

　　僧帽细胞 I / 轴突 I¹

　　颗粒细胞 J

嗅束 K

　　嗅核 L / 轴突 L¹

　　对侧嗅轴 L²

前连合 M

前穿质 N

内侧嗅纹 O

隔区 P

外侧嗅纹 Q

杏仁复合体 R

初级嗅皮质 ★

　　前梨状皮质 S

　　杏仁体周围皮质 T

中间嗅纹 U

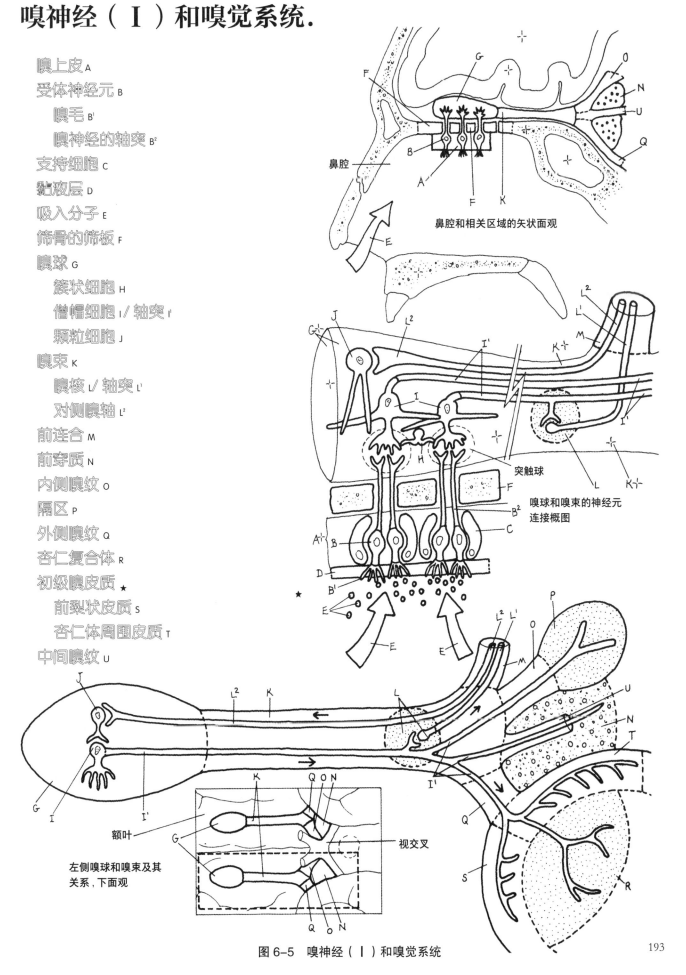

鼻腔和相关区域的矢状面观

突触球

嗅球和嗅束的神经元
连接概图

额叶

视交叉

左侧嗅球和嗅束及其
关系，下面观

图 6-5　嗅神经（Ⅰ）和嗅觉系统

6-6
视觉系统：眼

视觉图像的处理始于眼睛，眼睛中光波聚焦在神经视网膜上，所产生的神经冲动从眼睛沿视觉通路经脑最后传递到枕叶内侧面的视皮质。眼球的非神经结构为视网膜功能奠定了基础，并为其提供支持和保护。

请在图 6-6 的上图中用不同颜色涂出标题"眼球"，小标题 A—M¹ 及相关结构和箭头，结构 C、D 和 L 建议使用浅色。结构 B 和 K 也可在下方插图中涂色。

进入眼球的光线首先遇到凸面的**角膜（A）**，其由透明的胶原结缔组织纤维层凝聚而成，内、外被覆上皮细胞层。角膜是眼球中屈光度最大的结构。角膜向两侧延续是**巩膜（B）**，是眼球壁中白色、不透明的外层。

光线穿过角膜后，经眼球的**前房（C）** 进入**瞳孔（F-|-）**，瞳孔是**虹膜（E）** 中央的一个圆孔。眼前房和**后房（D）** 内充满房水（图中未显示），房水由**睫状体（I）** 分泌产生，并通过角膜-巩膜连接处的**施莱姆管**（或叫巩膜静脉窦，G）回流入静脉循环。若该管阻塞导致前、后房房水循环障碍而过度积聚，引起眼内压增高，可损伤视网膜和视神经（青光眼），最终导致失明。虹膜是圆盘状结构，其内所含的平滑肌可根据光线的强弱或有无来调节瞳孔的大小。

圆形的**晶状体（H）** 由致密的上皮细胞层组成，可随周围放射分布的支撑性**悬韧带（J）** 的张力变化而伸缩。这些悬韧带从睫状体的睫状突伸出。睫状体内睫状肌的收缩会改变（降低）悬韧带的张力，这反过来又增加了晶状体的凸度和折射（屈光）能力。随着年龄的增长，晶状体的弹性会逐渐下降。睫状体再往两侧延续是**脉络膜（K）**，是位于巩膜和视网膜之间的血管层。光线穿过晶状体后，再往里是**玻璃体（L）**，后者是一种半凝胶状物质。最后光线

会聚焦在**视网膜（M）** 上，即多层神经组织膜。视网膜上含有感光细胞，可以对光波在视网膜上的成像进行处理。视网膜上感光最敏锐的部位（中央凹）位于视神经起源处稍外侧的**黄斑（M¹）**。

请在图 6-6 的下图中用不同颜色涂出标题"视网膜"，小标题下 N—V 及相关结构。结构 T¹、U 和 V 也可在上方插图中涂色。

视网膜主要由三个基本细胞层组成：**视细胞（O 和 P）**、**双极细胞（Q）** 和**节细胞（T）**。在这三个细胞层中，**水平细胞（R）** 和**无长突细胞（S）** 可提供不同程度的侧向连接。光感受器位于视网膜的后表面，这样看起来像是反向排列，光线必须先经过节细胞层和双极细胞层，最后才能到达光感受器。

光感受器有两种类型，可依据其在光学显微镜下的形状而命名。**视杆细胞（O）** 是数量最多的光感受器（约 1 亿），但在中央凹处缺失。视杆细胞对弱光敏感，当暴露于强光下时可进入**色素层（N）**。**视锥细胞（P）** 的数量约 700 万，主要集中分布于中央凹，对强光和彩色最敏感。

视杆细胞可以与许多双极细胞形成多个突触联系，而视锥细胞通常与这些细胞间只是一对一的联系。节细胞接受由双极细胞和无长突细胞传入的神经冲动，其发出的**轴突（T¹）** 沿着视网膜的内面走行，然后向外投射并穿过巩膜，形成**视神经（U**，见下页的补充说明**）**。巩膜与覆盖视神经的结缔组织或**视神经鞘（V）** 相延续。视神经形成的视网膜部是视神经盘，属于一个生理性盲点。当驾驶汽车接近十字路口时，最好在每个方向上至少观察两次，因为迎面而来的车辆可能正好是你第一次观察时的"盲点"。

视觉系统：眼.

眼球★
角膜 A
巩膜 B
前房 C / 后房 D
虹膜 E
　瞳孔 F-|-
施莱姆管（巩膜静脉窦）G
晶状体 H
睫状体 I
悬韧带 J
脉络膜 K
玻璃体 L
视网膜 M
　黄斑 M'

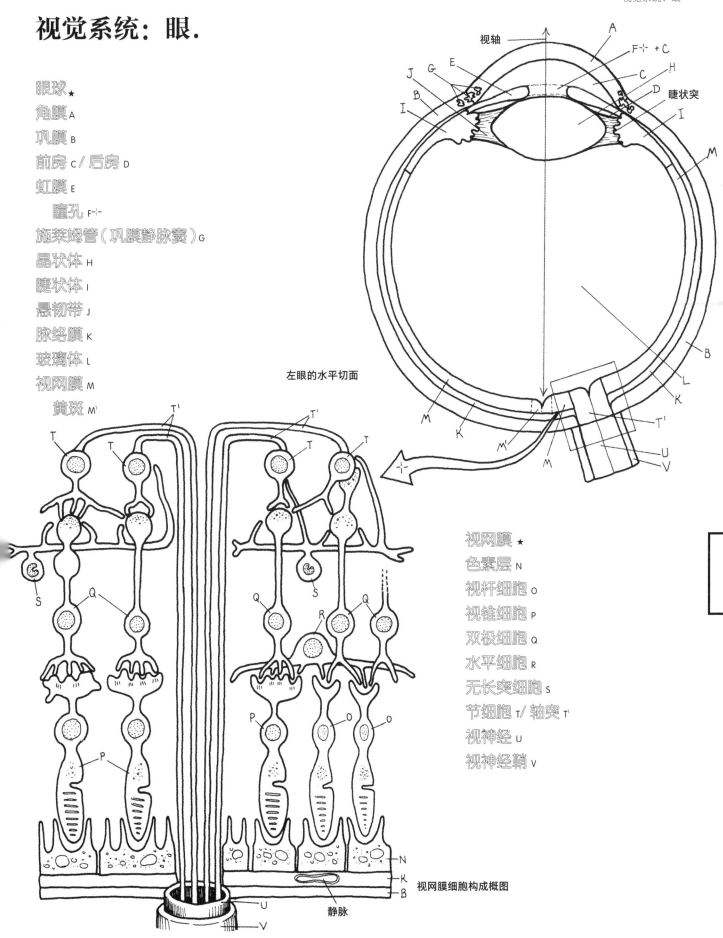

左眼的水平切面

视网膜★
色素层 N
视杆细胞 O
视锥细胞 P
双极细胞 Q
水平细胞 R
无长突细胞 S
节细胞 T / 轴突 T'
视神经 U
视神经鞘 V

视网膜细胞构成概图

静脉

图 6-6　视觉系统：眼

6-7
视觉系统：视觉通路

视觉通路始于外周感受器（视网膜），可将视觉相关神经冲动传递到丘脑乃至大脑皮质。

请在图 6-7 中用不同颜色涂出标题"主要视觉通路"和小标题 A—G 及相关结构。对于 B¹ 和 B²，请使用相同颜色的不同色调。然后涂标题"瞳孔对光反射通路"和小标题 H—M 及相关结构。

视网膜（A）节细胞的轴突汇集形成**视神经**（B），从眼球的后面行向后内，经视神经管入颅腔（见第 6-2 节）。其**内侧（鼻侧）的纤维**（B¹）在**视交叉**（C）处交叉后加入到对侧**视束**（D）。**外侧（颞侧）的纤维**（B²）行至视交叉处时，未交叉到对侧，而是加入到同侧的视束。视束的纤维在下丘脑呈放射状，遵循一定的排列路线。

主要视觉通路由大部分的视束纤维组成，这些纤维与丘脑的**外侧膝状体**（E）形成突触联系。然后，外侧膝状体发出的纤维可能遵循不同路线，形成**视辐射**（F）或膝距束投射到枕叶距状沟两侧的**视皮质**（G）。膝距束的一些纤维行向前下进入颞叶后，又向后弯曲（形成**迈耶袢**，F¹），继续投射到距状沟两侧的大脑皮质。迈耶袢传导来自视野上外侧的视觉冲动。

与瞳孔对光反射通路相关的纤维离开视束后形成**顶盖前区的传入纤维**（H），随后进入位于中脑嘴侧缘（前缘）和上丘脑尾侧缘（后缘，图中未显示，见第 5-43 节）之间的**顶盖前核**（H¹）。顶盖前核发出顶盖前区的**传出纤维**（H²）经**后连合**（I）到达对侧顶盖前核的**中间神经元**（J）。这些中间神经元发出的轴突向前投射到**动眼神经副核**（K，见第 6-4 节）。至此，**节前纤维**（K¹）伴随动眼神经（Ⅲ，图中未显示）抵达眼眶，与**睫状神经节**（L，与内脏神经系统的副交感神经部分相关的运动性神经节）形成突触联系。睫状神经节发出的**节后纤维**（L¹）支配睫状体的**睫状肌**（P）和虹膜部的**瞳孔括约肌**（M）。通过瞳孔对光反射通路，眼睛可以根据光线的强弱来调节瞳孔大小。由于后连合处存在纤维交叉，光照一侧眼睛时，可引发双侧瞳孔对光反应（即互感性对光反射）。面对弱光、视远物、愤怒或恐惧时，交感神经纤维可诱导瞳孔扩张（具体通路图中未显示，见第 8-4 节）。

请用不同颜色涂出标题"视觉调节反射通路"，小标题 N、O 和 P 及相关结构，其中传入部分（F）前面已经涂色。最后涂出标题"视觉恐惧/跟踪反射通路"，小标题 Q 和 Q¹ 及相关纤维。

视觉调节反射，主要是与远视或近视相关的晶状体变平或变凸，主要的视觉（视辐射）纤维是该反射的传入纤维，不像瞳孔对光反射，其发生独立于皮质。**皮质下丘纤维**（N）和皮质顶盖前区纤维（图中未显示）从视皮层的 19 区向前投射到**上丘**（O）、顶盖前核或二者均有。与此处的几组中间神经元间的多突触相关，类似于瞳孔对光反射的传出纤维路线，神经冲动被传导至动眼神经副核。该反射的效应器是**睫状肌**（P），其收缩可引起晶状体变凸，这样就导致了近视。

一些**视束-下丘纤维**（Q）离开视束后直接进入上丘。**下丘膝状体纤维**（Q¹）可对进来的视觉冲动进行反馈。另外的下丘纤维（图中未显示）通过脑干和脊髓向后投射，调控与运动目标的视觉跟踪相关的眼睛和头部运动（见第 4-10 节）。该通路至少部分负责视觉恐惧和视觉跟踪反射。

视觉系统：视觉通路．

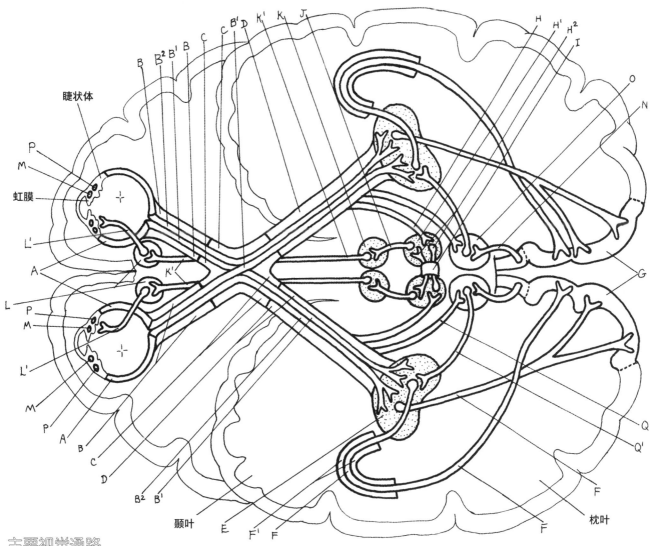

图 6-7　视觉系统：视觉通路

主要视觉通路★

视网膜 A

视神经 B

　内侧（鼻侧）的纤维 B¹

　外侧（颞侧）的纤维 B²

视交叉 C／视束 D

外侧膝状体 E

视辐射 F

　迈耶袢 F¹

视皮质／17 区 G

瞳孔对光反射通路★

顶盖前区的传入纤维 H／顶盖前核 H¹／传出纤维 H²

后连合 I

中间神经元 J

动眼神经副核 K

　节前纤维 K¹

睫状神经节 L

　节后纤维 L¹

瞳孔括约肌 M

视觉调节反射通路★

皮质下丘纤维 N

上丘 O

睫状肌 P

视觉恐惧／跟踪反射通路★

视束-下丘纤维 Q

下丘膝状体纤维 Q¹

6-8
视觉通路的损伤

发生在视觉通路的疾病或损伤经常会导致令人相当难受的视觉缺陷。本节主要介绍与视觉通路某些区域神经冲动传导中断相关的视觉异常的典型表现。图中左侧的圆圈代表左侧视野，右侧的圆圈代表右侧视野。每只眼睛的视野都可分为颞侧（外侧）和鼻侧（内侧），鼻侧的视野被投射到眼睛视网膜的颞侧部，颞侧的视野被投射到视网膜的鼻侧半部。因此，左侧视野和右侧视野的鼻侧重叠，可以产生双眼视觉。由于每侧视神经的一部分纤维在交叉处交叉到对侧，因此视交叉以后的病变常会影响到两个视野。

请在图 6-8 中用不同颜色涂出"左、右侧视野／视网膜"，小标题 A、A¹、B 和 B¹，A 和 B 使用对比鲜明的柔和色，具有上标的结构采用相同颜色的不同色调。在图中央的顶部涂每只眼睛上方的视野和双眼的视野。每侧眼睛要涂出视网膜部分和视神经、视交叉、视束及视辐射的相应纤维。标题"左侧"和"右侧"也涂色。用黑色涂矩形框 C，表示该处病变或缺陷。然后涂左、右视野（最上面的圆圈）和相关视觉改变（正常视觉和病变视觉），即 C 点病变后视觉变化。如图所示，重复涂出每个描绘的缺陷（D—G）、相关术语及受干扰和正常的视野。

某些特定的视觉通路损伤可导致单侧或双侧视野缺损。若病变发生于视交叉之前的视网膜或视神经，视野的缺损仅限于一只眼睛。如果病变发生于视交叉处或者视辐射，则会导致双眼视野的部分丧失。如果病变发生在视皮质，视力丧失可能从特定象限变化到完全失明。

如果一侧视神经完全损伤（如直接创伤、视神经鞘肿胀、血液供应中断等，如图中矩形框 C 所示），会导致患侧眼睛**完全失明**或**视力丧失**（C）。一侧视神经部分损伤（矩形框 D 所示）会中断患侧鼻侧视网膜纤维的传导，导致同侧视野颞侧丧失（**左侧视野颞侧偏盲，D**）。若脑部垂体瘤压迫视交叉（矩形框 E 所示），双侧视神经鼻侧的视网膜纤维传导受到影响，可导致**双颞侧偏盲**（异侧偏盲，E），这种情况下双眼颞侧的视野将受到影响甚至丧失。

一侧视束或视辐射损伤（矩形框 F 所示）会导致**同侧偏盲**（F），这种情况下每只眼睛受影响的视野是同向的。

诸如某些肿瘤病变可能在颞叶深处发展一段时间而没有任何症状，但它们最终会侵犯组成迈耶袢（扇环 G 所示，见第 6–7 节）的视辐射纤维，这可能成为某些颞叶疾病的首发症状，其视野缺损的特征是外上象限视野缺损，通常称为饼状缺损或**双眼对侧同向上象限盲**（G）。

这里所示的视觉缺陷只是视觉系统中可能出现的各种视觉缺陷中的几个例子。

视觉通路的损伤.

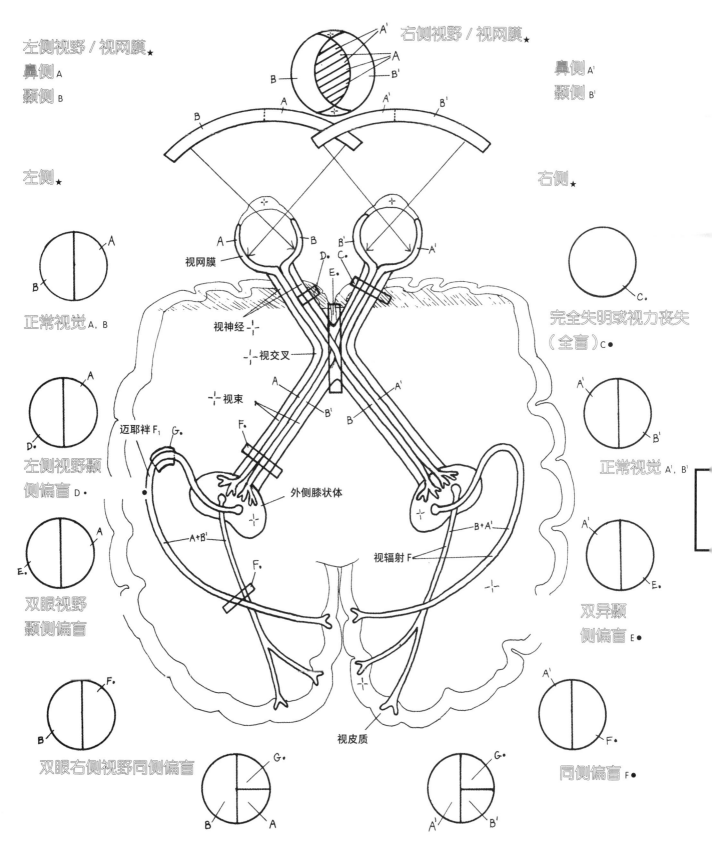

图 6-8　视觉通路的损伤

6-9
动眼神经（Ⅲ）

动眼神经（第三对脑神经）是混合性神经，包含一般躯体和一般内脏传出（副交感）纤维，分布到一些眼外肌和眼内肌。本单元的前几节中，介绍了脑神经及其核团在颅内的分布情况。在某些情况下，需要通过去除顶壁来打开眼腔。脑干在其解剖位置上显示的是放大的上面观。本节所讨论的是动眼神经核或动眼神经平面（横截面）。

请在图 6-9 经中脑上部的横断面图和眼眶图中用不同颜色涂出小标题 A、B 和 B¹ 及相关结构，在下部的示意图中涂 B¹ 结构。然后在所有插图中涂出标题"一般躯体传出纤维通路"，小标题 C—E² 及特定核团、纤维和效应器。对于具有相同下标字母但不同上标数字的结构，建议使用相同颜色的不同色调。

动眼神经核（A，不包括动眼神经副核）在中脑上丘平面的大脑导水管前方的导水管周围灰质中形成纵向分布的细胞群。其**轴突**（B）组成的**动眼神经**（B¹）穿过中脑被盖，一些纤维穿过红核，从脑干的大脑脚之间（脚间窝）出脑。然后继续行向前进入眶上裂和眶腔，发出分支支配各自的效应器。

动眼神经核复合体（见下图）是双侧成对分布的，但有一个除外。**外侧核**（C）发出的**轴突**（C¹）投射到**下直肌**（C²）、**内直肌**（C³）和**下斜肌**（C⁴）。**内侧核**（D）发出的**轴突**（D¹）投射到**上直肌**（D²）。**不成对核**（E）发出的**轴突**（E¹）投射到**上睑提肌**（E²），该肌是上眼睑的一块肌肉，而不是眼外肌。注意来自这三个核团的纤维是交叉和不交叉的。眼外肌的特定作用可以从它们在眼球巩膜的附着点推断出来。但是，它们协同运动眼球的作用，没有一块肌肉可以独自完成。另一方面，动眼神经的损伤常伴随患侧眼球相对于对侧眼球的运动或位置异常。

请在图 6-9 的下图中用不同颜色涂出标题"一般内脏传出纤维通路"和小标题 F—F⁴ 及相关结构。对于相邻的结构请选择对比十分鲜明的颜色。

动眼神经副核（F）位于动眼神经核复合体的嘴侧部（前部）。因与视觉系统和内脏神经系统的副交感神经部分相关，故在第 6-7 节和第 8-2 节中讨论。该核发出的纤维构成内脏传出神经（副交感）**节前纤维**（F¹）；也就是说，它们与动眼神经的一般躯体传出神经相伴随一起进入眶腔的**睫状神经节**（F²），并在那里形成突触联系进行换元。换元后的**节后纤维**（F³，也称短睫状神经）离开睫状神经节，穿眼球后壁后前行抵达邻近的脉络膜层，支配睫状肌和虹膜的**瞳孔括约肌**（F⁴）。最近的研究表明，动眼神经副核发出的一些纤维可能向下投射到脑干和脊髓，远至腰段。这一惊人发现的意义仍然未知。

动眼神经核或动眼神经的损伤可产生相当明确的症状或体征：如上睑下垂就是由于上睑提肌失去了神经支配；动眼神经损伤接着还会发生外斜视，主要是由于内直肌部分或全部失去神经支配，导致功能性外直肌将眼球不平衡地向颞侧牵拉；如果下斜肌、上直肌、下斜肌、上直肌、下直肌失去神经支配，眼球就无法垂直转动；如果动眼神经的副交感成分缺失，则瞳孔不能缩小（与对侧瞳孔相比）。

动眼神经（Ⅲ）.

动眼神经核 A
　轴突 B／动眼神经 B¹

一般躯体传出纤维通路 ★
外侧核 C／轴突 C¹
　下直肌 C²
　内直肌 C³
　下斜肌 C⁴

内侧核 D／轴突 D¹
　上直肌 D²
不成对核 E／轴突 E¹
　上睑提肌 E²

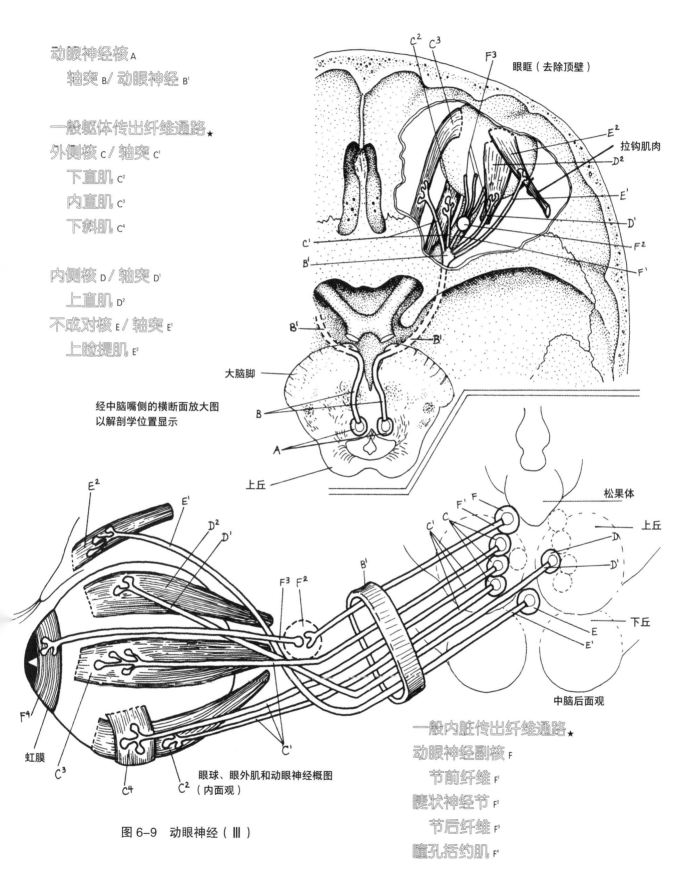

眼眶（去除顶壁）
拉钩肌肉

大脑脚

经中脑嘴侧的横断面放大图
以解剖学位置显示

上丘

松果体

上丘

下丘

中脑后面观

虹膜

眼球、眼外肌和动眼神经概图
（内面观）

一般内脏传出纤维通路 ★
动眼神经副核 F
　节前纤维 F¹
睫状神经节 F²
　节后纤维 F³
瞳孔括约肌 F⁴

图 6-9　动眼神经（Ⅲ）

滑车神经（Ⅳ）和展神经（Ⅵ）

滑车神经（Ⅳ）和展神经（Ⅵ）核位于动眼神经核复合体尾侧（后方）的一般躯体传出柱中，支配眼外肌。

请在图 6-10 中用相同颜色的不同色调涂出小标题 A—A³ 及相关结构。方向请参考前面说明。

滑车神经核（A）位于中脑下丘平面的大脑导水管的腹侧。其发出的**轴突**（A¹）以唯一独特的方式绕过大脑导水管周围向后投射，然后交叉到对侧，从上髓帆与中脑的交界处穿出。这种颅内走行路径使其成为最长的脑神经。**滑车神经**（A²）围绕脑干的两侧走行，然后进入眶上裂和眶腔，支配**上斜肌**（A³）。该肌从其起点直接向前并以约 120° 穿过纤维滑车，转向后外侧止于巩膜的上面；其单独收缩可使眼球转向内侧，同时也可使眼球转向下外方。滑车神经的病变很少见，一旦发生病变，无法下楼走路是患者面临的主要困难。

然后涂小标题 B—B³ 及相关结构。

展神经核（B）位于脑桥被盖的尾侧，临近中线的第四脑室底。面神经纤维（图中未显示，见第 5-7 节）绕过展神经核，形成面神经丘（面丘）。展神经核发出的**轴突**（B¹）行向前外侧穿过脑桥，在延髓-脑桥连接处从脑干的前面穿出。然后，**展神经**（B²）向前经眶上裂入眶腔，支配眼球的**外直肌**（B³），其收缩可使眼球转向外侧。一侧眼球的内直肌（由动眼神经支配）和对侧眼球的外直肌（由展神经支配）同时收缩，通常可产生间接的眼球侧视运动。展神经病变可导致内斜视或会聚性斜视。

滑车神经（Ⅳ）和展神经（Ⅵ）.

一般躯体传出纤维★
滑车神经核 A
  轴突 A¹/ 滑车神经 A²
上斜肌 A³
展神经核 B
  轴突 B¹/ 展神经 B²
  外直肌 B³

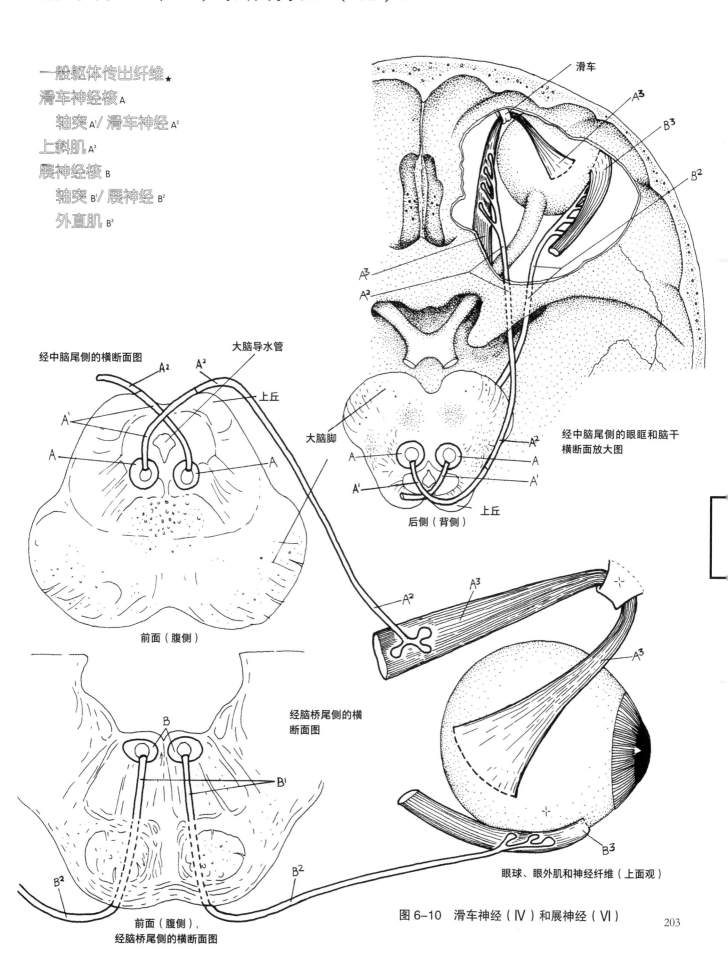

经中脑尾侧的横断面图

大脑导水管

上丘

大脑脚

前面（腹侧）

滑车

经中脑尾侧的眼眶和脑干
横断面放大图

后侧（背侧）

经脑桥尾侧的横
断面图

眼球、眼外肌和神经纤维（上面观）

前面（腹侧），
经脑桥尾侧的横断面图

图 6-10 滑车神经（Ⅳ）和展神经（Ⅵ）

6-11
三叉神经（Ⅴ）：感觉纤维成分

三叉神经或第五对脑神经是脑神经中最大的一个，包括感觉和运动纤维成分。本节中，仅介绍三叉神经感觉（一般躯体传入）核及其发出的相关轴突，还有与三叉神经分布对应的皮区。一个皮区是指由单个脑神经的感觉根或单个脊神经的后根支配的皮肤区域。在所有的脑神经中，三叉神经是唯一一个感觉纤维与头部皮区有关的神经。

请在图 6-11 中用不同颜色涂出小标题 A—D^4 及相关结构。右下图中小标题 B^5、C^4 和 D^5 及相关区域请用浅色。

三叉神经感觉根（A^3）的纤维进入脑桥后，终止于三叉神经的三个感觉核之一：传导面部触、痛和温度觉的纤维止于**脊髓的三叉神经核**（A）；传导面部两点辨别的触觉、位置觉和压力觉的纤维止于**三叉神经的主要感觉核**（A^1）；传导本体感觉的纤维到达**三叉神经中脑核**（A^2）的起源胞体。这些核团和相关的中枢通路将在第 6-12 节中展示和讨论。

三叉神经的初级感觉神经元胞体位于颅中窝内侧壁的**三叉神经节**（A^4）内，但有一个例外（A^1）。这些感觉神经元的中枢突构成了感觉根的大部分；周围突如同来自三个不同起源的三支神经进入神经节。实际上，尽管神经冲动是向中枢传导的，但这些感觉神经源于外周。

三叉神经（Ⅴ）最上和最小的分支是**眼神经**（B，通常称为 V_1），其与眼动脉、动眼神经、滑车神经、展神经伴随，一起经眶上裂进入眼眶。在进入眼眶之前，眼神经又分为三支，即**鼻睫神经**（B^1）、**泪腺神经**（B^2）和**额神经**（B^3）。鼻睫神经发出根抵达睫状神经节（VNS 的副交感神经部），睫状长神经到达眼球，其他纤维分布到达鼻旁窦及眼内侧的皮肤（即鼻背的皮肤）。泪腺神经主要包含来自泪腺的感觉纤维。额神经的大部分纤维经眶上孔出眶，移行为**眶上神经**（B^4），主要分布于 V_1 皮区（B^5）。

上颌神经（C，通常称为 V_2）经圆孔出颅，发出根抵达翼腭窝的翼腭神经节，发出**鼻支**（C^1）分布至鼻腔，以及**上牙槽神经**（C^2）分布至口腔、上颌牙齿和邻近的上颌窦。上颌神经的一些终末支经眶下孔出颅，移行为**眶下神经**（C^3），分布至 V_2 皮区（C^4）的面部皮肤。

下颌神经（D，通常称为 V_3）是三叉神经中唯一包含运动纤维成分的分支（见第 6-13 节）。其经颅底的卵圆孔出颅，下行至下颌支内侧的颞下窝。其中，一些感觉纤维投射到耳神经节、外耳和 V_3 皮区的上部，移行为**耳颞神经**（D^1）；其他纤维分布到口腔，分布到舌（不包括味觉）的纤维移行为**舌神经**（D^2），分布到下牙的纤维移行为**下牙槽神经**（D^3）；还有一些纤维从下颌骨的颏孔出颅，移行为**颏神经**（D^4），分布至 V_3 皮区（D^5）的下部。

三叉神经感觉支病变的主要症状取决于所受累的外周分支或特定的感觉核。三叉神经节的炎症，如在带状疱疹中，可能导致一个或多个三叉神经皮区出现小水泡。分布至角膜的眼神经纤维传导中断，可导致双眼的角膜（眨眼）反射消失。三叉神经痛的疼痛往往是沿着三叉神经的一个分支出现的放射性刺痛。最轻微的刺激，甚至是微风，也可以引发难以忍受的痛苦。其原因尚不明确。

三叉神经（Ⅴ）：感觉纤维成分．

脊髓的三叉神经核 A

三叉神经的主要感觉核 A'

三叉神经中脑核 A²

三叉神经感觉根 A³

三叉神经节 A⁴

眼神经（V₁）：B

　鼻睫神经 B'／泪腺神经 B²

　额神经 B³／眶上神经 B⁴

上颌神经（V₂）：C

　鼻支 C'／上牙槽神经 C²

　眶下神经 C³

下颌神经（V₃）：D

　耳颞神经 D'／舌神经 D²

　下牙槽神经 D³／颏神经 D⁴

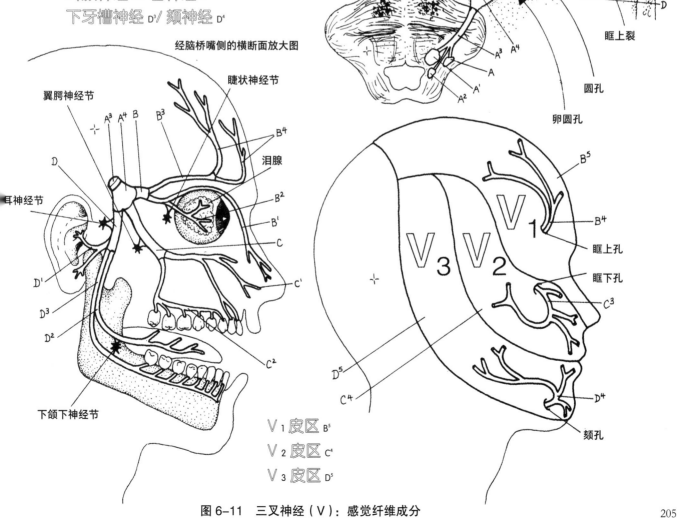

V₁皮区 B⁵

V₂皮区 C⁴

V₃皮区 D⁵

图6-11 三叉神经（Ⅴ）：感觉纤维成分

三叉神经（Ⅴ）：中枢通路

从第 6-11 节中，我们得知来自皮肤、鼻腔和口腔黏膜、舌及牙齿的感觉是如何通过三叉神经的分支传递到中枢神经系统的。接下来我们探讨进入脑干的感觉根纤维，以及它们离开脑干内的三叉神经三个感觉核中的两个之后神经冲动的传导通路。关于三叉神经中脑核发出的纤维的中枢传导通路尚未明确。

请在图 6-12 中用不同颜色涂出左上角小标题 A—J 及相关脑干结构，然后继续逐步涂到最下面的横断面图。完成第一个通路（B—J）后请阅读文本。

三叉神经的感觉根（A）传导纤维到脑桥。与面部触觉、温度觉和疼痛觉传导有关的**初级感觉神经元（B）**的中枢突穿过脑桥中部，然后转向尾侧，形成三叉神经脊束（三叉神经的下行脊束）。沿着这些纤维束下行的过程中，中枢突转向内侧与邻近**三叉神经脊束核（B¹）**的神经元形成突触联系。

右侧最下方的横断面图中，注意来自这些**三叉神经脊束核的神经元发出的轴突（B²）**，同时发出**侧支（B³）**连于同侧的**网状结构（E）**。然后，它们行向前内并交叉至对侧的**内侧丘系（G）**上行，形成腹侧的三叉神经丘脑束（F，也称三叉丘系）。这些上行的纤维抵达丘脑的**腹后内侧核（H）**并形成突触联系。**丘脑皮质纤维（I）**继续上行到**顶叶的中央后回（J，3 区、1 区和 2 区，或初级感觉皮质区）。**

请用不同颜色涂出小标题 C²—I²，结构 C²、C³ 和 K，以及结构 I¹ 和 I²，在第二横断面从下向上涂。

传导与触觉、位置觉和两点辨别相关神经冲动的**初级感觉神经元（C）**的中枢突会集于脑桥中部的椭圆形**主要感觉核（C¹）**，该核位于三叉神经脊束核的嘴侧并与之相延续。主要感觉核的**未交叉轴突（C²）**上行形成背侧的三叉神经丘脑束（K），一直抵达丘脑的腹后内侧核，此处**丘脑皮质纤维（I¹）**传导相关神经冲动至中央后回。主要感觉核的**交叉轴突（C³）**在脑桥水平投射至对侧的内侧丘系，并上行到丘脑的腹后内侧核。同样，**丘脑皮质纤维（I²）**再传导神经冲动到初级感觉皮质区。

传导来自咀嚼肌的本体感觉冲动的**初级感觉神经元（D）**位于**三叉神经中脑核（D¹）**，该核从三叉神经起始平面的脑桥延伸至中脑（因此而得名）。该核是初级感觉神经元（假单极神经元）的一个特例，位于中枢神经系统内而不是神经节内。

三叉神经系统与许多重要的反射有关，包括眨眼、流泪、打喷嚏和呕吐。这些反射的传入纤维就包括刚刚阐述的感觉核。来自这些核团的纤维在网状结构中上行和下行，同时发出侧支（图中未显示）连于脑干的运动核，后者发出的轴突又形成了这些反射的传出纤维。例如，一个小颗粒进入角膜，即可刺激三叉神经的分支眼神经的传入纤维。保护性闭眼反射是通过**面神经（Ⅶ）**的运动支引发的眼轮匝肌收缩而完成的。吸入鼻腔的粉尘颗粒可刺激三叉神经的分支上颌神经的传入纤维。这些传入神经与网状结构的神经元形成突触联系，反过来促进脊髓前角细胞的动作电位产生。这里出现的支配呼吸肌（膈肌和肋间肌）的神经受到刺激可引起呼吸肌突然、无法控制的收缩，进而导致打喷嚏反射。

三叉神经（Ⅴ）：中枢通路.

三叉神经的感觉根 A
初级感觉神经元 B / 三叉神经脊束核 B¹
初级感觉神经元 C / 主要感觉核 C¹
初级感觉神经元 D / 三叉神经中脑核 D¹
三叉神经脊束核发出的轴突 B²
侧支 B³ / 网状结构 E
腹侧的三叉神经丘脑束 F
内侧丘系 G
腹后内侧核 H
丘脑皮质纤维 I
顶叶的中央后回 J

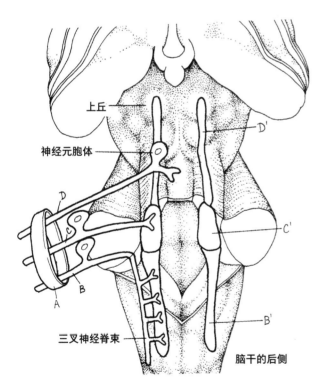

主要感觉核发出的轴突（未交叉）C²
三叉神经丘脑束 K
主要感觉核发出的轴突（交叉）C³
丘脑皮质纤维 I¹, I²

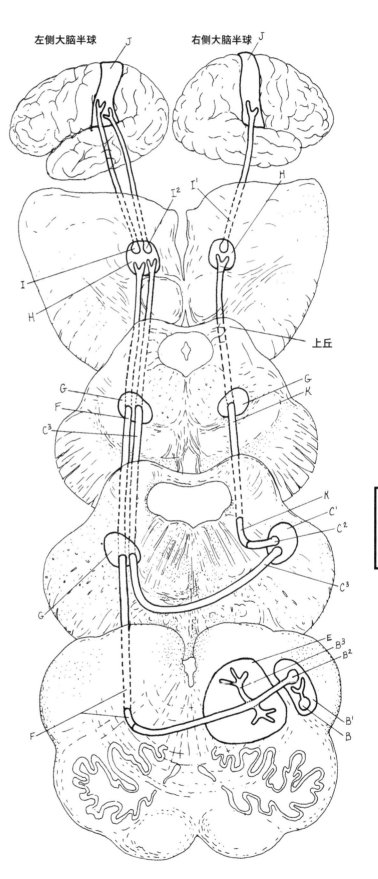

图 6-12　三叉神经（Ⅴ）：中枢通路

三叉神经（Ⅴ）：运动纤维成分

与感觉纤维相比，三叉神经的运动纤维成分（特殊内脏传出纤维）较小。术语"特殊内脏"是基于鳃节肌的胚胎起源而言的，即头部腹侧的肌肉由鳃弓演化产生。三叉神经的运动核主要分布于第一鳃弓或下颌弓的肌肉衍生物，特别是咀嚼肌、中耳的鼓膜张肌、咽部的腭帆张肌（图中未显示）和口底的下颌舌骨肌及前方的二腹肌（图中未显示）。

请在图 6-13 中用不同颜色涂出小标题 A—H¹ 及结构，从左上角的插图开始。

三叉神经运动核（A）由多极神经元组成，是聚集在主要感觉核内侧的圆形团块。其发出的**轴突**（B）行于脑桥感觉根的外侧面，紧贴三叉神经节的下面，经**卵圆孔**（C）出颅，进入**下颌神经**（V₃）的感觉纤维（图中未显示）。这些传出神经，即**三叉神经**（B¹）的运动根，进入颞下窝分布至咀嚼肌，并发出**分支**（B²）支配**颞肌**（D）、**咬肌**（E）、**翼内肌**（F）和**翼外肌**（F¹）。一个分支经耳神经节进入中耳支配咽鼓管（图中未显示）内侧的**鼓膜张肌**（G）和邻近的腭帆张肌。除翼外肌外，其余咀嚼肌止于下颌骨，其收缩可收回下颌骨、闭合嘴。鼓膜张肌止于锤骨，其收缩可抑制噪声刺激导致的鼓膜运动。腭帆张肌可上提软腭、下颌舌骨肌及前方的二腹肌，此外还可部分上提舌骨，形成吞咽机制的一部分。

值得注意的是，三叉神经的运动根还包含一些传入纤维，其胞体（图中未显示）位于三叉神经节内。但这些纤维的功能尚不清楚。

三叉神经运动核接受来自皮质水平的传入信号，中央前回是一种已知的来源。下行的纤维束——**皮质延髓束**（H，从中央前回到脑干的下行纤维）发出**侧支**（H¹）抵达此核，形成了自主控制。许多皮质延髓束的纤维终止于网状结构的神经元，后者又发出纤维投射到三叉神经运动核。此外，三叉神经中脑核发出的传入纤维可对下颌肌肉进行反射控制。

由于三叉神经运动核的神经元轴突离开中枢神经系统并直接止于效应器，因此运动核的神经元可归类为下运动神经元（见第 2-3 节）。运动核或其发出的神经纤维损伤可导致咀嚼肌的反射收缩消失（下颌反射）、去神经性萎缩（由于失去神经支配而导致的肌肉退化），以及受累肌肉的无力或麻痹。若有单侧神经病变，下颌可能在突出时偏向患侧。

三叉神经（Ⅴ）：运动纤维成分．

三叉神经运动核 A
轴突 B / 三叉神经 B¹ / 分支 B²
卵圆孔 C
效应器 ★
颞肌 D
咬肌 E
翼内肌 F
翼外肌 F¹
鼓膜张肌 G
皮质延髓束 H
侧支 H¹

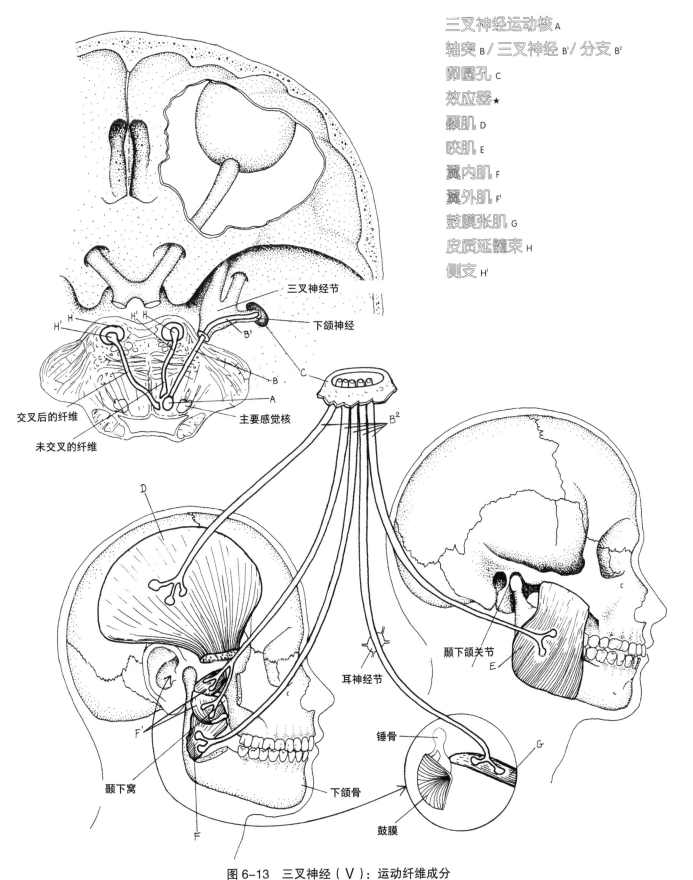

三叉神经节
下颌神经
交叉后的纤维
未交叉的纤维
主要感觉核
D
F¹
颞下窝
F
耳神经节
锤骨
鼓膜
下颌骨
颞下颌关节
E
G

图 6-13　三叉神经（Ⅴ）：运动纤维成分

6-14
面神经（Ⅶ）：特殊内脏运动纤维成分

面神经（Ⅶ）含有多种纤维成分，主要包括一般躯体传入（感觉）纤维（耳后的皮肤）、特殊内脏传入（感觉）纤维（味觉感受器）和一般内脏传出（运动）纤维（唾液腺、泪腺），也存在支配面部表情肌、口底某些肌肉和中耳肌肉的特殊内脏传出（运动）纤维。其中，特殊内脏传出（运动）纤维成分是本节的主要内容。

请在图 6-14 中用不同颜色涂出小标题 A—N 及相关结构，从图 1 开始。请完成一幅图后再完成下一幅图。

面神经的特殊内脏传出（运动）核由脑桥中部的一群细胞组成，位于前方的三叉神经运动核和后方的疑核之间（图中未显示，见第 6-4 节）。有趣的是，三叉神经运动核、面神经和疑核发出的纤维都支配鳃弓肌。

面神经（Ⅶ）的**运动核**（A）位于紧邻上橄榄核后外侧的**网状结构**（B，图 1）内。**皮质延髓束**（C）发出的**侧支**（C¹）通过网状结构的**神经元**（B¹）与面神经运动核直接或间接地形成突触联系。支配上面部肌肉（前额和眼周）的嘴侧（前）核群，接受交叉和未交叉的皮质延髓束的侧支纤维。因此，一侧皮质延髓束或上运动神经元损伤时很少产生上面部肌肉瘫痪或麻痹，而对侧下面部的肌肉可能瘫痪。

离开面神经运动核后，其**运动根**（A¹）行向后内至展神经核的内侧，然后绕过展神经核，形成面神经丘；再经脑桥转向前外侧，在脑桥小脑三角处，与感觉根（也称中间神经，见第 6-15 节和第 6-16 节）一起穿出脑干。

在颅后窝走行较短距离后，运动根和感觉根与前庭蜗神经一起进入颞骨岩部的**内耳道**（D，见第 6-2 节），包含内耳和中耳在内（小图 2）。两根（运动根和感觉根）穿内耳道底后合为一干，称为**面神经**（A²），行于**面神经管**（E）内，继续沿着内耳道顶部行向外，然后以锐角向后弯曲（小图 2）。此转折处是面神经感觉神经元的胞体所在，称为**膝神经节**（F），其向前或向后发出具有不同功能的纤维（小图 2）。向前发出的纤维将在第 6-15 节中介绍，本节我们主要关注的是向后发出纤维（面神经），其行于面神经管内，弧形向后弯曲，穿中耳鼓室的后壁（小图 4）。行至面神经管的下部（垂直部）时，面神经发出一支**镫骨肌神经**（H¹）支配**镫骨肌**（H），可抑制镫骨的过度运动。

面神经从**茎乳孔**（G，面神经管的下口）出颅后，向前穿经腮腺实质，并在腮腺内分成许多分支穿出其前缘，包括（从上到下）**颞支**（J）、**颧支**（K）、**颊支**（L）、**下颌缘支**（M）和**颈支**（N）。每一种分支又发出较小的细丝，支配**面部表情肌**（I）。头皮肌肉以及颈肌也受面神经支配（如口底的两块肌、茎突舌骨肌和二腹肌的后腹，图中未显示）。

面神经有几处易受损伤——如内耳道的入口处（由于前庭神经瘤或其鞘瘤）、面神经管（中耳炎感染）以及穿腮腺实质处（肿瘤或手术）。根据损伤部位不同，面神经损伤的表现也有所不同。外周病变所致损伤的特征是患侧面肌瘫痪（特发性面神经麻痹，又称贝尔麻痹）（眼角和口角下垂）；中枢病变所致的损伤更复杂，常涉及主要的下行纤维束和一个或多个邻近的脑神经核。

面神经（Ⅶ）：特殊内脏运动纤维成分.

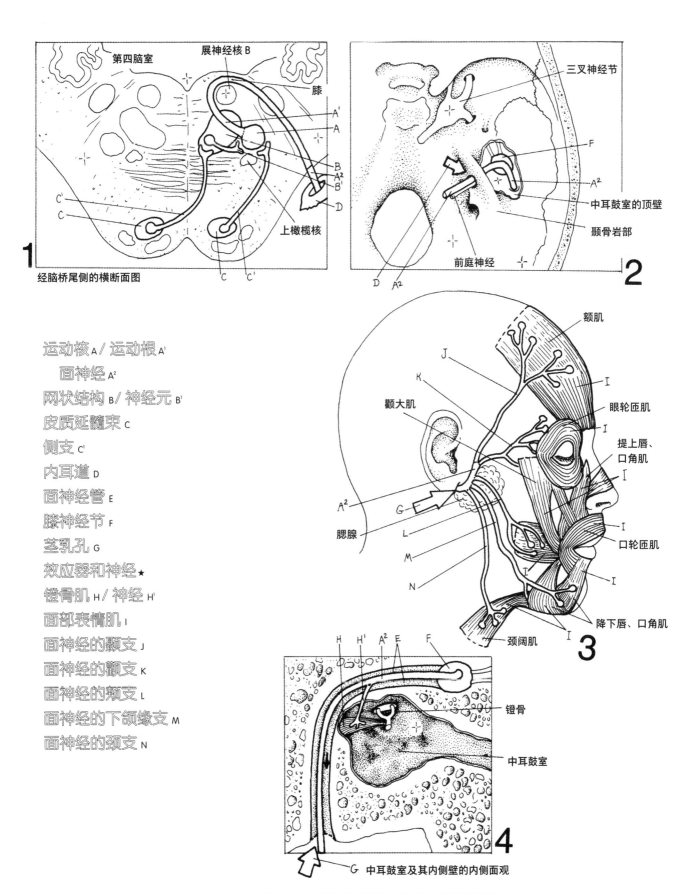

运动核 A/ 运动根 A'
面神经 A²
网状结构 B/ 神经元 B'
皮质延髓束 C
侧支 C'
内耳道 D
面神经管 E
膝神经节 F
茎乳孔 G
效应器和神经★
镫骨肌 H/ 神经 H'
面部表情肌 I
面神经的颞支 J
面神经的颧支 K
面神经的颊支 L
面神经的下颌缘支 M
面神经的颈支 N

图1 经脑桥尾侧的横断面图

第四脑室 · 展神经核 B · 膝 · A' · A · B² · A² · B' · D · 上橄榄核 · C' · C · C · C'

图2 三叉神经节 · F · A² · 中耳鼓室的顶壁 · 颞骨岩部 · 前庭神经 · D · A²

图3 额肌 · J · K · 颧大肌 · 眼轮匝肌 · 提上唇、口角肌 · I · I · A² · G · L · M · N · 腮腺 · 口轮匝肌 · 降下唇、口角肌 · 颈阔肌

图4 H · H' · A² · E · F · 镫骨 · 中耳鼓室 · G 中耳鼓室及其内侧壁的内侧面观

图 6-14　面神经（Ⅶ）：特殊内脏运动纤维成分

6-15
面神经（Ⅶ）：一般内脏运动纤维成分

面神经（Ⅶ）的一般内脏传出（运动）纤维成分是中间神经的一部分，由支配泪腺、腮腺、舌下腺、下颌下腺、口鼻腔的内在腺体以及相关血管平滑肌的副交感神经组成。这里大家会想起支配眼内肌的动眼神经（脑神经Ⅲ）的一个类似的运动纤维成分（见第 6-9 节）。第 8-1 节和第 8-2 节的内容（内脏神经系统的传出或运动纤维成分）可能有助于大家理解副交感神经支配的基本模式。

请在图 6-15 中用不同颜色涂出小标题 A—I 及相关结构，从上图开始。这里上泌涎核（A）被高度放大。

上泌涎核（A）位于面神经运动核的尾侧，脑桥延髓连接处的嘴侧，其发出的节前纤维行向前外侧，加入面神经的感觉根，抵达鼓室顶部的膝神经节内，又分为三小束。

一束节前纤维（B）行向前形成**岩大神经**（C，"岩"指其所在的颞骨岩部）。离开颞骨岩部后，其穿经三叉神经节下的颅中窝底部，并接受来自 VNS 的交感神经分支（岩深神经）的节后纤维，共同构成**翼管神经**（D），继而经圆孔内下方的翼管穿过颅中窝的前壁，抵达翼腭窝（鼻后孔和鼻咽的外侧），这些节前纤维与**翼腭神经节**（E）内的节后纤维形成突触联系。**节后神经元**（F）的纤维与感觉神经纤维和交感神经纤维一起止于**口腔黏膜**（G）和**鼻黏膜**（H）的效应器（腺体、血管肌肉组织）。有些节后纤维也向外侧上行至眼眶，与交感神经纤维（眼眶后丛，图中未显示）一起支配**泪腺**（I）。

请在图 6-15 的两插图中用不同颜色涂出小标题 B¹—M 及相关结构。

某些**节前纤维**（B¹）从膝神经节向前发出一小束纤维，行于岩大神经的外侧。这些纤维与舌咽神经发出的稍大的鼓室支一起形成**岩小神经**（J），与岩大神经并行至卵圆孔。然后，岩小神经经卵圆孔下行进入颞下窝，与**耳神经节**（K）的节后神经元形成突触联系。**节后神经元**（L）离开耳神经节后，加入耳颞神经（脑神经 V 的一个分支）的感觉纤维，分布于**腮腺**（M），支配其血管和腺体的活动。

请在图 6-15 的上、下插图中用不同颜色涂出小标题 B²—S 及相关结构。

还有某些**节前纤维**（B²）在膝神经节处转向后方，加入面神经管中的面神经（见第 6-14 节）。在鼓室后壁处继续后行，这些节前纤维从面神经管向前穿出，形成**鼓索神经**（N）。该神经横过听小骨的锤骨，穿岩鼓裂并在下颌支的稍下方加入**舌神经**（O，V₃ 或下颌支的分支）。这些节前纤维继而循舌神经的走行到达口腔底外侧面的第三磨牙内侧，在此，与**下颌下神经节**（P）发出的神经元形成突触联系，**节后纤维**（Q）发出纤维投射到**舌下腺**（R）和**下颌下腺**（S）。

面神经（Ⅶ）：一般内脏运动纤维成分.

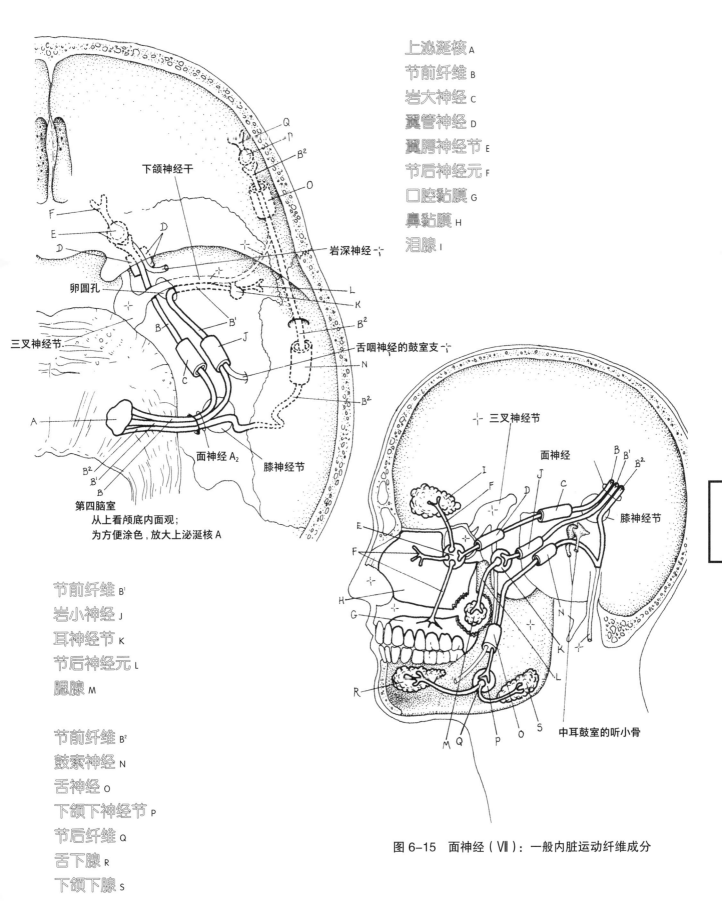

上泌涎核 A
节前纤维 B
岩大神经 C
翼管神经 D
翼腭神经节 E
节后神经元 F
口腔黏膜 G
鼻黏膜 H
泪腺 I

下颌神经干
岩深神经
卵圆孔
三叉神经节
舌咽神经的鼓室支
面神经 A₂
膝神经节
第四脑室
从上看颅底内面观；
为方便涂色，放大上泌涎核 A

节前纤维 B¹
岩小神经 J
耳神经节 K
节后神经元 L
腮腺 M

节前纤维 B²
鼓索神经 N
舌神经 O
下颌下神经节 P
节后纤维 Q
舌下腺 R
下颌下腺 S

三叉神经节
面神经
膝神经节
中耳鼓室的听小骨

图 6-15　面神经（Ⅶ）：一般内脏运动纤维成分

6-16
面神经（Ⅶ）：感觉纤维成分

面神经（Ⅶ）的感觉纤维成分是中间神经的一部分，是因其从脑干的脑桥小脑三角处穿出时与面神经和前庭蜗神经之间的关系（二者中间）。感觉纤维成分包含一般躯体传入纤维（来自外耳）和特殊内脏传入纤维（来自某些味觉感受器）。来自耳的感觉纤维的周围部分未显示。

请在图 6-16 的上图中用不同颜色涂出标题"中枢通路／纤维联系"和小标题 A—E^2 及相关结构。

面神经的感觉神经元胞体位于**膝神经节**（A）内。一般躯体传入神经（B）纤维成分接受来自耳朵小区域皮肤（图中未显示）的触、痛和温度觉。这些神经元的中枢突从膝神经节投射到**脊髓的三叉神经核**（D），后者的**神经元**（D^1）发出**轴突**（D^2）经腹侧三叉神经丘脑束抵达丘脑（见第 6-12 节）。

特殊内脏传入神经（C）主要接受来自舌和腭的味觉传入信号。其发出的中枢突投射到脑桥下部，形成孤束（图中未显示），并与来自舌咽神经和迷走神经的感觉纤维一起进入延髓上部的**孤束核**（E）。孤束核的**神经元**（E^1）发出**轴突**（E^2）投射到丘脑的腹后内侧核（图中未显示）和脑干的其他部位，但该通路尚未完全确立。丘脑皮质投射（图中未显示）上行至中央后回，其中味觉表现包括在面部（V$_1$、V$_2$、V$_3$）皮区的区域。

请在图 6-16 的下图中用不同颜色涂出标题"外周通路"，小标题 F—I 及相关结构，包括结构 A 和 C。

味觉感受器主要存在于舌，但在腭、咽、会厌甚至食管壁上也有分布。尽管味觉感受器分布广泛，但众所周知的味觉种类主要集中于舌。例如，舌尖可以感受甜味，舌背可以感受苦味，舌两侧可以感受咸和酸味。舌中部的味觉感受器分布最少。

腭的味觉感受器区（F）与特殊内脏传入神经的周围形成突触联系，后者加入**腭神经**（G）抵达翼腭神经节，经**翼管**（H）的神经到达颅中窝，**岩大神经**（I）到达膝神经节的胞体。

请在图 6-16 的下图中用不同颜色涂出小标题 J—R 及相关结构。

沟前味觉感受器区（J）位于舌的前 2/3，界沟的前方。表面突起的味觉感受器（**味蕾，L**）称为**轮廓乳头**（K）。每种味蕾就像几瓣花蕾，由 40～50 个与**支持细胞**（N）交织的**神经上皮细胞**（M）组成。味蕾的基底部是具有有丝分裂活性的**基底细胞**（O），大约每十天就能取代较老的神经上皮细胞；味蕾的顶部通过味孔开口于舌表面。支持细胞和感受器细胞（神经上皮细胞）的顶端表面具有微绒毛，其聚集形成"味毛"，可以通过低功率光学显微镜观察到。进入舌部的物质部分溶解在黏液中，并填充味孔。在味孔内这些物质与微绒毛接触，进而刺激沿着感受器细胞下半部分分布的突触位点产生动作电位，由特殊内脏传入神经向中枢传导，其发出的轴突加入舌外的**舌神经**（P）。这些轴突上行至**鼓索神经**（Q）水平并入鼓索神经，然后经中耳鼓室进入面神经管。在此处，它们加入**面神经**（R）并抵达膝神经节。

面神经（Ⅶ）：感觉纤维成分.

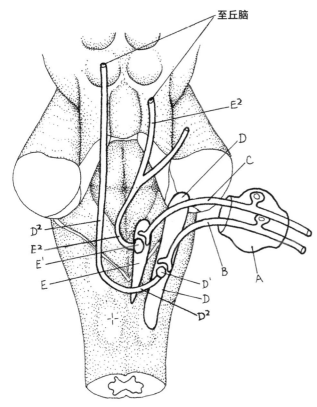

中枢通路／纤维联系★
膝神经节 A
一般躯体传入神经 B
特殊内脏传入神经 C
脊髓的三叉神经核 D
神经元 D¹／轴突 D²
孤束核 E
神经元 E¹／轴突 E²

外周通路★
腭的味觉感受器区 F
腭神经 G
翼管 H
岩大神经 I
沟前味觉感受器区 J
轮廓乳头 K
味蕾 L
　神经上皮细胞 M
　支持细胞 N
　基底细胞 O
舌神经 P
鼓索神经 Q
面神经 R

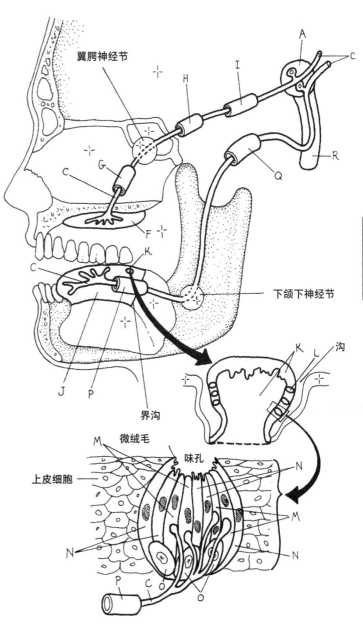

图 6-16　面神经（Ⅶ）：感觉纤维成分

215

6-17
听觉系统：耳

耳的听觉部主要负责收集声波，并将声波转换为神经冲动；前庭部主要负责改变头部位置和运动，以维持平衡。本节主要介绍听觉相关结构。

请在图 6-17 的上图中用不同颜色涂出标题"外耳"、小标题 A 和 B 及相关结构，然后再涂小标题 C、标题"中耳"、小标题 D—F 及相关箭头和结构。

外耳由**耳郭**（A）、**外耳道**（B）和**鼓膜**（C）组成。耳郭负责收集声波并将其经外耳道传导到鼓膜，鼓膜封闭**中耳鼓室**（D）的入口。中耳的**锤骨**（E）附着在鼓膜上。锤骨与**砧骨**（E¹）相连，后者又与**镫骨**（E²）相连。镫骨底连于封闭**前庭窗**（H）的膜上。鼓室经**咽鼓管**（F）与鼻咽相通，从而使鼓膜两侧的气压均衡。

请在图 6-17 的上、中图中用不同颜色涂出小标题 G—J。然后在中、下图中涂标题"内耳的耳蜗""螺旋器"和小标题 K—V 及相关结构。如果可以，在所有三幅插图中均涂出结构 W、X 和 Y，以及它们的小标题。

内耳位于颞骨岩部的骨质内，由一系列充满液体（外淋巴）的骨性通道组成，即骨迷路。一系列膜性的、充满内淋巴的通道，称为膜迷路，套在骨迷路内。本节主要介绍骨迷路的最前部（前庭和耳蜗）和膜迷路（蜗管），更后部的结构将在第 6-19 节中学习。

耳蜗（I）由围绕中央骨轴的两个细长管道组成，像羊角一样，耳蜗有一个扩大的蜗底和一个狭窄的蜗顶。蜗底与**前庭**（G）相邻，前庭是一个相对扩大的骨迷路腔，部

分由椭圆形的前庭窗与更内侧的中耳鼓室分开。前庭再往前上通向耳蜗内蜗牛壳状的**前庭阶**（K）。前庭阶围绕**蜗轴**（M）缠绕两个半圈后至蜗顶（蜗孔），经该孔与第二个（下部的）管——**鼓阶**（L）相交通。鼓阶在前庭阶的下方缠绕蜗轴，并在邻近中耳鼓室下部的膜性**圆窗**（J）处终止于蜗底。由蜗轴伸出的**骨螺旋板**（M¹）位于上方前庭阶和下方鼓阶之间，分别形成了骨螺旋板和蜗轴的螺旋样外观。

蜗管（N）为两端封闭的膜性管，水平断面上呈三角形，充满内淋巴，位于前庭阶和鼓阶两个管之间。蜗管的上壁为薄的**前庭膜**（O），下壁为韧带性**基底膜**（P）。蜗管的基底膜上含有螺旋器，是一种复杂的听觉感受器。它由一排**内毛细胞**（S）和 3～5 排**外毛细胞**（T）组成，由**柱细胞**（U）和附着于基底膜上的**指状细胞**（V）支撑。螺旋器上覆有凝胶状**盖膜**（R），连于**螺旋缘**（Q），后者是螺旋板的纤维投射。毛细胞在其顶端发出听毛。这样，传入纤维沿着螺旋板在毛细胞的基部形成突触联系，而且绝大多数传入纤维与内毛细胞形成突触联系。这些传入纤维是位于蜗轴内的双极神经元胞体（**螺旋神经节**，W）发出的周围突（X），其中枢突形成前庭蜗神经的耳蜗分支，通常称为**蜗神经**（Y）或听神经。

这样，声波引起鼓膜振动，由此产生的听小骨振动使覆盖前庭窗的膜振动，从而传递到耳蜗的外淋巴。鼓阶内液体运动可导致基底膜振动，进而使内、外毛细胞的"纤毛"弯曲并嵌入到盖膜中。由此毛细胞的基部产生动作电位，并通过蜗神经节的神经元传导到脑部。

听觉系统：耳.

外耳★
耳郭 A
外耳道 B
鼓膜 C

中耳★
中耳鼓室 D
锤骨 E / 砧骨 E¹ / 镫骨 E²

内耳的耳蜗★
前庭阶 K
鼓阶 L
蜗轴 M
骨螺旋板 M¹
蜗管 N
前庭膜 O
基底膜 P
螺旋缘 Q
盖膜 R
螺旋器★
内毛细胞 S
外毛细胞 T
柱细胞 U
指状细胞 V
螺旋神经节 W
周围突 X
蜗神经 Y

耳蜗 I
圆窗 J

咽鼓管 F
前庭 G
前庭窗（卵圆窗）H

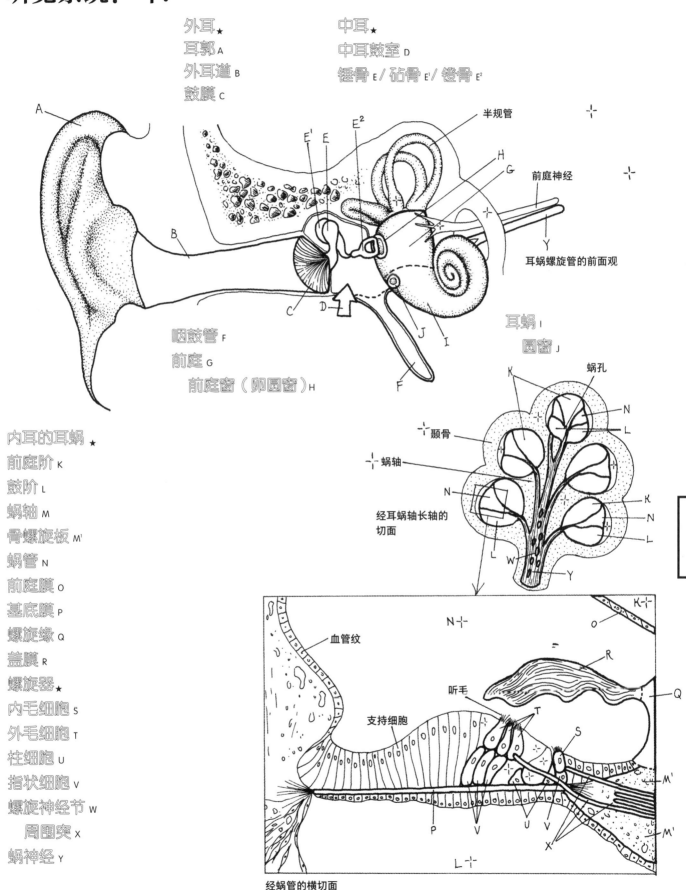

半规管

前庭神经

耳蜗螺旋管的前面观

蜗孔

颞骨

蜗轴

经耳蜗轴长轴的切面

血管纹

听毛

支持细胞

经蜗管的横切面

图 6-17　听觉系统：耳

6-18
听觉系统：蜗神经（Ⅷ）及其通路

蜗神经（脑神经Ⅷ的一部分）传导螺旋器的神经冲动至蜗神经核。本节主要介绍从蜗神经核到脑干、丘脑的中间神经元站及大脑皮质的中枢通路。

请在图 6-18 中用不同颜色涂出小标题 A—G³ 及相关结构，从左下角的神经开始。然后涂小标题 B³—M 及相关结构，从蜗神经腹侧核开始。结构 B、B¹ 和 B² 使用同一颜色的相似色调，B³、B⁴ 和 B⁵ 使用相同颜色的不同色调。注意最下方的横断面显示的是不同的脑平面：左侧为延髓上部平面，右侧为脑桥下部平面。

螺旋神经节（即蜗神经节，A¹）的中枢突形成**蜗神经**（A），蜗神经经内耳道离开颞骨岩部后，走行一小段抵达脑桥小脑角处。在进入延髓上部（嘴侧）时，每个神经分支的轴突又发出分支止于对应的**蜗神经背侧核**（B）和**蜗神经腹侧核**（B³）。这些神经核位于延髓的嘴侧和脑桥的尾侧（图中未显示脑桥部的）。蜗神经背侧核和腹侧核分别位于小脑下脚的后外侧和前外侧。

来自蜗神经背侧核的**传出纤维**（B¹）形成**背侧听纹**（C），穿经脑桥被盖到对侧中继核，即**上橄榄核**（D），并发出**侧支纤维**（B²）上行，参与形成**外侧丘系**（E）。外侧丘系是主要的脑干听觉传导通路，它位于外侧被盖（见第 5-43 节），从延髓嘴侧一直到终点下丘和（有些纤维、路径图中未显示）内侧膝状体。蜗神经背侧核发出的一些上行传出纤维终止于**外侧丘系的核团**（F），这些核团沿着外侧丘系附近排列；其他纤维继续上行到同侧**下丘**（G）。外侧丘系核的神经元发出的一些**轴突**（F¹）**交叉**到对侧脑桥中部，并与外侧丘系一起上行到同侧的下丘。

来自蜗神经腹侧核的**传出纤维**（B⁴）可以投射到同侧的蜗神经背侧核（图中未显示），或者弓形绕到小脑下脚。

后者形成**中间听纹**（H）至同侧（图中未显示）或对侧的上橄榄核。这些纤维继续作为外侧丘系的一部分终止于外侧丘系核或同侧下丘。

来自蜗神经腹侧核的**传出纤维**（B⁵）可以形成腹侧听纹或**斜方体**（I），横穿脑桥尾侧（下方），其发出的侧支纤维终止于同侧上橄榄核（图中未显示）或**斜方体核**（J）。斜方体核和邻近的蜗神经腹侧核的传出纤维及其侧支纤维构成斜方体（I 和 J）。斜方体发出的纤维可以与对侧上橄榄核形成突触联系，或者折向上加入外侧丘系，并继续上行到外侧丘系核或下丘。来自蜗神经核的纤维不经同侧丘系上行。

在中脑，大部分外侧丘系的纤维终止于下丘，这是一个重要的听觉反射冲动的中继站，如听到巨大响声，人会不自觉地跳跃。每侧下丘发出的一些**轴突**（G¹）经**下丘连合**（G²）到达对侧下丘，其他传出纤维形成**下丘臂**（G³），并投射到丘脑的**内侧膝状体**（K）。

内侧膝状体的神经元发出**轴突**（K¹）投射至大脑皮质的颞上回，形成**听辐射**（L），构成内囊的豆状核下部（见第 5-33 节）和放射冠的外侧部。听辐射的纤维最后终止于颞上回的 **41 区**（M，颞横回或初级听觉皮质）。

除了这种广泛的听觉传入通路之外，还存在传出纤维束，即橄榄蜗束（图中未显示）。该纤维束从对侧脑干核团，包括上橄榄复合体核之一，投射到螺旋器的毛细胞。该通路是听觉传入的抑制性反馈机制，用更通俗的术语概括就是，我们可以"屏蔽"我们不想听到的内容。

蜗神经核或蜗神经受损可导致患者患侧完全性耳聋。一侧外侧丘系或 41 区病变可导致患者最小程度的双侧耳聋，这在临床上难以检测，因为此处存在广泛的交叉和非交叉纤维。

听觉系统：蜗神经（Ⅷ）及其通路．

蜗神经 A
　蜗神经节的中枢突 A¹
蜗神经背侧核 B
　传出纤维 B¹
　侧支纤维 B²
背侧听纹 C
上橄榄核 D
外侧丘系 E
外侧丘系的核团 F
　交叉纤维 F¹
下丘 G
　传出纤维 G¹
　下丘连合 G²
　下丘臂 G³
蜗神经腹侧核 B³
　传出纤维 B⁴
　传出纤维 B⁵
中间听纹 H
斜方体 I
斜方体核 J
内侧膝状体 K
　传出纤维 K¹
听辐射 L
41 区 M

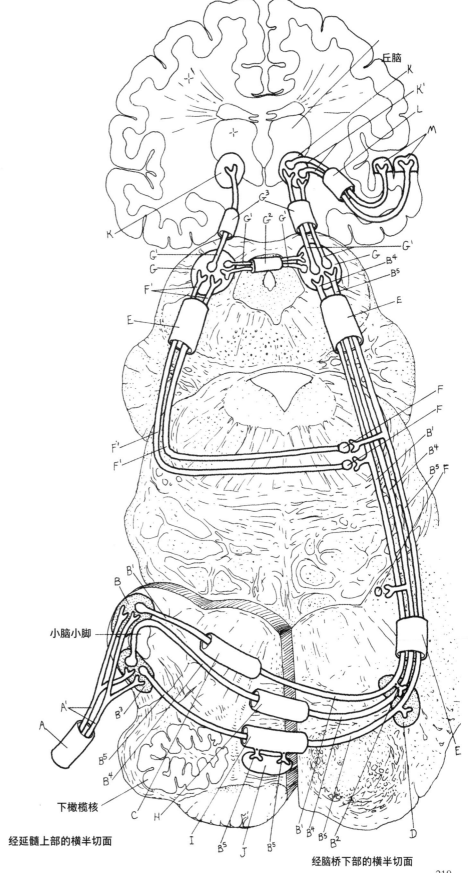

经延髓上部的横半切面

经脑桥下部的横半切面

图 6-18　听觉系统：蜗神经（Ⅷ）及其通路

219

6-19
前庭系统：内耳

内耳的前庭部包括由前庭和骨半规管组成的骨迷路，以及由膜半规管、椭圆囊和球囊组成的膜迷路。

请在图6-19的上、中图中用不同颜色涂出小标题A—H¹及相关结构。然后在所有可用的图中涂出小标题B¹—S及相关结构。

骨迷路结构形成于颞骨岩部。**前庭（A）**内容纳两个膜囊：**椭圆囊（B）**和**球囊（C）**。椭圆囊内充满内淋巴，向后外侧与半规管相通，向前与球囊（经椭圆球囊管）相通。

三个半环形的膜性管道，彼此大致互成直角排列，套于**骨半规管（D）**内。**前膜半规管（F）**和**后膜半规管（G）**以**总膜脚（E）**起自椭圆囊的后上方。前膜半规管弓向前外侧，在矢状平面上稍微向外侧面倾斜。后膜半规管沿着颞骨岩部的长轴弓向后外侧，居于颅的矢状面和冠状面之间的中间平面。与前两个半规管不同，**外膜半规管（H）**更趋于水平，从总膜脚的正下方弓向前外侧，居于椭圆囊的前外侧面。这些膜半规管的两端都有开口，每个半规管的一端扩大形成**膜壶腹（F¹、G¹、H¹）**。骨半规管的相同部位也存在扩大，被称为壶腹骨脚。

膜半规管和膜壶腹、椭圆囊和球囊内衬单层扁平（鳞状）或单层立方上皮细胞，并由血管结缔组织支持。这种结缔组织在椭圆囊的下壁和邻近的侧壁、球囊的前壁和膜半规管的壶腹部增厚，是感受器所在部位，被称为**椭圆囊斑和球囊斑（B¹和C¹）**，以及壶腹部的**壶腹嵴（I）**。

这些感受器主要由感觉**毛细胞（J**，在光学显微镜下观察时看起来像含有毛干顶端的细胞）和外围的**支撑细胞**（M）组成。这些感觉细胞的基底部可为传入神经纤维末梢提供突触位点。每个毛细胞的顶端具有特化的微绒毛，称为**静纤毛（K**，电子显微镜下可见），以及真正的纤毛，称为**动纤毛（L）**。这些"纤毛"仅显示于椭圆囊斑和球囊斑的横切面中，在壶腹嵴中也都存在。椭圆囊斑和球囊斑的感觉毛细胞埋藏于含有碳酸钙（称为**耳石，O**）的扁平**胶状物质（N）**中。壶腹嵴的感受器毛细胞嵌入无碳酸钙的凝胶状黏多糖中，形成特有的**壶腹帽（P）**。

在椭圆囊斑、球囊斑和壶腹嵴中，动纤毛可将上覆的胶状物质运动的机械刺激传递到邻近的静纤毛。当静纤毛向动纤毛弯曲时，感受器毛细胞被激活；当静纤毛向相反方向弯曲时，感受器毛细胞则被抑制。

椭圆囊斑和球囊斑对重力变化敏感，在运动过程中可导致相对较重的耳石弯向感受器毛细胞。椭圆囊斑的毛细胞对头部的上下运动（如"跳跃"时）或垂直运动较敏感，而球囊斑的毛细胞对头部的前后运动（如"停止和出发"时）更敏感。在实现这些功能时，椭圆囊斑和球囊斑感受器可感受头部静态的平衡或位置，以及头部的直线加速运动刺激。

膜半规管的壶腹嵴感受器可感受头部的弯曲、旋转运动刺激。随着这些运动变化，内淋巴向感受器毛细胞的"纤毛"方向运动，从而引发刺激。

毛细胞"纤毛"的弯曲摆动可诱导与传入神经末梢相连的突触位点释放递质。一些神经末梢是球根状的（终扣），另一些则环绕在感受器毛细胞的基底部。位于内耳道的**前庭神经节（R）**的双极细胞的**周围突（Q）**构成传入神经纤维，其**中枢突（S）**构成前庭蜗神经的前庭神经或前庭支。

前庭系统：内耳.

前庭 A
　椭圆囊 B
　球囊 C
骨半规管 D
　总膜脚 E
　前膜半规管 F / 膜壶腹 F'
　后膜半规管 G / 膜壶腹 G'
　外膜半规管 H / 膜壶腹 H'

椭圆囊斑 B'
球囊斑 C'
壶腹嵴 I
　毛细胞 J
　　静纤毛 K
　　动纤毛 L
支撑细胞 M
胶状物质 N
耳石 O
壶腹帽 P

中间前庭器官图的方位

前方
外侧
后方

前庭器官的后内侧

假单极
神经元胞体

蜗神经

前庭神经 ★
周围突 Q
前庭神经节 R
中枢突 S

蜗管

前庭窗（卵圆窗）

蜗窗（圆窗）

经球囊斑的切面

经壶腹嵴的切面

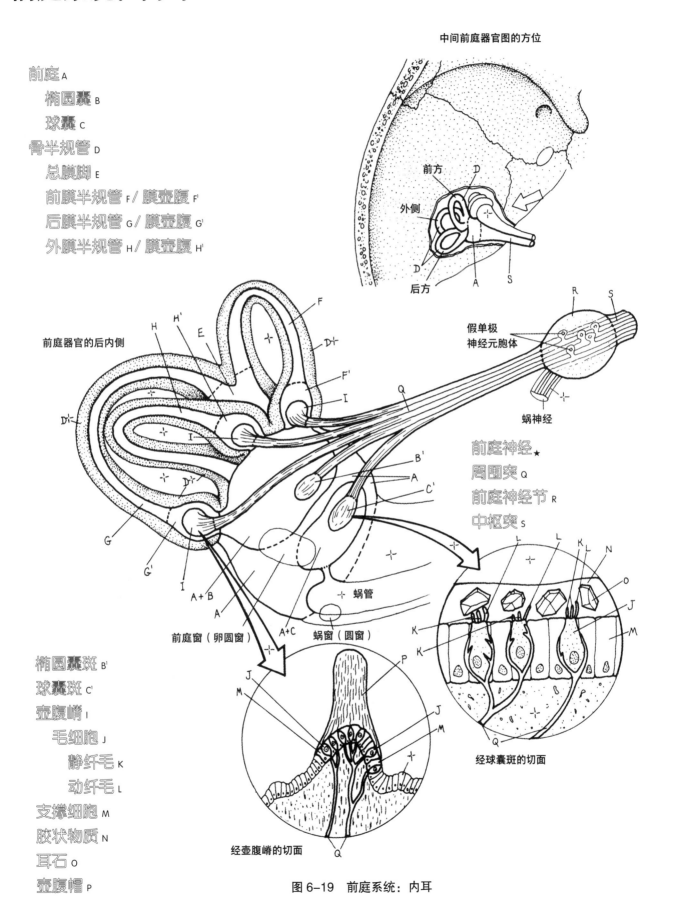

图 6-19　前庭系统：内耳

6-20
前庭系统：前庭神经（Ⅷ）及其通路

本节主要介绍构成脑神经Ⅷ（前庭蜗神经）的前庭神经的传入和传出纤维，以及前庭神经核复合体和一些更重要的相关中枢通路。稳定和平衡维持通路的复杂性反映了该系统在整个脑中的影响。

请在图 6-20 的上图中用不同颜色涂出标题"前庭神经核／联系"，小标题 A—I 和 L 及相关结构，注意，它由两个半切面组成：左侧为脑桥下部，右侧为延髓上部。之后可以的话在下图中也涂出相同的结构。建议单个前庭神经核及其轴突使用相同的颜色，而不同核团间使用对比鲜明的不同颜色。

前庭神经（A）在脑桥小脑角处进入脑干，经延髓上部行向后内侧，并在**前庭内侧核**（B）、**外侧核**（C）、**上核**（D）和**下核**（E）之间形成突触联系。这些前庭神经核沿着第四脑室底紧密聚集在一起，从脑桥中部的展神经核水平一直到延髓中部的下橄榄核水平。前庭神经核的重要纤维联系包括**小脑下脚**（F）和更内侧、更小的**近绳状体**（G，绳状体是小脑下脚的另一名称），还有**展神经核**（L）周围的面神经膝纤维、**内侧纵束**（H）和**网状结构**（I）。

再涂标题"纤维投射"下的剩余小标题和相关结构。

前庭神经主要由双极**传入神经元**（A¹）的中枢突组成，该神经元胞体构成上、下神经节，统称为**前庭神经节**（A²）。这些神经元（见第 6-19 节）位于颞骨岩部的内耳道。其中枢突进入脑干后止于前庭神经核，后者发出的一些纤维经近绳状体投射到小脑，构成前庭小脑束（图中未显示），抵达绒球小结叶和小脑蚓部的皮质。强大的反向纤维——**小脑前庭束纤维**（G¹）起自小脑皮质和顶核（见第 5-15 节），经近绳状体抵达四个前庭神经核。

前庭神经核发出的纤维广泛分布于整个脑干，形成前庭系统的第二通路。**前庭内侧核发出的轴突**（B¹）形成上行和下行纤维，二者交叉（图中未显示）或不交叉，加入内侧纵束，其中一些纤维终止于**动眼神经核**（J）、**滑车神经核**（K）和展神经核，还有一些纤维终止于颈髓（图中未显示）。前庭内侧核发出的其他轴突（图中未显示）投射到网状结构，下行到脑干的内脏运动核。这些纤维联系是前庭区过度刺激所致呕吐反射的理论基础，特殊情况下通常表现为内耳疾病。

前庭外侧核发出的轴突（或纤维）（C¹）形成**前庭脊髓束**（M，见第 4-10 节），后者可促进伸肌肌张力，抵抗重力，维持直立姿势。此外，此核发出的纤维也可投射形成内侧纵束的未交叉的上行和下行纤维，其中一些纤维到达中脑的动眼神经核和滑车神经核。**前庭上核发出的轴突**（D¹）在内侧纵束的同侧上行，其中一些纤维终止于动眼神经核和滑车神经核。前庭上核发出的兴奋性纤维加入前庭神经的传入纤维，并终止于椭圆囊斑、球囊斑和壶腹嵴的毛细胞（图中未显示）。**前庭下核发出的轴突**（E¹）在脑干的内侧纵束中上行和下行。

为人熟知的是，前庭神经核的投射纤维与内侧丘系相邻，最后到达丘脑（图中未显示）。但一些研究人员认为，丘脑皮质束的纤维传导前庭冲动到颞上回，要早于听辐射。

要完成前庭结构和功能的学习，请参考第 4-10 节、第 5-6 节、第 5-7 节和第 6-19 节。

前庭系统：前庭神经（Ⅷ）及其通路.

前庭神经核 / 联系★
　　前庭神经 A / 传入神经元 A'
前庭神经节 A²
前庭内侧核 B /
　　前庭外侧核 C / 上核 D / 下核 E
小脑下脚 F
近绳状体 G
　　小脑前庭束纤维 G'
内侧纵束 H
网状结构 I

纤维投射 ★
前庭内侧核发出轴突 B' 投射到内侧纵束 H /
　　动眼神经核 J / 滑车神经核 K / 展神经核 L
前庭外侧核发出轴突 C' 投射到内侧纵束 H /
　　前庭脊髓束 M
前庭上核发出轴突 D 投射到内侧纵束 H /
　　动眼神经核 J / 滑车神经核 K /
　　前庭神经 A
前庭下核发出轴突 E' 投射到
内侧纵束 H

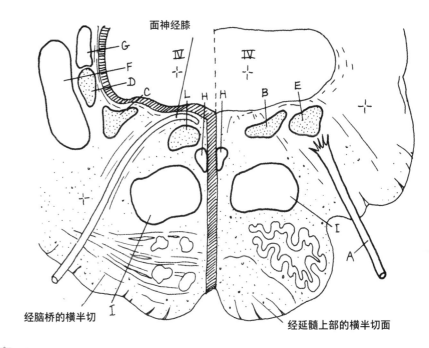

经脑桥的横半切

经延髓上部的横半切面

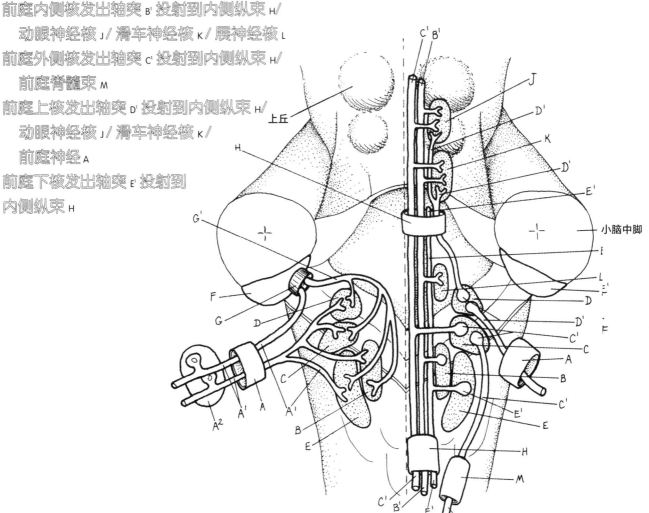

图 6-20　前庭系统：前庭神经（Ⅷ）及其通路

6-21

舌咽神经（Ⅸ）：感觉纤维成分

　　舌咽神经（Ⅸ）是一种混合性神经。其感觉纤维成分来自三部分：①颈动脉窦压力感受器、颈动脉体化学感受器及腭、扁桃体、咽、咽鼓管和鼓室黏膜的一般内脏传入纤维；②来自界沟后区（舌后1/3）味觉感受器的特殊内脏传入纤维；③来自外耳和外耳道的一般躯体传入纤维。舌咽神经的运动纤维成分在第6-22节中介绍。

　　请在图6-21中用不同颜色涂出小标题 A—N 及相关结构，从下图开始，对于具有相同下标的结构使用同一颜色的不同色调。

　　舌咽神经的**一般躯体传入神经元**（A^1）起自**外耳道**的**皮肤**（A）和耳后。其发出的轴突加入迷走神经的耳支或面神经。那些随**迷走神经的耳支**（B）上行的纤维加入**舌咽神经**（E），并穿**颈静脉孔**（D）后进入**上（岩）神经节**（C）。这些神经元的中枢突穿脑干并进入**脊髓的三叉神经核**（F）。

　　舌咽神经的**一般内脏传入神经元**（G^2）加入舌咽神经的**咽支**（H），传导**腭**（G）和**咽**（G^1）部的疼痛觉和其他局部感觉。同样，来自**扁桃体**（G^3，包括腭、舌和咽扁桃体）的神经元经**扁桃体支**（I）也加入舌咽神经。扁桃体炎疼痛可由舌咽神经的这些分支和其他分支进行传导，包括**鼓室丛**（在第6-22节中讨论），该丛也可传导来自中耳和咽鼓管（图中未显示）黏膜的痛、温觉。这就是扁桃体炎的疼痛有时会累及中耳鼓室这一事实的理论基础。

　　某些一般内脏传入纤维起自于特殊的压力感受器（**颈动脉窦**，G^4），该感受器位于颈总动脉壁的增厚处（外部看起来肿胀），靠近颈内和颈外动脉的分叉处。这些纤维构成控制全身血压反射的传入支。分叉处后面的小团块（**颈动脉体**，G^5）由特殊上皮细胞、小血管复合体和由结缔组织支持的神经组成。颈动脉体（化学感受器）与血液中的酸碱平衡（pH）及氧气和二氧化碳的浓度有关。颈动脉体和颈动脉窦的传入纤维构成**窦神经**（J），与其他传入纤维一起上行加入舌咽神经根。

　　舌咽神经的**特殊内脏传入纤维**（K^1）与界沟后舌区（**后沟区**，K）的味觉感受器细胞（如第6-16节所示）发生突触联系。舌咽神经的**舌支**（L）向上走行于肌性咽壁外侧的颈内动脉和颈外动脉之间，加入舌咽神经的咽支和扁桃体支，并形成一个神经束。该束加入窦神经一起到达颈静脉孔入口处上神经节正下方的**下（岩）神经节**（M）。

　　舌咽神经的特殊和一般内脏传入纤维进入脑干并终止于**孤束核**（N）。该核形似雪茄，位于延髓的后外侧，其上部可接受来自脑神经Ⅶ、Ⅸ和Ⅹ的特殊内脏传入纤维（味觉核，图中未显示），传导舌咽部的感觉；该核的下部可接受来自脑神经Ⅸ和Ⅹ的一般内脏传入纤维，包括来自胃肠道、食管和呼吸道的纤维。整个孤束核与脑桥延髓部的网状结构和延髓的心肺中心密切相关，其传出纤维投射到丘脑的腹后内侧核和脑干的许多区域（图中未显示）。

舌咽神经（Ⅸ）：感觉纤维成分．

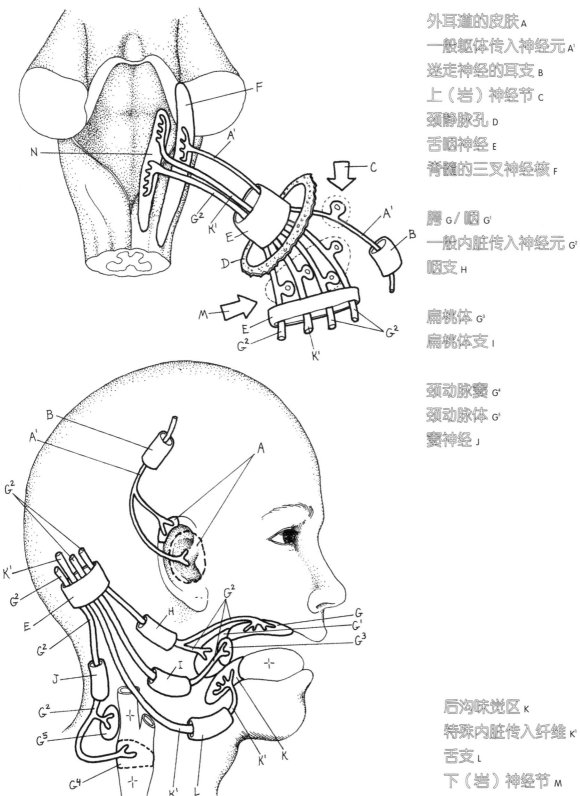

外耳道的皮肤 A
一般躯体传入神经元 A'
迷走神经的耳支 B
上（岩）神经节 C
颈静脉孔 D
舌咽神经 E
脊髓的三叉神经核 F

腭 G / 咽 G'
一般内脏传入神经元 G²
咽支 H

扁桃体 G³
扁桃体支 I

颈动脉窦 G⁴
颈动脉体 G⁵
窦神经 J

后沟味觉区 K
特殊内脏传入纤维 K'
舌支 L
下（岩）神经节 M
孤束核 N

图 6-21　舌咽神经（Ⅸ）：感觉纤维成分

舌咽神经（Ⅸ）：运动纤维成分

舌咽神经（Ⅸ）的运动纤维成分包括分布于茎突咽肌和咽上缩肌（一个或多个鳃弓或胚胎鳃弓的衍生物，见第6-3节）的特殊内脏传出纤维，和分布于腮（唾液）腺的一般内脏传出纤维（VNS的副交感神经分支）。该神经的感觉纤维成分已在第6-21节中呈现。

请在图6-22中用不同颜色涂出小标题 A—D^2 以及与特殊内脏传出神经元相关的结构。

特殊内脏传出神经元（B）的胞体位于延髓上部网状结构中的**疑核**（A，见第6-4节）的上部。其发出的**轴突**（B^1）形成**舌咽神经**（C，见第6-21节）的几个根从脑桥小脑角处穿出，经颈静脉孔，与迷走神经一起下行于咽壁的外侧，居于颈内静脉和颈内动脉之间（位置关系图中未显示）。舌咽神经行于咽上缩肌和咽中缩肌之间时，还发出运动纤维（**茎突咽肌神经**，D）至邻近的**茎突咽肌**（D^1）。与迷走神经（X）一起，舌咽神经的运动纤维经咽丛（图中未显示）也可分布至咽壁的**咽上缩肌**（D^2）。这些肌肉促成吞咽期间腭和咽部肌肉的顺序性、节律性收缩。这些传出纤维和与之密切相关的迷走神经传出纤维失去神经支配作用将导致受累肌肉麻痹和吞咽困难。

然后涂出 E—M 所示的与一般内脏传出神经元相关的结构。

舌咽神经的一般内脏传出神经元（F）的胞体位于**下泌涎核**（E，见第6-4节），是延髓上后方定义不明确的神经元细胞群。一般内脏传出纤维或副交感神经的**节前纤维**（F^1）穿出颈静脉孔并折向上，并穿经颞骨的裂缝（鼓室小管）进入中耳鼓室。在这里，该纤维上行至鼓室内侧壁的岬（适应耳蜗第一圈结构的凸起），形成**鼓室丛**（G）的一部分。该丛包括来自中耳鼓室、乳突小房和咽鼓管黏膜的感觉纤维。一般内脏传出纤维的节前纤维穿过中耳鼓室顶后，与面神经的小分支合并（见第6-15节）形成**岩小神经**（H）。该神经继续向前经**卵圆孔**（I）出颅，伴随三叉神经的下颌支（神经）一起下行到颞下窝（见第6-2节）。此处，节前纤维与**节后神经元**（K）的胞体在**耳神经节**（J）处形成突触联系，**节后纤维**（K^1）与**耳颞神经**（L，三叉神经的下颌支的分支）伴行至后方的外耳道和前方的下颌支之间的**腮腺**（M）。腮腺是最大的唾液腺，位于咬肌后方和耳的前下方（见第6-13节），其可分泌产生富含淀粉酶的稀薄分泌物，淀粉酶对淀粉的初始消化作用至关重要。

舌咽神经（Ⅸ）：运动纤维成分．

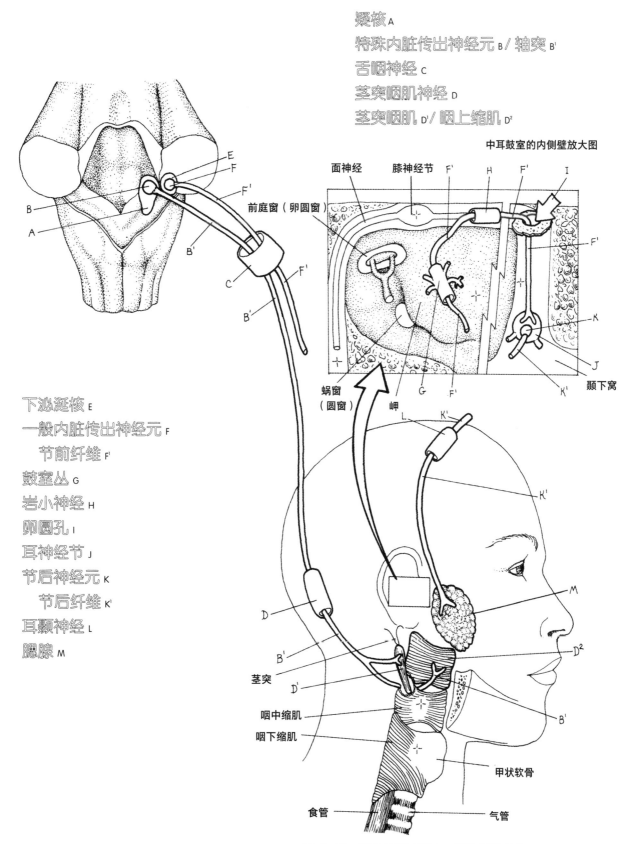

疑核A
特殊内脏传出神经元B / 轴突B'
舌咽神经C
茎突咽肌神经D
茎突咽肌D' / 咽上缩肌D²

中耳鼓室的内侧壁放大图

面神经　膝神经节　F'　H　F'　I

前庭窗（卵圆窗）

蜗窗（圆窗）　岬　G　F'　颞下窝　K'　J　K

下泌涎核E
一般内脏传出神经元F
　节前纤维F'
鼓室丛G
岩小神经H
卵圆孔I
耳神经节J
节后神经元K
　节后纤维K'
耳颞神经L
腮腺M

L　K'

D　K'

B'

茎突

D'

咽中缩肌

咽下缩肌

M

D²

B'

甲状软骨

食管　气管

图6-22　舌咽神经（Ⅸ）：运动纤维成分

6-23
迷走神经（X）：感觉纤维成分

迷走神经（X）的感觉纤维成分由三部分组成：一般躯体传入纤维，接收来自外耳的皮肤感觉；一般内脏传入纤维，传导来自胸腹部脏器以及咽、喉部的内脏感觉冲动；特殊内脏传入纤维，传导来自舌底和会厌的味觉感受（图中未显示）。

内脏感受器是感受胃部饥饱、膀胱压力、上下肠压等的基础。这些感受器及其迷走神经传入纤维与内脏反射活动有关，如饥饿、饱腹、呕吐、分泌等。迷走神经的感觉系统中不包括内脏痛。例如，与平滑肌收缩或痉挛有关的胸腹部疼痛是由内脏传入纤维与交感神经的内脏运动纤维一起进行传导的。这些传入纤维经脊神经 T1～L3 进入脊髓。传导盆腔和会阴部疼痛的纤维与盆腔内脏（副交感）神经一起进行，后者与脊神经 S2、S3 和 S4 相关。

请在图 6-23 中用不同颜色涂出小标题 A—E 以及与一般躯体传入纤维相关的结构。

来自**外耳**（A）的一般感觉传入信号可由脑神经 V、Ⅶ、Ⅸ 和 Ⅹ 及颈髓上段分支（耳大神经和其他神经，图中未显示）的躯体传入纤维来集中传导。这个奇怪的事实基于胚胎发育时外耳是从第一和第二鳃弓衍生出来的。**迷走神经**（C）的一般**躯体传入纤维**（A^1）构成**耳支**（B），穿经颞骨岩部的小管道，抵达**上神经节**（D）的神经元胞体，紧靠颈静脉孔的尾侧（后方）。

这些神经元的中枢突形成舌咽神经的许多根之一，沿着与其相同的路线，进入舌咽神经下部与下橄榄核后部的延髓，最后终止于三叉神经脊束核（E）。

然后涂出小标题 F—N^1 以及与一般内脏传入纤维相关的结构。

胸腹腔的**一般内脏传入纤维**（G）起自大肠，终止于近降结肠处，沿着**胃肠道**（F）和相关的腺体（肝、胰、胆囊）走行。迷走神经的传入纤维与迷走神经的节前传出纤维（见下一节）、交感神经的节后纤维（图中未显示，见第 8-4 节）和血管一起伴行。聚集于腹主动脉（图中未显示）时，迷走神经的传入神经纤维上行合并为前、后**迷走神经干**（F^1），图中只显示了一个迷走神经干沿食管进入胸腔。

来自**食管**（H）的传入纤维加入**食管丛**（H^1），来自**心脏**（I）的传入纤维形成**心丛**（I^1），来自**肺和支气管树**（J）的传入纤维形成**肺丛**（J^1），在胸腔中上行。所有这些分支都属于定义明确的迷走神经，在颈部与颈总动脉和颈内静脉（图中未显示）上行于颈动脉鞘中。

来自**喉**（K）的传入纤维形成**喉上神经**（K^1），来自**咽和腭**（L）的传入纤维形成**咽丛**（L^1），所有这些纤维在下颌角处加入迷走神经。一般内脏传入纤维的神经元胞体位于**下神经节**（M），其中枢突穿经颈静脉孔，参与形成迷走神经根，然后穿脑干进入**孤束**（N）和相邻的**孤束核**（N^1，见第 6-21 节）。

迷走神经（X）：感觉纤维成分.

外耳 A

一般躯体传入纤维 A'

耳支 B

迷走神经 C

上神经节 D

三叉神经脊束核 E

胃肠道／相关腺体 F

一般内脏传入纤维 G

迷走神经干 F'

食管 H

食管丛 H'

心脏 I

心丛 I'

肺和支气管树 J

肺丛 J'

喉 K

喉上神经 K'

咽和腭 L

咽丛 L'

下神经节 M

孤束 N／孤束核 N'

气管

膈肌

近降结肠处

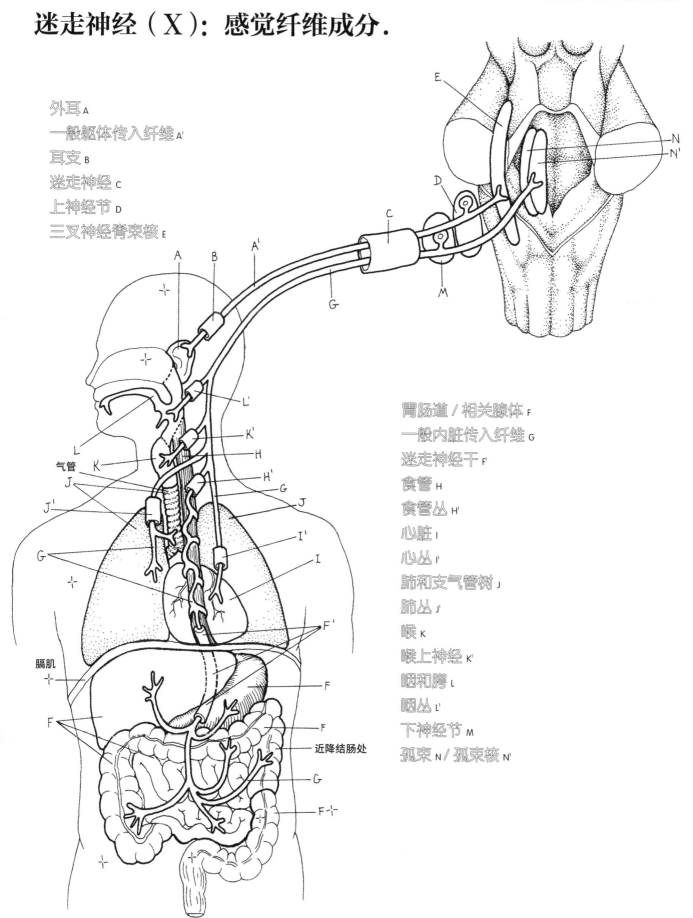

图6-23　迷走神经（X）：感觉纤维成分

6-24
迷走神经（Ⅹ）：运动纤维成分

迷走神经（Ⅹ）的运动纤维成分包括到达胸腹腔脏器许多运动神经节的一般内脏传出纤维（副交感神经的节前纤维）和分布到由鳃弓演化的头、颈部肌肉的特殊内脏传出纤维。

请在图 6-24 中用不同颜色涂出小标题 A—G¹ 以及与特殊内脏传出纤维通路相关的结构。

迷走神经（D）的**特殊内脏传出纤维**（B¹）起自**疑核**（A，见第 6-4 节）的**神经元胞体**（B）。这些纤维中最尾侧（下方）的部分构成副神经的颅根，其余的特殊内脏传出纤维在**颈静脉孔**（C）处加入迷走神经。在下神经节（见第 6-23 节）平面，一些纤维离开迷走神经形成**咽丛**（F），与副神经的颅根一起支配腭、咽部的肌肉（F¹）。其他的特殊内脏传出纤维继续在**颈动脉鞘**（E）内沿着迷走神经下行。左侧的特殊内脏传出纤维越过主动脉弓，右侧的特殊内脏传出纤维越过右锁骨下动脉，二者都发出返支成为**喉返神经**（G）的主要部分。左、右喉返神经在食管和气管之间上行到甲状腺，有时至甲状腺囊内，并继续上行支配鳃弓演化的**喉肌**（G¹，第四和第六鳃弓的衍生物）。

喉返神经可支配大部分喉肌，引起部分喉部运动，包括正常呼吸和发声所必需的声带运动。在颈部的外科手术中，尤其是甲状腺切除术（部分或全部切除），很容易损伤该神经。若一侧喉肌瘫痪可导致气道部分阻塞，发音困难或嘶哑；若双侧喉肌麻痹可导致声带闭合，气道狭窄而呼吸困难，甚至窒息。

然后涂出小标题 H—O 以及与一般内脏传出纤维相关的结构。建议内脏使用浅色，纤维使用深色。

迷走神经的一般内脏传出（**节前纤维**）纤维（I¹）起自延髓尾侧第四脑室底的**迷走神经背侧运动核**（H）的**神经元胞体**（I，见第 5-6 节）。其发出的轴突穿出延髓，在下橄榄核的后方，以 8～10 个神经根与它们的感觉纤维和特殊内脏传出纤维伴行。这些纤维经颈静脉孔出颅，到达颈部时，与颈总动脉和颈内静脉一起下行于颈动脉鞘内。

与迷走神经的内脏传入纤维走行几乎相同（见第 6-23 节），其运动纤维分布到内脏壁的**壁内神经节**（K）的**节后神经元**（J）。此处，节后纤维离开起始胞体，走行一小段后分布到**内脏黏膜的腺体**（K¹）和**平滑肌**（K²），以及更深的双层或三层**肌层**（K³）。

由一般内脏**传出纤维**（I¹）支配的内脏还包括**支气管树**（L，引起腺体分泌和支气管平滑肌收缩，导致支气管收缩）、**心脏**（M，是 SA 和 AV 节点及心房肌的特异性传导组织，导致心率减慢）、**食管**（N，腺体分泌和蠕动性收缩，称为促分泌活动）和腹部的**胃肠道**（O）。这些传出纤维还支配相关的外在腺体（如肝、胰和胆囊的促分泌活动）。总之，这些迷走神经纤维促成日常的内脏分泌活动，它们与交感神经纤维协同作用，维持内脏功能的平衡。

在胃酸分泌过多和胃溃疡的情况下，可对膈肌食管裂孔附近的迷走神经干进行处理（迷走神经切断术），有时是暂时性的，以减少胃的分泌活动。颈部迷走神经横断切是很危急的，主要是由于支配喉肌的纤维被切断，随之食管和胃肠动力紊乱，心率加快。

迷走神经（X）：运动纤维成分．

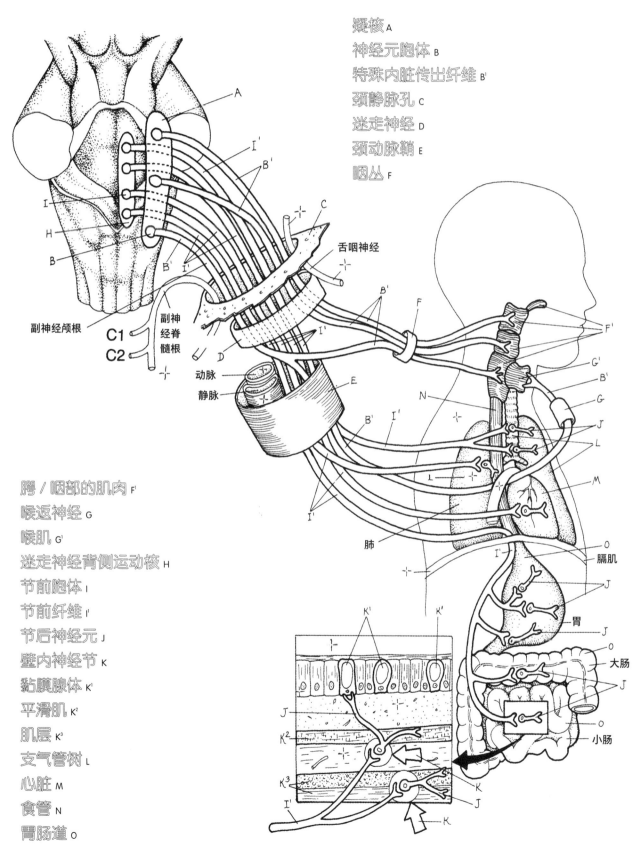

疑核 A
神经元胞体 B
特殊内脏传出纤维 B'
颈静脉孔 C
迷走神经 D
颈动脉鞘 E
咽丛 F

舌咽神经

副神经颅根　C1　副神经脊髓根　C2

动脉
静脉

腭 / 咽部的肌肉 F'
喉返神经 G
喉肌 G'
迷走神经背侧运动核 H
节前胞体 I
节前纤维 I'
节后神经元 J
壁内神经节 K
黏膜腺体 K'
平滑肌 K²
肌层 K³
支气管树 L
心脏 M
食管 N
胃肠道 O

肺
膈肌
胃
大肠
小肠

图 6-24　迷走神经（X）：运动纤维成分

6-25
副神经（XI）：颅根和脊髓根

副神经（XI）由相对较小的颅根或脑支（也称为颅内支）和较大的脊髓根（颅外支）组成。因其颅根与迷走神经具有功能和结构上的连续性（附属的）而得名。

请在图 6-25 中用不同颜色涂出标题"延髓中部""第 4 颈髓节段"和小标题 A—J 及相关结构。从左上图开始。

副神经**颅根**（C）的**特殊内脏传出神经元**（B）起自延髓**疑核**（A）的下部，其发出的**轴突**（B¹）在迷走神经下部纤维附近离开脑干，并经**颈静脉孔**（D）出颅时加入迷走神经。这些纤维全部或部分与迷走神经的纤维一起形成喉返神经，支配喉内肌（见第 6-24 节，从起点疑核沿着喉返神经的走行过程）。这些副神经颅根的特殊内脏传出纤维参与形成咽丛（图中未显示）。

副神经**脊髓根**（G）起自上五或六个脊髓节段的**前角**（E）**运动神经元**（F）。这些神经元发出的**轴突**（F¹）从硬脊膜鞘内的脊神经 C5～C1 的腹侧根进入椎管并折向上，经**枕骨大孔**（H）入颅腔到达副神经的颅根平面。在此处，它们弯向外侧，与迷走神经一起穿经颈静脉孔出颅。然后，副神经的脊髓根单独折向后下方，越过第一颈椎，发出分支，在胸锁乳突肌起点颞骨乳突附近（在耳垂后方，图中未显示）进入**胸锁乳突肌**（I）深面。其余纤维下行于颈后三角，沿途接受来自 C3 和 C4 的细小运动分支，分布到**斜方肌**（J）的深面。

单侧胸锁乳突肌收缩可使头偏向同侧，面转向对侧。单侧胸锁乳突肌麻痹会阻止头偏向同侧，持续长期挛缩即可造成歪脖子或斜颈。

斜方肌是肩胛骨的固定肌，并可上提肩胛骨，使两个肩胛骨向脊柱靠拢。副神经的脊髓根损伤（如车祸突然停车时安全带过紧导致）可能引起斜方肌无力或瘫痪，最终导致患侧肩部下垂。

副神经（XI）：颅根和脊髓根.

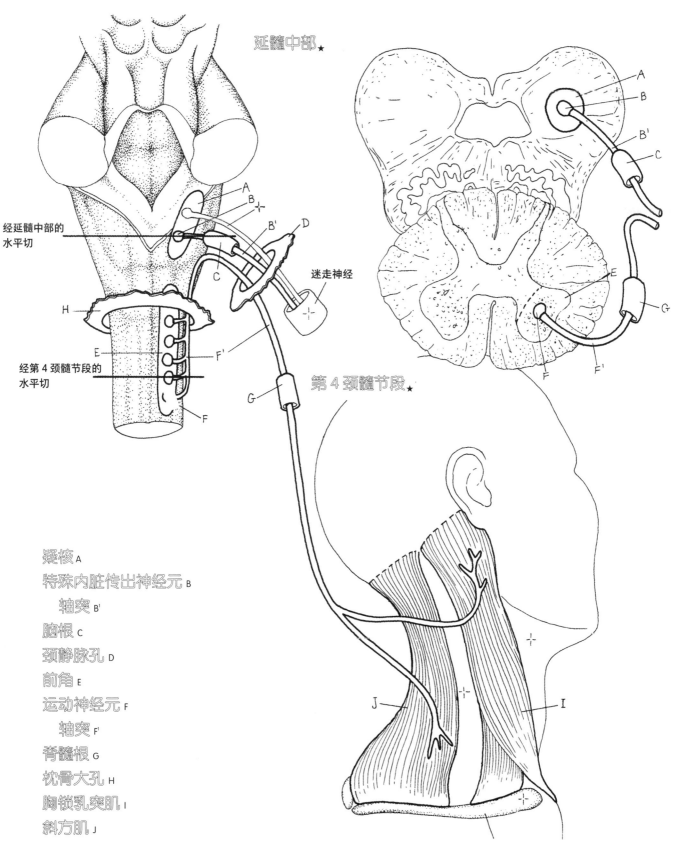

延髓中部★

经延髓中部的
水平切

迷走神经

经第4颈髓节段的
水平切

第4颈髓节段★

疑核 A

特殊内脏传出神经元 B

　轴突 B'

脑根 C

颈静脉孔 D

前角 E

运动神经元 F

　轴突 F'

脊髓根 G

枕骨大孔 H

胸锁乳突肌 I

斜方肌 J

图 6-25　副神经（XI）：颅根和脊髓根

233

6-26
舌下神经（Ⅻ）

舌下神经（Ⅻ）属于运动性脑神经，支配舌内肌和大部分舌外肌。与脑神经Ⅲ、Ⅳ和Ⅵ相似，其神经元属于脑神经核的一般躯体传出纤维。

请在图 6-26 中用不同颜色涂出小标题 A—E 及相关结构，从右上图开始。注意，该神经与 C1、C2 和 C3 纤维之间的关系，这些纤维参与形成颈袢。因为它们只与舌下神经有密切的关系，但不属于舌下神经，所以在这里不建议涂色。

舌下神经（B）核（A）位于第四脑室底的延髓，靠近中线，与下橄榄核平面齐平。这些**神经元胞体**（A^1）发出的**一般躯体传出纤维**（A^2）以若干根丝（B^1）从下橄榄核和锥体之间穿出脑干。这些根丝聚集成一束经**舌下神经管**（C）出颅。在迷走神经的下神经节平面（图中未显示），第一颈神经的分支加入舌下神经，并共同包裹于同一鞘内，继而在颈内动脉和颈内静脉之间下行。大约在颈总动脉分叉处上 3 cm 处，舌下神经及其伴行的第一颈神经弓向前，第一颈神经的一些纤维几乎继续垂直下行，形成颈袢的上根。舌下神经和第一颈神经的剩余纤维穿经舌骨上区（口底），其中颈神经的纤维支配颏舌骨肌（图中未显示），舌下神经的纤维支配**舌内肌**（D，起止点都在舌内）和**舌外肌**（E，起自舌外）。这些肌肉不仅可以扩大舌的体积，而且还可使舌运动，增强其在消化过程中的机械辅助效果。在吞咽的第一阶段，正是舌的投掷作用将食物不断向口咽部推送。舌下神经核的传入纤维（图中未显示）来自舌肌的肌梭，其感觉神经元胞体的位置尚不清楚。

一侧舌下神经核平面以上的脑干损伤，涉及核的中枢通路，会导致伸舌时舌尖偏向健侧。一侧舌下神经核和舌下神经的外周损伤，可导致伸舌时舌偏向患侧。双侧舌下神经的外周病变，可导致舌肌麻痹，造成咀嚼和吞咽困难。

舌下神经（XII）.

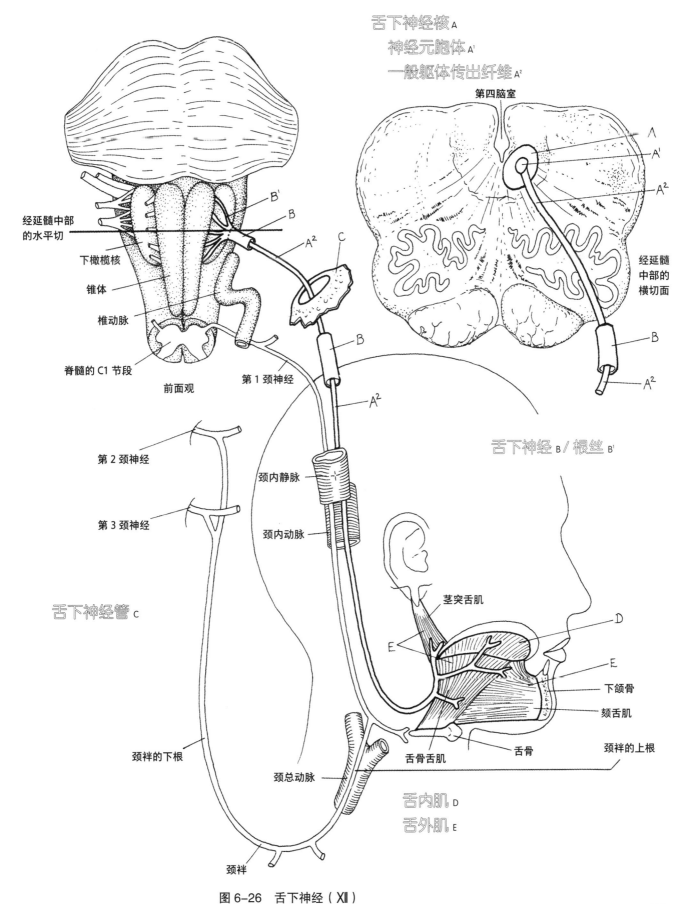

舌下神经核 A
神经元胞体 A¹
一般躯体传出纤维 A²

第四脑室

经延髓中部的水平切

经延髓中部的横切面

下橄榄核
锥体
椎动脉
脊髓的 C1 节段
前面观
第 1 颈神经

第 2 颈神经

第 3 颈神经

颈内静脉
颈内动脉

舌下神经管 C

茎突舌肌

颈袢的下根

颈总动脉

颈袢

舌骨舌肌

舌骨

下颌骨
颏舌肌
颈袢的上根

舌下神经 B / 根丝 B¹

舌内肌 D
舌外肌 E

图 6-26 舌下神经（XII）

脊神经的组成

第六单元已介绍了脑神经。脊髓神经起自脊髓的神经根，并发出分支形成周围神经，以特有的模式分布到整个全身。本节主要介绍脊神经的形成、脊神经和周围神经的组成。

请在图7-1的右上角小图中用不同颜色涂出小标题A、B、C和F及相关结构。然后在主图中涂剩下的至 G^2 所示的结构。最后涂本图底部的标题"效应器"和"感受器"所示结构。虽然结构 D^1、D^2 和 G^2 是具有相同结构和外观的轴突，但需采用不同的颜色来说明其功能差异。

脊神经（A）由**后根（B）**和**前根（F）**组成。后根（感觉根或背根）主要由感觉神经元的**中枢突（D^2）**组成，感觉神经元**胞体（D^3）**膨大，称为**脊神经节（C，背根或后根神经节）**，位于后根的远端。感觉神经元的**周围突（D^1）**在脊神经分叉处进入后根，并伸入到脊神经节内的起始胞体。周围突在功能上是树突状的，但在结构上属于轴突，故常被称为轴突。这些周围突构成脊神经和周围神经的感觉纤维，并传导来自全身感受器的神经冲动。脊神经节由许多假单极神经元胞体（见第2-3节）组成，并通过**轴突柄（D^4）**与其突起相连。每个胞体外周围有负责代谢支持的**卫星细胞（E）**，后者与包裹周围突和中枢突的施万细胞相延续。

组成后根的中枢突大部分继续进入脊髓后角或邻近的白质，其直径和髓鞘多变。后根的**外侧支（B^1）**较细小，通常由无髓纤维组成，而**内侧支（B^2）**较粗大，由有髓纤维组成。这种纤维排列在临床上意义重大，因为含有较小痛觉纤维的外侧支通常可被选择性横断，以期减轻顽固性疼痛。

前根（F，运动根或腹根）在脊柱的椎间孔处与后根合并，形成脊神经。前根主要由多极**运动神经元（G）**的**轴突（G^2）**组成，其**胞体（G^1）**位于脊髓的前角和侧角（图中胞体被高度放大）。这些运动神经元的轴突将来自胞体的运动指令传导到全身的效应器——特别是肌细胞的神经肌肉接头。前根纤维的大小和髓鞘因其功能的不同而不同。例如，前根纤维中有近30%是感觉性的，这些感觉神经元的中枢突可经前根进入脊髓，但其作用尚不清楚。

请在图7-1中用不同颜色涂出标题"包裹结构"和小标题H—L及相关结构。K和L建议使用浅色，I建议使用灰色或黑色。纤维束可以不涂色，或者可以用覆盖J颜色的 D^1 和 G^2 颜色的色点来覆盖纤维束。

脑和脊髓外的运动和感觉神经元的轴突被**施万细胞（H）**包裹，这些纤维中大多数的**髓鞘（I）**层数不恒定。在施万细胞被盖外，是一层来自髓鞘的胶原纤维，称为**神经内膜（J）**。大量的被神经内膜包裹的轴突纤维形成粗细不等的神经束，被**神经束膜隔（K^1）**分隔；被称为神经束的轴突束被若干层结缔组织包裹称为**神经束膜（K）**。来自神经内膜鞘的毛细血管（图中未显示）穿过神经束膜的细胞层和细小纤维，将血液供应到感觉和内脏运动神经丝。

由神经束膜包裹的大量神经束被薄厚不一的**神经外膜（L）**包裹形成神经。神经外膜鞘由疏松交织的胶原纤维、脂肪细胞和一般结缔组织细胞组成，包裹脊神经及其较大的周围分支。所有这些结缔组织鞘对神经都具有重要的绝缘、保护和营养功能。

脊神经的组成.

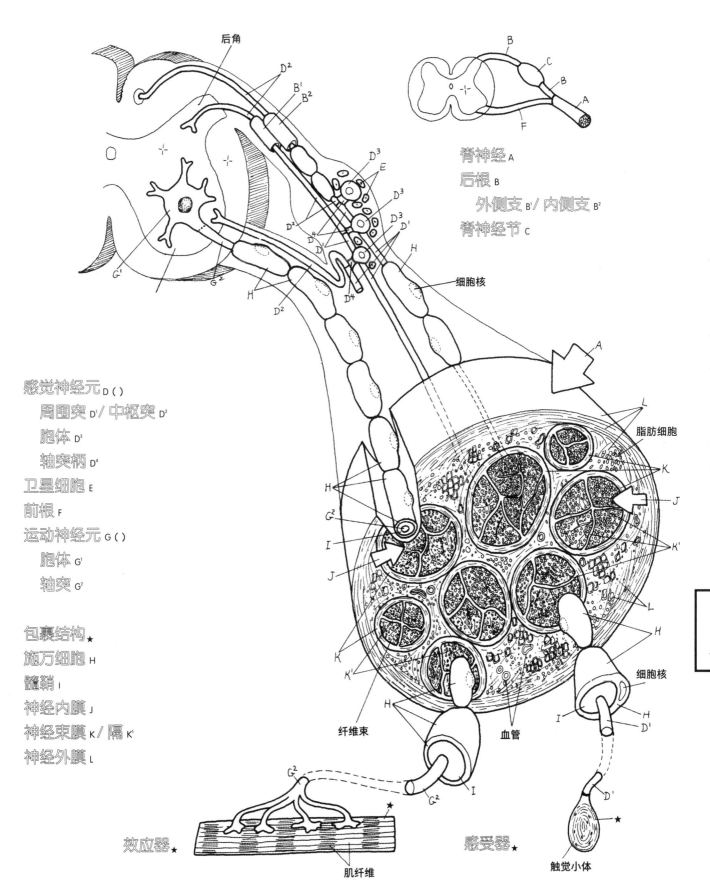

脊神经 A
后根 B
　外侧支 B' / 内侧支 B²
脊神经节 C

感觉神经元 D ( )
　周围突 D' / 中枢突 D²
　胞体 D³
　轴突柄 D⁴
卫星细胞 E
前根 F
运动神经元 G ( )
　胞体 G'
　轴突 G²

包裹结构 ★
施万细胞 H
髓鞘 I
神经内膜 J
神经束膜 K / 隔 K'
神经外膜 L

后角

细胞核

脂肪细胞

纤维束

血管

细胞核

效应器 ★

感受器 ★

肌纤维

触觉小体

图 7-1 　脊神经的组成

7-2
轴突的髓鞘化

周围神经系统的轴突被特殊的支持细胞包裹，后来这些支持细胞以其发现者——德国著名解剖和生理学家西奥多·施万（Theodor Schwann）的名字命名。在所有直径≥1 μm 的轴突周围，施万细胞可产生一层或多层磷脂样物质，称为髓鞘。这种轴突被称为有髓鞘或有髓纤维。中枢神经系统的轴突周围的髓鞘是由少突胶质细胞产生的（见第 2-6 节）。在**中枢神经系统**（CNS）的神经元胞体、树突周围以及**周围神经系统**（PNS）的神经节细胞周围有极少骨髓鞘甚至没有髓鞘。

髓鞘由胆固醇、脑苷脂（脂肪酸以外的成分）、一些磷脂（包括鞘磷脂）、糖蛋白和水组成。它的大分子结构类似于所有单位膜（如细胞膜、细胞器膜等），由嵌入在双层脂质中的蛋白质组成。轴突的髓鞘化开始于胚胎发育的第四个月，并一直持续到青春期及以后。周围神经损伤可引起髓鞘脱失（见第 7-5 节），如果神经重建，髓鞘可再脱失。脱髓鞘疾病或中枢神经系统损伤（如多发性硬化症等）通常很严重，因为它们会出现进行性的大面积神经元破坏。

本节关注的是髓鞘形成过程及施万细胞与无髓轴突的关系。

请在图 7-2 中用不同颜色涂出小标题 A—C 及相关结构，从小图 1 开始，到小图 3 及其插图结束，其中 B^1 使用浅色。然后在小图 4 及其插图中涂出标题"髓鞘板"和小标题 B^4—E 及相关结构。

施万细胞（B，如小图 1）由**细胞核**（B^3）和大量**细胞质**（B^2）组成，胞质外包裹着**细胞膜**（B^1）。如小图 2 和小图 3 所示，在髓鞘形成的早期阶段，扁平的施万细胞包裹**轴突**（A）。施万细胞的两边相遇并重叠，相互连接的细胞膜的起始部称为**内轴系膜**（C）。像果胶卷一样，施万细胞在轴突周围缠绕 2～100 圈（如小图 3）。当细胞膜层重叠

时，细胞质似乎被挤压出，导致质膜的内层成为一条**粗致密线**（B^4，如小图 4）。

这条致密线是髓鞘板，其内的脂质和蛋白质凝聚成电子显微镜下可见的特征性致密、黑色图像。在施万细胞的最内层和最外层，细胞质未被挤压仍可见，因而看不到致密线。在**郎飞结**（E，如小图 4）附近，形成一系列充满胞质的细胞膜环，靠近轴突，可能起支持作用。

在主要致密线的两边是相互连接的细胞膜外层，组成**细致密线**（B^5）。细胞膜最外层的末端或边缘与底层的细胞膜形成**外轴系膜**（D）。髓鞘板的总数可能与轴突的大小粗细有关。

轴突、髓鞘和支持的施万细胞共同构成节间。相邻节间之间，存在较短的无髓鞘轴突，称为**郎飞结**（E，如小图 4）。在郎飞结处，施万细胞间的"间隙"要远小于中枢神经系统（CNS）的少突胶质细胞间的"间隙"。郎飞结处没有髓鞘，且郎飞结间隙阴离子聚集，可能改变其兴奋性（降低去极化阈值），导致神经冲动的跳跃式传导（见第 2-8 节）。

在小图 5 中用不同颜色涂出标题"无髓神经"及其相关结构。

施万细胞的细胞质中也有很细小的轴突，但许多都无髓鞘形成过程。但在一种情况下（如图所示），施万细胞的轴突内陷套入施万细胞膜中，并在膜的相对面之间形成一个轴系膜。这些细小轴突和围绕在其周围的施万细胞共同构成了一个无髓神经（也称为雷马克氏纤维）。

有髓纤维的直径在 2～22 μm 间变动，传导速度为 3～120 m/s。无髓纤维的直径介于 0.2～2.0 μm 之间，传导速度小于 2 m/s，它们仅可传导灼热痛和节后运动神经纤维传来的冲动。

轴突的髓鞘化．

轴突 A
施万细胞 B（）
　细胞膜 B¹
　细胞质 B²
　细胞核 B³
内轴系膜 C
髓鞘板★
　粗致密线 B⁴·
　细致密线 B⁵-¦-
外轴系膜 D
郎飞结 E

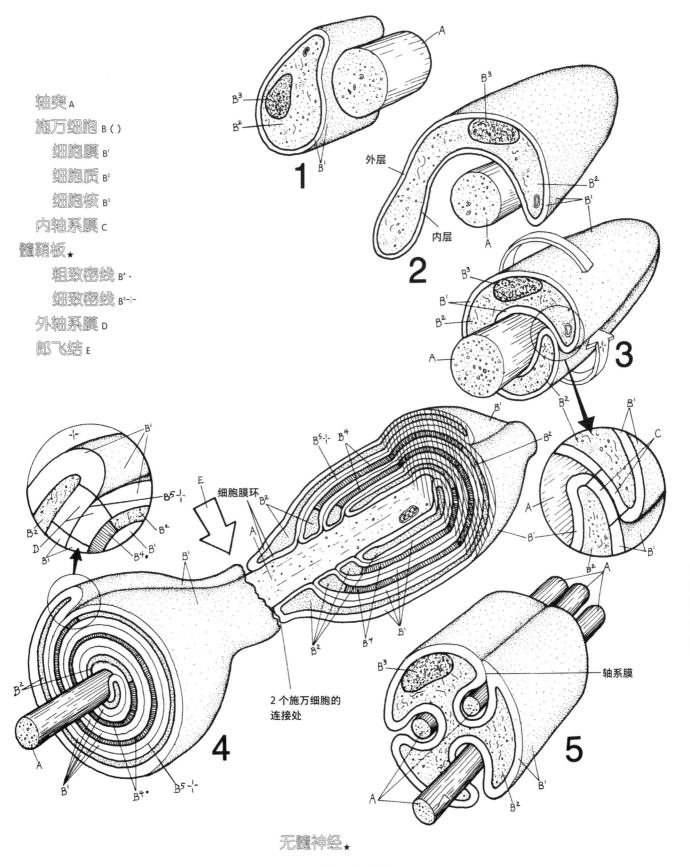

外层
内层

细胞膜环

2 个施万细胞的
连接处

轴系膜

无髓神经★

图 7-2　轴突的髓鞘化

7-3
脊神经的分布模式

脊神经离开椎间孔后，按照一定的模式分为数支。该模式与身体各部的发育或这些神经分支支配的区域有关。神经分支排列最简单的是躯干，其中胸壁和腹壁的周围神经直接来自脊神经，并呈节段性带状排列分布。大多数脊神经的前支交织形成脊神经丛或网，再由这些神经丛发出周围神经分布到颈部、上肢、下肢和盆部。

请在图 7-3 的上图中用不同颜色涂出标题"体壁"下 A—F^7 及相关结构。

每个脊神经由**前根**（A）和**后根**（B）组成。当每个**脊神经**（C）离开椎间孔时，其分为**后支**（E）和**前支**（F，周围神经的大分支或一级分支）。在这个主要分支的发出处，脊神经（仅 T1~L3 神经）发出一个细小分支（**白交通支**，D），沿着脊柱两侧的交感神经节链分布。每个脊神经与交感神经链间均有一小束无髓纤维（**灰交通支**，D^1）相连。

所有脊神经的后支从脊神经干发出后向后走行，穿背部深层肌周围的筋膜，发出**肌支**（E^1）支配邻近的骨骼肌，发出**皮支**（E^2）支配浅筋膜和皮肤。这些皮支分为**内侧支**（E^3）和**外侧支**（E^4），与邻近的前皮支和对侧的后皮支重叠。从颅底到尾椎，这些后支起源于背部的周围神经（见第 7-4 节）。

脊神经 T2~T12 的前支构成肋间神经，在每对肋骨间呈平行、节段性分布，走行于肋间内肌和肋间最内肌之间。在途中，它们发出**肌支**（F^1）支配局部的肋间内肌。在外侧，沿着腋中线前支发出**外侧皮支**（F^2）支配皮肤。在皮下浅筋膜内，这些皮支又分为**前支**（F^3）和**后支**（F^4），并与邻近的皮支重叠。前支向浅层走行止于胸骨外侧，形成

前皮支（F^5），后者在浅筋膜内又分为**内侧皮支**（F^6）和**外侧皮支**（F^7），并也与邻近的皮支重叠。

请在图 7-2 的下图中用不同颜色涂出标题"上肢"和小标题 A^1—J^3 及相关结构。

除肋间神经外，其余大部分脊神经的前支相互交织成丛，称为神经丛。四个神经丛分别起源于颈部、上肢、下肢和盆部的周围神经（见第 7-4 节）。此处，以分布到上肢的臂丛为例，来说明神经丛的起源、纤维合并及神经分支的形成。前支代表**神经丛的根**（F^8），一或两个前支的纤维再汇合组成干（G）。干再发出**分支**（H）形成**束**（I）。在这些根、干和束上，发出**周围神经**（J）分布到相应的区域。这些周围神经由两个或两个以上的脊神经组成（见第 7-4 节）。

对于医生来说，正确区分由神经根损伤引起的周围神经病变的症状和体征是非常重要的。例如，脊神经受压可能表现在两个或更多个周围神经所分布的区域；一根周围神经损伤也可能涉及来自多根脊神经的纤维。一个后根压迫所致的感觉丧失一般遵循神经的皮节分布（即由单个脊神经后根所支配的皮肤区域）；一个周围神经损伤所致的感觉丧失可能遵循完全不同的模式，会涉及多个神经的皮节分布。

分布到浅筋膜的周围神经分支称为**皮神经**（J^1）。这些神经包含来自皮肤和皮下组织的感觉纤维，以及分布到血管、竖毛肌（皮肤表面引起毛发竖立的肌肉）和汗腺的内脏运动纤维。其他的周围神经可能是单纯**运动性**（J^3）或**混合性神经**（J^2，包含感觉和躯体 / 内脏运动纤维）。

脊神经的分布模式.

体壁★
前根 A / 后根 B
脊神经 C
　白交通支 D
　灰交通支 D¹
后支 E
　肌支 E¹
　皮支 E²
　　内侧支 E³
　　外侧支 E⁴
前支 F
　肌支 F¹
　外侧皮支 F²
　　前支 F³
　　后支 F⁴
　前皮支 F⁵
　内侧皮支 F⁶
　外侧皮支 F⁷

上肢★
前根 A¹ / 后根 B¹
脊神经 C¹

臂丛★
神经丛的根 / 前支 F⁸
　干 G / 分支 H / 束 I
周围神经 J
　皮神经 J¹
　混合性神经 J²
　运动性神经 J³

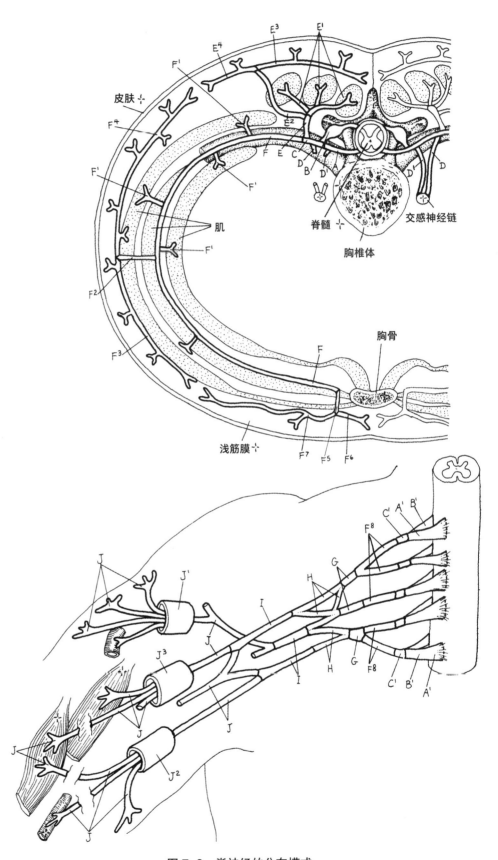

图 7–3　脊神经的分布模式

7-4
脊神经及其神经丛

本节主要介绍颈、腰、骶神经前支形成神经丛，以及背部后支的分布模式。

请在图 7-4 的左侧半图中用不同颜色涂出标题"前支"和小标题 A—F 及相关神经。

颈丛（A）由第 1～4 颈神经（C1～C4）的前支组成，其分支主要支配胸锁乳突肌（C2）和斜方肌（C3 和 C4）（见第 6-25 节），以及颈部的部分浅层肌和深层肌（如椎前肌，图中未显示）。**膈神经**（A^1，来自 C3～C5）支配膈肌，约 75% 的呼吸活动由膈肌负责。C1～C3 前支的纤维参与形成颈袢（见第 6-26 节），后者再发出纤维分布到舌骨下肌群和颏舌骨肌。皮神经分布到头、颈和肩部的皮肤（图中未显示）。

臂丛（B）由第 5～8 颈神经和第 1 胸神经（C5～T1）的前支组成，其位于颈下部和上肢的腋窝。除了主要终末支外，臂丛还发出一些神经分布到邻近的骨骼肌，以及背部和胸部前外侧的皮肤（图中未显示）。

臂丛的主要分支分布到肩部、臂部、前臂部和手部。**肌皮神经**（B^1，C5～C7）支配臂部前群肌和前臂外侧的皮肤。**正中神经**（B^2，C6～T1）支配前臂的大部分前群肌、拇指的肌肉、前臂及手部 2/3 的皮肤。**尺神经**（B^3，C8～T1）支配前臂外侧和手部的肌肉，以及第四、五指的皮肤。**桡神经**（B^4，C5～C8）支配臂后群肌和前臂后部肌肉（主要是伸肌），其发出的皮支分布到臂下外侧、前臂后部及拇指和示指间的背侧皮肤（图未显示）。**腋神经**（B^5，C5～C6）在外科颈处绕肱骨后部，分布至三角肌及部分肩部和臂部的皮肤。

肋间神经（C，T1～T12）位于肋骨之间，支配肋间肌和其表面的皮肤（见第 7-3 节，此处没有显示第 1 肋和第 1 肋间神经）。**腰丛**（D，L1～L4）位于腹后壁，并发出分支支配腹后壁的肌肉。其发出的分支分布到肚脐水平以下的腹前外侧壁，包括腹股沟区（图中未显示），也有分支至大腿外侧的皮肤。腰丛的两个主要分支是**股神经**（D^1）和**闭孔神经**（D^2）。股神经发出肌支分布至大腿前群肌，发出皮支分布到大腿前内侧、膝部和小腿内侧的皮肤。较小的闭孔神经发出分支支配大腿内侧的内收肌群和皮肤。

L4 和 L5 的前支主要参与形成**腰骶干**（D^3），加入骶丛形成**坐骨神经**（E^1）。这是全身最粗大的神经，由盆后壁的**骶丛**（E，L4、L5、S1～S3）发出。骶丛发出的肌支分布到盆部、臀部、大腿后部以及整个小腿和足部的肌肉。还发出皮支分布到大腿后部、小腿和足部的皮肤。骶丛发出的**阴部神经**（E^2）分布到外生殖器、肛门括约肌和肛门周围的皮肤。**尾丛**（F）由 S4、S5 和 Co1 发出的小纤维环组成，分布到尾骨周围的皮肤。

请在图 7-4 的右侧半图中用不同颜色涂出标题"后支"和小标题 G—K 及相关神经。虚线代表后支发出的肌支，实线代表皮支。

颈神经（G）后支（C1～C4）进入颈深部，分布至枕下及其他局部肌肉。**枕大神经**（G^1）支配枕后部的皮肤。其他颈部皮神经，包括**胸神经**（H）T1～T6 的后支，沿着**颈髓和胸髓**（C7 和 C8 除外，它们没有皮支）外侧约 3 cm 的垂直线分布至皮肤。下胸部的胸神经和**腰神经**（I）的后支发出皮支分布到胸腰部的更外侧，发出的肌支支配背的深层肌，叫竖脊肌。L4 和 L5 的后支仅发出肌支。**骶神经**（J）和**尾神经**（K）的后支发出分支至臀内侧和尾骨表面的皮肤。此外，前三对骶神经的后支还支配深层肌。

脊神经及其神经丛.

前支★

颈丛（C1～C4）A

　膈神经 A'

臂丛（C5～T1）B

　肌皮神经 B'

　正中神经 B²

　尺神经 B³

　桡神经 B⁴

　腋神经 B⁵

肋间神经（T1～T2）C

腰丛（L1～L4）D

　股神经 D'

　闭孔神经 D²

　腰骶干 D³

骶丛（S1～S3）E

　坐骨神经 E'

　阴部神经 E²

尾丛（S4～Co1）F

后支★

　颈神经后支 G

　　枕大神经 G'

　胸神经后支 H

　腰神经后支 I

　骶神经后支 J

　尾神经后支 K

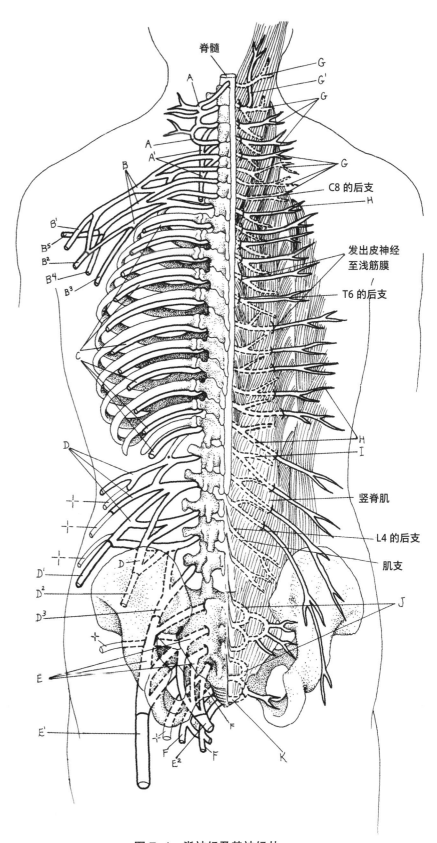

图 7-4　脊神经及其神经丛

7-5
神经元变性

当神经元受到损伤或病变时，它们可能会变性。虽然这会破坏部分神经元，有时甚至会造成全部神经元及其支持结构的死亡，但其再生能力很强。了解神经元的变性和再生过程非常重要，不仅因其固有的生物学重要性，也因其在神经系统疾病的诊断和治疗中具有核心作用。周围神经的损伤和变性比中枢的脑和脊髓损伤更容易再生和恢复。本节和下节分别主要介绍神经元的变性和再生。

请在图 7-5 的左侧用不同颜色涂出标题"正常情况"和小标题 A—F 及在运动神经元中的相关结构。然后在右侧涂标题"损伤情况"和小标题 G—I 以及相关的神经元的结构。对于 A^1、B^1、C^1 和 D^1，使用 A、B、C 和 D 使用过的颜色的暗色调。这两个神经元的轴突和相关结构都被放大以显示细节。

用神经元的三个区域来表达一种损伤（如刀片的切割伤）：胞体处、近切口处和远离切口处。每处及其组成部分，包括**胞体**（A）及其**细胞核**（B）、**内质网**（C）、**轴突**（D）以及**施万细胞**（E）和**髓鞘**（F），常以不同的方式应对损伤。胞体的退行性改变被称为**染色质溶解**（G），常在损伤的第一天开始出现，一周后变化非常明显。在轻度损伤的情况下，伤后数周到数月内，染色质溶解是可逆的。随着质膜损伤，胞外水分进入胞内，可引起细胞肿胀（**肿胀的胞体**，A^1）。正常情况下居中的细胞核移向胞体的一侧，被称为是**核偏移**（B^1）。随后，内质网肿胀并溶解扩散（C^1）于胞体周围，在某些情况下，甚至会完全消失。细胞器外观上的这些和其他变化实际上反映的是细胞内正在进行的重大代谢变化。如果这些病理改变很严重，整个神经元就会死亡。

向损伤轴突的近侧端变性的过程称为**逆行变性**（H），

其特征是伸向胞体的一个或多个郎飞结处的**轴突断裂**（D^1），髓鞘崩解成小颗粒（**髓鞘粒**，F^1），被**增殖的施万细胞**（E^1）吞噬。损伤部位离胞体越近，细胞死亡的风险就越高。在大约 12 小时内，质膜包裹轴突的断端。

向损伤轴突的远侧端溃变的过程称为**沃勒变性**（I，也称顺行变性）。其发生在损伤后 3～5 天，并从损伤部位一直向远端延续至效应器或感受器。与近侧端变性一样，随着轴突水肿崩解，细胞膜破裂，细胞内容物崩解释放，施万细胞增殖到原来数量的十倍以上。在光镜下，施万细胞像长带样（Büngner 带，图中未显示）变长，与远侧端的长轴重叠。这些细胞新形成的基底膜（这是细胞基底面与质膜相邻的一薄层细纤维）与质膜分离，在它们之间形成一纵向间隙，称为施万细胞管或索（见下一节）。再生的轴突纤维正是在这些施万细胞管或索中生长的。髓鞘崩解成碎片或小颗粒，随后与轴突碎片一起被增殖活跃的施万细胞吞噬。

损伤的运动和感觉神经纤维末梢变性只是这一过程的一部分。终末器官，包括感受器细胞和效应器肌细胞，如果在一两年内没有神经支配，就会发生不可逆的萎缩或衰退。然而，只有多个运动单位（见第 2-12 节）失去神经支配时才会有功能上的改变。在一个特定的区域内，若干感觉末梢器官萎缩可能反映为可察觉的感觉减弱。整个周围神经或其神经根的损伤常涉及数百或数千个轴突，在神经再生之前可出现明显的感觉丧失、肌肉无力或瘫痪。

神经元变性可能通过突触影响邻近的神经元（在中枢神经系统或 VNS 的神经节），导致跨神经元的萎缩（图中未显示）。在这个过程中，由于随突触前末梢及其神经递质丢失的感受器位点增加，去神经超敏状态便可发生。

神经元变性.

正常情况★

胞体 A

    细胞核 B

    内质网 C

轴突 D

施万细胞 E

髓鞘 F

损伤情况★

染色质溶解 G

    肿胀的胞体 A'

    偏移的细胞核 B'

    溶解扩散的内质网 C'

    轴突断裂 D'

    增殖的施万细胞 E'

    髓鞘粒 F'

逆行变性 H

沃勒变性 I

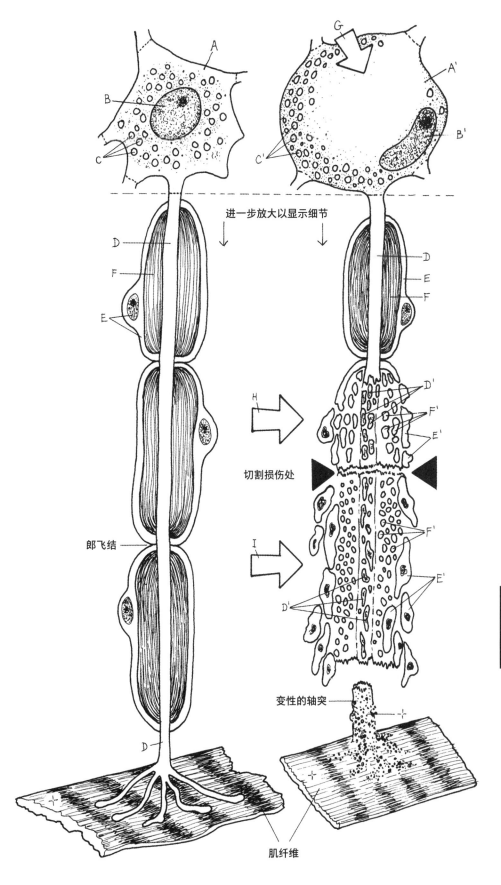

进一步放大以显示细节

切割损伤处

郎飞结

变性的轴突

肌纤维

图 7-5　神经元变性

7-6
轴突再生

损伤后，无论是运动性的还是感觉性的，周围神经系统的轴突再生都是很常规的。但神经功能的恢复仍存在许多障碍，包括从损伤部位到效应器或感受器的相当长的距离，到达错误终端的轴突，损伤部位形成的严重瘢痕组织，循环和营养不良，以及再生前效应器或感受器萎缩衰退等。本节主要介绍轴突和神经再生的一些内容。

请在图 7-6 中用不同颜色涂出小标题 A—J¹ 及相关结构。与前一节图中具有相同字母编号和数字上标的结构，考虑使用与前相同的颜色。其中 D¹、D⁴ 和 E² 的颜色用不到。

只要损伤不是太严重，在神经元突起正在发生变性的同时，再生过程也开始了。**细胞核（B）**中核糖核酸（RNA）的合成增加，进而**胞体（A）**内蛋白质合成增加，尤其是**内质网（C）**。胞体内新合成的蛋白质沿着**轴突（D）**向下流动，从而为轴突断端的新**轴突幼芽（D²）**和**再生的轴突（D⁴）**提供物质基础。轴突幼芽的生长尖端称为**生长锥（D³）**，单个轴突可能有多达 50 个生长锥。

从第 7-5 节可知，**施万细胞（E）增殖（E¹）**是轴突变性过程的一个标志，其沿着变性的轴突和髓鞘的走行形成长细胞带（即 Büngner 带）。许多新生的轴突幼芽在**施万细胞管（E³）**穿经这些线性排列的细胞，施万细胞管是**质膜（E⁴）**和周围施万细胞**基底膜（E⁵）**之间形成的间隙。在这种环境下，再生的轴突（即成熟的轴突幼芽）可以每天 3~4 mm 的最佳速度生长。在进入施万细胞管后的 10 天内，再生的轴突表面可见一个或多个新的**髓鞘层（F）**。如果再生神经的健康轴突附近存在施万细胞管，该轴突在化学刺激下可产生一个**侧支（D⁵）**，进入施万细胞管并生长发育。如果过多的**神经内膜（J）**结缔组织（**瘢痕组织，J¹**）阻碍母细胞胞体的轴突幼芽生长，这种现象就更有可能发生。当瘢痕组织过多时，施万细胞管扭曲变形或闭合，再生轴突停止进一步纵向生长，形成无功能的轴突幼芽交织球（**神经瘤，D⁶**）。与此相关的有趣的事实是，轴突的挤压损伤比完全的横断损伤更容易恢复功能。

在中枢神经系统，没有施万细胞时，轴突损伤会使少突胶质细胞和星形胶质细胞增殖。这倾向于为新生的轴突幼芽创造条件，而不是形成轴突再生通道。中枢神经系统的轴突只有在能够穿过胶质瘢痕时才有可能再生。胶质瘢痕、中枢神经系统内单位面积的纤维密度大、具有再生功能的突触的复杂性可能是抑制中枢神经系统轴突再生的因素。

轴突再生.

胞体 A
　　细胞核 B
　　内质网 C
轴突 D
轴突幼芽 D^2
　　生长锥 D^3
再生的轴突 D^4 / 侧支 D^5
神经瘤 D^6
施万细胞 E
　　增殖的施万细胞 E^1
施万细胞管 E^3
　　质膜 E^4
　　基底膜 E^5
髓鞘 F
神经内膜 J
　　瘢痕组织 J^1

切割损伤处

经施万细胞管的横断面

肌纤维

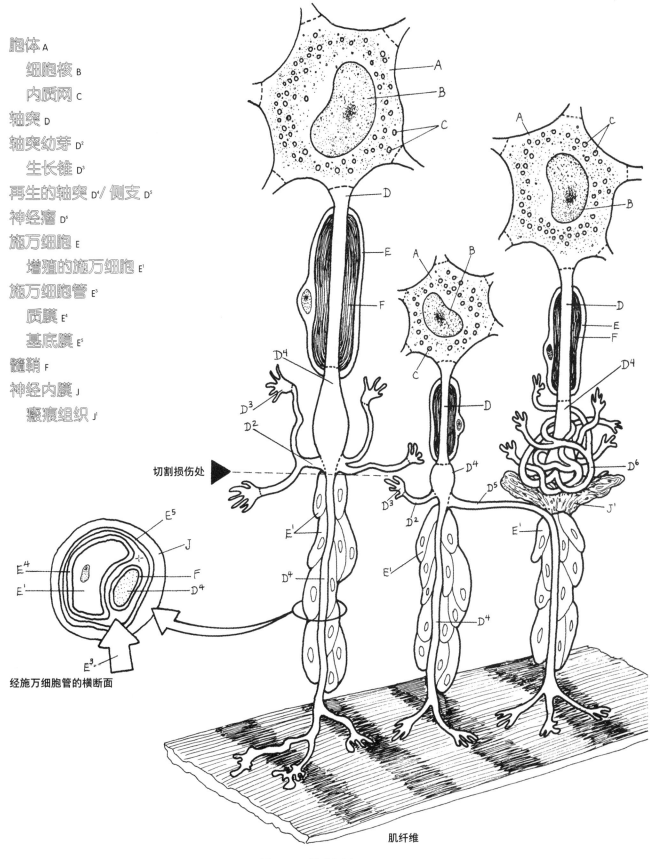

图 7-6　轴突再生

8-1
内脏神经系统（VNS）的传出纤维部分

内脏神经系统（visceral nervous system，VNS）由内脏传入纤维和内脏传出纤维组成。内脏传入纤维传导内脏感觉冲动传到脑和脊髓（见第 6-23 节）。内脏传出神经支配平滑肌、心肌和腺体。VNS 通过与中枢和周围神经系统不断相互作用来调节内脏器官的活动。例如，许多 VNS 的神经元位于脑和脊髓，并且需要皮质、下丘脑、脑干和脊髓的传入信号。组成内脏反射传入支的内脏传入纤维和大多数内脏传出纤维，与脑神经和脊神经的躯体传入和传出纤维一起走行。

VNS 的传出神经（运动神经）分为两部分：交感神经和副交感神经。二者通过相互协调和相互拮抗来实现其共同目标：即内脏功能的协调和统一。二者的活动并不矛盾，在大多数情况下，二者之间有一个平衡状态，除了压力应激之外。在神经分布上，交感神经分布范围广泛，而副交感神经的分布则相对局限。此外，前者耗能，后者节能。

内脏传出神经（运动神经）具有"双神经元单位"，二者在一个运动神经节内形成突触联系。第一个神经元及其轴突称为节前（神经元或纤维），第二个神经元及其轴突称为节后（神经元或纤维）。

请在图 8-1 中用不同颜色涂出与副交感神经的脑部内脏传出神经相关的结构。VNS 的副交感神经选择一个色谱内的一组颜色，交感神经选择另一个对比明显的色谱。然后涂最下方与副交感神经的骶部内脏传出神经相关的结构。

副交感神经的**节前神经元**（A^1）位于脑干和脊髓的骶部（即内脏传出神经的颅、骶部）。在脑部，节前神经元与脑神经Ⅲ、Ⅶ、Ⅸ和Ⅹ有关（见第六单元）。其发出的**节前纤维**（A^2）较长，投射到所支配器官附近或壁上的**脑神经节**（A^3，或**壁内神经节**，A^4，存在于迷走神经和骶神经）。**节后神经元**（A^5）发出的**轴突或纤维**（A^6）较短。副交感神经的节前和节后纤维在受到刺激时会释放**神经递质乙酰胆碱**（B）。

骶部传出神经的**节前神经元**（A^1）的胞体位于骶髓 2、3 和 4 节段的外侧角。其发出的**轴突或纤维**（A^2）相对较短，一般投射到靶器官壁的**壁内神经节**（A^4）。**节后神经元**（A^5）发出的**轴突或纤维**（A^6）也相对较短。节前和节后神经元都可释放**神经递质乙酰胆碱**（B）。

请在图 8-1 中用不同颜色涂出与交感神经的胸腰部内脏传出神经相关的结构。结构 D 和 B 使用对比鲜明的颜色。

胸腰部传出神经的**节前神经元**（C^1）的胞体位于脊髓第 12 胸髓和第 1、第 2 或第 3 腰髓的外侧角。其发出的节前轴突或**纤维**（C^2）相对较短，终止于**椎旁神经节**（C^3，交感神经链）。这些神经节内的**神经元胞体**（C^5）发出的**节后轴突或纤维**（C^6）相当长。止于**椎前神经节**（C^4）的节前纤维也相对较长，该神经节发出的节后轴突或纤维长度不一。交感神经节前纤维释放的神经递质是**乙酰胆碱**（B），节后纤维释放的神经递质是**去甲肾上腺素**（D），汗腺纤维除外。

副交感神经节后纤维释放的乙酰胆碱通常可促进胃肠道的分泌活动，使心跳和呼吸频率减慢，增加内脏血流量。去甲肾上腺素可增加骨骼肌的血流量，增加心跳和呼吸频率，提高血压和血糖水平，以应对应激反应。

内脏神经系统（VNS）的传出纤维部分．

副交感神经 A（ ）
脑部的内脏传出神经★
节前神经元 A¹/ 轴突或纤维 A²
神经递质：乙酰胆碱 B
脑神经节 A³
壁内神经节 A⁴
节后神经元 A⁵/ 轴突或纤维 A⁶
神经递质：乙酰胆碱 B

交感神经 C（ ）
胸腰部的内脏传出神经★
节前神经元 C¹/ 轴突或纤维 C²
神经递质：乙酰胆碱 B
椎旁神经节 C³
椎前神经节 C⁴
节后神经元 C⁵/ 轴突或纤维 C⁶
神经递质：去甲肾上腺素 D

副交感神经 A（ ）
骶部的内脏传出神经★
节前神经元 A¹/ 轴突或纤维 A²
神经递质：乙酰胆碱 B
壁内神经节 A⁴
节后神经元 A⁵/ 轴突或纤维 A⁶
神经递质：乙酰胆碱 B

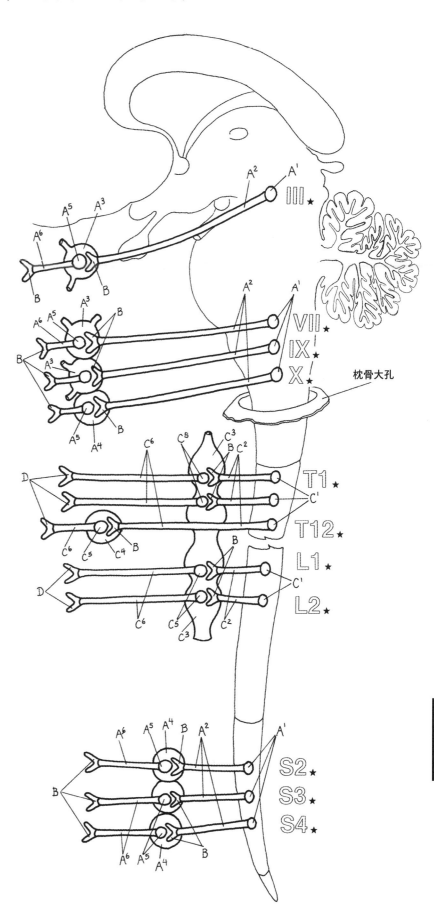

图 8-1　内脏神经系统（VNS）的传出纤维部分

8-2
VNS：副交感神经

VNS 的副交感神经可通过减慢心肌收缩和增强平滑肌收缩及腺体分泌来保存能量。它可促进消化活动，维持内脏黏膜和浆膜表面的水分，刺激膀胱收缩。

请在图 8-2 中用不同颜色涂出标题"脑部的内脏传出神经"和小标题 A—G^5 及相关结构。然后涂标题"骶部的内脏传出神经"和小标题 H—H^5 及相关结构。对于具有相同字母下标但不同数字编号的结构，建议使用相同颜色的不同色调。注意，一个节前传入纤维（G^1，H^1）共有的多个神经节 / 胞体 / 轴突（G^3 / G^4 / G^5 和 H^3 / H^4 / H^5）只标记一个，但所有的都应该涂色。

大脑皮质可通过从额叶到脑干和脊髓的传出纤维（A），特别是到下丘脑**前核**（B^1）和**室周核**（B^2）的传出纤维来影响副交感神经的活动。室周核发出的轴突经**背侧纵束**（C）和其他通路（图中未显示）向下投射到脑干。下丘脑整合了上行和下行的 VNS 的传入纤维，并通过其下行纤维来调节副交感神经的活动。

来自**动眼神经副核**（D）的**节前纤维**（D^1）直接到达眼眶的**睫状神经节**（D^2，见第 6-9 节）。该神经节的**节后神经元**（D^3）发出的**轴突或纤维**（D^4）穿眼球支配虹膜的睫状肌和瞳孔括约肌。睫状肌收缩可引起晶状体的直径增加，以适应近视力。瞳孔收缩可保护视网膜免受强光刺激。

上泌涎核（E）发出的**节前纤维**（E^1）到达**翼腭神经节**（E^2）和**下颌下神经节**（E^3，见第 6-15 节）。翼腭神经节的**神经元**（E^4）发出的**节后纤维**（E^5）促进泪腺和口鼻腔黏膜的腺体分泌。下颌下神经节发出的纤维可刺激下颌下腺和舌下腺分泌唾液。

下泌涎核（F）发出的节前纤维进入**耳神经节**（F^2，见第 6-22 节）。该神经节内的**神经元**（F^3）发出的**节后纤维**（F^4）可刺激腮腺的分泌。腮腺炎病毒可引起腮腺导管炎症和狭窄，从而导致腮腺肿胀。此时腮腺的副交感神经兴奋，可对狭窄红肿的导管产生额外的压力，导致剧烈的疼痛（通过三叉神经传导）。

来自**背侧运动核**（G）的**节前纤维**（G^1）投射区域广泛，成为**迷走神经**（G^2，见第 6-23 节和第 6-24 节）的一部分。这些纤维在从颈部到腹腔的多种器官的**壁内神经节**（G^3）内形成突触联系，包括支气管树和肺、心脏、食管和胃肠道（到降结肠）、肝脏、胆囊、胰腺和肾脏。

其**节后纤维**（G^5）离开**节后神经元**（G^4）胞体一小段后，到达心肌、平滑肌和腺体。在胸部，迷走神经兴奋可减慢心率，降低呼吸频率，收缩支气管道，促进支气管分泌，增强食管蠕动（节律性收缩）。此外，还可促进食管到肛管的消化道的内分泌活动。值得注意的是，第四脑室底的这一小团神经元（即迷走神经的背侧运动核）发出的纤维可支配所有胸腔脏器以及 3/4 的消化道。

副交感神经骶部的传出纤维起自第 2、第 3 和第 4 骶髓**外侧角的神经元**（H）。其发出的**节前纤维**（H^1）形成**盆腔内脏神经**（H^2），分布到盆腔和会阴部的脏器，包括乙状结肠、直肠、膀胱和生殖器。这些器官的**壁内神经节**（H^3）内的**节后神经元**（H^4）发出**纤维**（H^5）投射到器官局部的平滑肌和腺体。排尿期间，这些节后纤维可刺激膀胱肌肉收缩；性活动中，副交感神经兴奋可使阴茎和阴蒂部的血管扩张，从而导致这些器官勃起或兴奋。

VNS：副交感神经．

大脑皮质的传出纤维 A

下丘脑 B（）

　　前核 B¹

　　室周核 B²

背侧纵束 C

脑部的内脏传出神经 ★

动眼神经副核 D

节前纤维 D¹

睫状神经节 D²

节后神经元 D³／轴突或纤维 D⁴

上泌涎核 E

节前纤维 E¹

翼腭神经节 E²

下颌下神经节 E³

节后神经元 E⁴／节后纤维 E⁵

下泌涎核 F

节前纤维 F¹

耳神经节 F²

节后神经元 F³／节后纤维 F⁴

背侧运动核 G

节前纤维 G¹

迷走神经 G²

壁内神经节 G³

节后神经元 G⁴／节后纤维 G⁵

骶部的内脏传出神经 ★

外侧角的运动神经元 H

节前纤维 H¹

盆腔内脏神经 H²

壁内神经节 H³

节后神经元 H⁴／纤维 H⁵

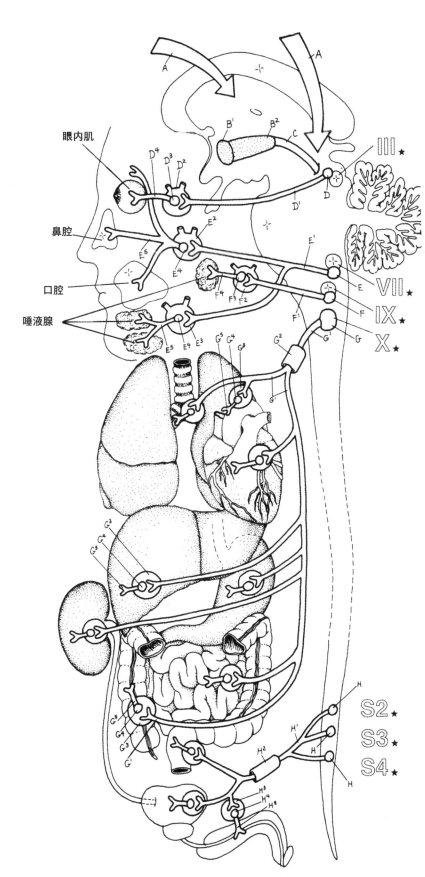

眼内肌

鼻腔

口腔

唾液腺

图 8-2　VNS：副交感神经

8-3
VNS：交感神经节

VNS 的交感神经通过加速心跳和呼吸频率，输送血液到胃肠道、脑和骨骼肌等来消耗能量。这虽然具有危险性，但通常情况下交感神经与副交感神经通过平衡和协同活动来维持代谢稳态（内稳态）。

本节和下一节主要介绍交感神经。虽然它们没有明确色彩协调，但大家可以将二者放一起来完成。

请在图 8-3 的上图中用不同颜色涂出小标题 A—B 及相关结构，其中结构 A⁴ 使用浅色。

节后神经元胞体位于两个交感神经节之一，即椎旁神经节和椎前神经节。椎旁神经节（也称交感神经链）是位于脊柱两侧的成对神经节链，从颅底（C1）一直延伸到尾椎。一般来说，这些神经节与相邻的椎骨呈节段性相关，颈部除外。因此，每条交感神经链中有 11~12 个胸神经节、3~4 个腰神经节和 4~5 个骶神经节。

在颈部，多个神经节融合形成三个胞体。其中最大的**颈上神经节**（A¹）位于 C2 和 C3 颈椎的外侧。**颈中神经节**（A²）较小，通常位于 C6 颈椎椎体的外侧。**颈下神经节**（A³）通常位于 C7 颈椎水平，常与第一胸神经节融合为星状神经节。星状神经节的下方是脊柱两侧**神经节链**（A⁴）的胸腰骶部。在尾椎水平，左、右神经节链融合形成一个**奇神经节**（A⁵）。

椎前神经节（B）由不规则团块状的节后神经元胞体组成，其纤维分布在腹主动脉的前面，主要的内脏分支位于脊柱的前方（因此称为"椎前"）。这些主要的神经节以邻近动脉命名为：腹腔神经节、肠系膜上神经节和肠系膜下神经节。

请在图 8-3 的下图中用不同颜色涂出小标题 B¹ 和标题"通路"和小标题 C—I 及相关结构，包括图中的 A⁴ 和 B。

交感神经的**节前神经元**（C）发出**轴突或纤维**（C¹）经脊神经的**前根**（D）连于**脊神经**（D¹）。这些有髓纤维形成**白交通支**（E），与交感神经节链相连。进入交感神经节链后，这些纤维可能有以下四种去向：①上行与该链中较高位的节后神经元胞体形成突触联系，尤其是在没有白交通支的颈部；②下行与该链中较低位的节后神经元胞体形成突触联系，尤其是进入该链 L1~L3 高度的纤维；③可能在进入该链处形成突触联系；④也可能穿过该链与更远的神经节形成突触联系。

椎旁神经节的**节后神经元**（F）发出的大多数**轴突或纤维**（F¹）离开交感链后，经灰交通支（G）进入脊神经。虽然白交通支可能仅限于胸椎和腰椎水平，但灰交通支存在于交感神经链的各个水平（C1 至奇神经节）。进入脊神经的轴突或纤维可支配外周血管的平滑肌、皮下组织的汗腺和竖毛肌。许多离开颈上神经节的节后纤维在邻近的动脉周围形成丛，分布到头颈部的血管、瞳孔开大肌和腺体。其他节后纤维（图中未显示）直接形成神经丝或内脏神经丛分布至胸腔内脏，如心丛。

穿经交感神经链且没有形成突触联系的节前纤维发自脊髓 T5~L2 水平的神经元。一离开交感神经链，它们就形成**胸部或腰部的内脏神经**（B¹），沿着胸椎两侧（图中未显示）行向前下，穿过膈脚，止于腹主动脉前面的椎前神经节间。这些椎前神经节的节后神经元（H）发出**轴突或纤维**（H¹）加入迷走神经的运动和感觉纤维，最后分布于靶器官及其伴随的邻近动脉。

最近的研究表明，刚刚所述这些通路可能过于简单。多巴胺能**中间神经元**（I）可能也介入交感神经链的节前神经元和节后神经元。

VNS：交感神经节.

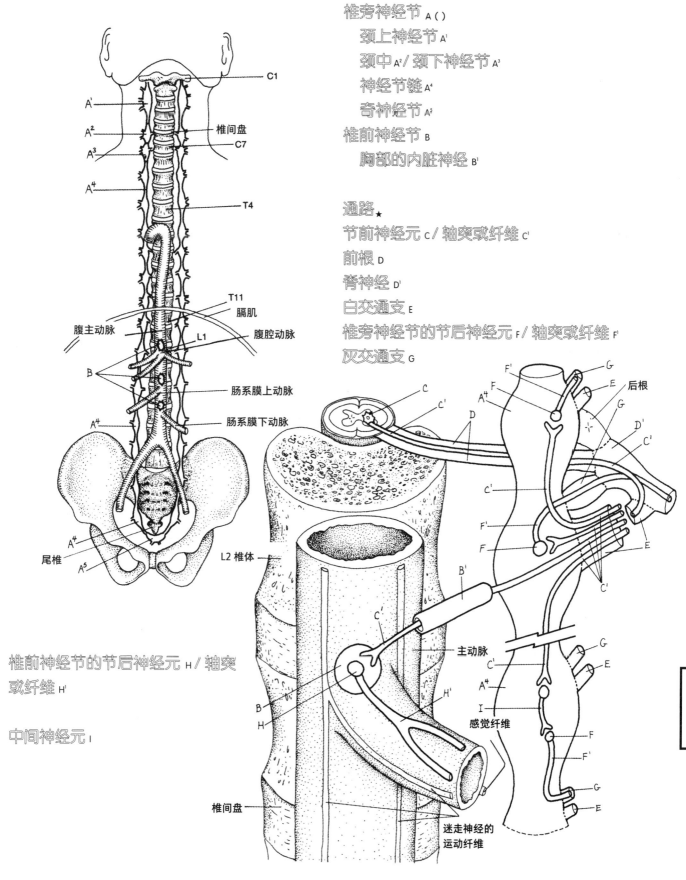

椎旁神经节 A（）
　颈上神经节 A¹
　颈中 A² / 颈下神经节 A³
　神经节链 A⁴
　奇神经节 A⁵
椎前神经节 B
　胸部的内脏神经 B¹

通路★
节前神经元 C / 轴突或纤维 C¹
前根 D
脊神经 D¹
白交通支 E
椎旁神经节的节后神经元 F / 轴突或纤维 F¹
灰交通支 G

椎前神经节的节后神经元 H / 轴突
或纤维 H¹

中间神经元 I

C1
椎间盘
C7
T4
T11
膈肌
腹主动脉
腹腔动脉
L1
肠系膜上动脉
肠系膜下动脉
尾椎
L2 椎体
主动脉
感觉纤维
椎间盘
迷走神经的运动纤维
后根

图 8-3　VNS：交感神经节　　253

8-4
VNS：交感神经

本节主要介绍交感神经节后神经元的排列、其轴突分布，以及靶器官和应对反应。

请在图 8-4 的上半图中用不同颜色涂出小标题 A—A^2 及相关结构，从脊髓 T1～T5 髓段的 A 开始。

进入上五个胸段（T1～T5）的椎旁神经节后，交感神经的许多节前纤维（A）上行到颈下、中、上神经节，并与**节后神经元**（A^1）形成突触联系。许多节后轴突或纤维离开**颈上神经节**（B）后，形成了一个纤维分支网分布在各自的目的部位：虹膜扩张肌、泪腺、唾液腺和口鼻腔的小血管。头面部的血管、竖毛肌和汗腺接受头面部动脉周围的交感神经丝支配。来自颈上神经节的节后纤维形成**颈上心神经**（B^1），加入心丛（是到达心脏和大血管的迷走神经感觉纤维和交感神经节后纤维的神经网络）。颈上神经节的节后纤维也加入脑神经 IX、X、XI 和 XII（图中未显示），形成 C1～C4 脊神经的灰交通支（图中未显示）。

颈中神经节（C）发出的节后轴突或纤维到达甲状腺、心丛（经**颈中心神经**，C^1）、气管和食管，以及 C5～C7 脊神经的灰交通支（图中未显示）。**颈下**（或星状）**神经节**（D）发出的节后轴突或纤维经**颈下心神经**（D^1）到达心丛及 C7、C8、T1 脊神经和上肢的灰交通支（图中未显示）。来自**胸腰骶交感链**（E）的上五个胸段的节后轴突或纤维形成**肺丛**（A^2，一种分布到肺和支气管的迷走神经感觉纤维和交感神经节后纤维的神经网络），后者可诱导支气管树的平滑肌松弛，抑制支气管黏膜分泌，从而利于呼吸运动。

然后涂出小标题 F—K^4 及相关结构，从起自脊髓 T5～T9 髓段平面的 F 开始。

T5～T9 胸交感干神经节的**节前神经元**（F）发出一束轴突或纤维穿过交感链，形成**内脏大神经**（F^1），投射到**腹腔神经节**（I）和**肠系膜上神经节**（J）。T10 和 T11 胸交感干神经节的节前神经元（G）发出的少数轴突或纤维形成**内脏小神经**（G^1），分布到肠系膜上神经节。T12 胸交感干神经节的神经元（H）发出的极少数轴突或纤维，形成**内脏最小神经**（H^1），分布到肠系膜下神经节。

分布到胃肠道的**节后纤维**（F^3、G^2、H^2）通常可抑制胃肠道的运动和分泌，但可促进幽门部和回盲部括约肌的收缩，也可刺激胃肠道血管收缩。节前纤维止于**肾上腺髓质**（F^2）的分泌细胞，而不是神经元。这些细胞可分泌肾上腺素和去甲肾上腺素，后者是交感神经节后纤维的神经递质（见第 8-1 节）。

一些 L1 和 L2 腰交感干神经节的节前神经元（K）发出的轴突或纤维行至**肠系膜下神经节**（L），形成**腰内脏神经**（K^1）。其节后神经元（H^2）的纤维分布到大肠和肾脏。其他**节后纤维**（K^2）下行至盆腔形成**上腹下丛**（K^3），这些纤维加入**盆丛**（K^4，由副交感神经来源的盆腔内脏神经和传入纤维组成），止于盆腔和会阴部器官，可刺激男性生殖道的肌肉收缩和腺体分泌（射精），促进女性子宫及输卵管的肌肉收缩。

构成脊神经 L2～S3 灰交通支的节后纤维（图中未显示）主要分布到下肢的血管、汗腺和竖毛肌。

交感神经活动可促进汗腺分泌、竖毛肌收缩和外周血管收缩（心脏的冠状动脉除外）。某些循环系统疾病的特征就是持续的血管收缩，导致疼痛和皮肤改变，如雷诺现象。前两个或三个胸部椎旁神经节的交感神经切除常有助于手部病情的恢复。

VNS：交感神经.

T1～T5 椎旁神经节的节前神经元 A

　节后神经元 A¹

颈上神经节 B

　　颈上心神经 B¹

颈中神经节 C

　　　颈中心神经 C¹

颈下神经节 D

　　颈下心神经 D¹

胸腰骶交感链 E

节后神经元 / 肺丛 A²

T5～T9 胸交感干神经节的节前神经元 F

　内脏大神经 F¹

T10 和 T11 胸交感干神经节的节前神经元 G

　内脏小神经 G¹

T12 胸交感干神经节的神经元 H

　内脏最小神经 H¹

肾上腺髓质 F²

腹腔神经节 I

　节后神经元 F³

肠系膜上神经节 J

　节后神经元 G²

L1 和 L2 腰交感干神经节的节前神经元 K

腰内脏神经 K¹

肠系膜下神经节 L

　节后神经元 H², K²

上腹下丛 K³

盆丛 K⁴

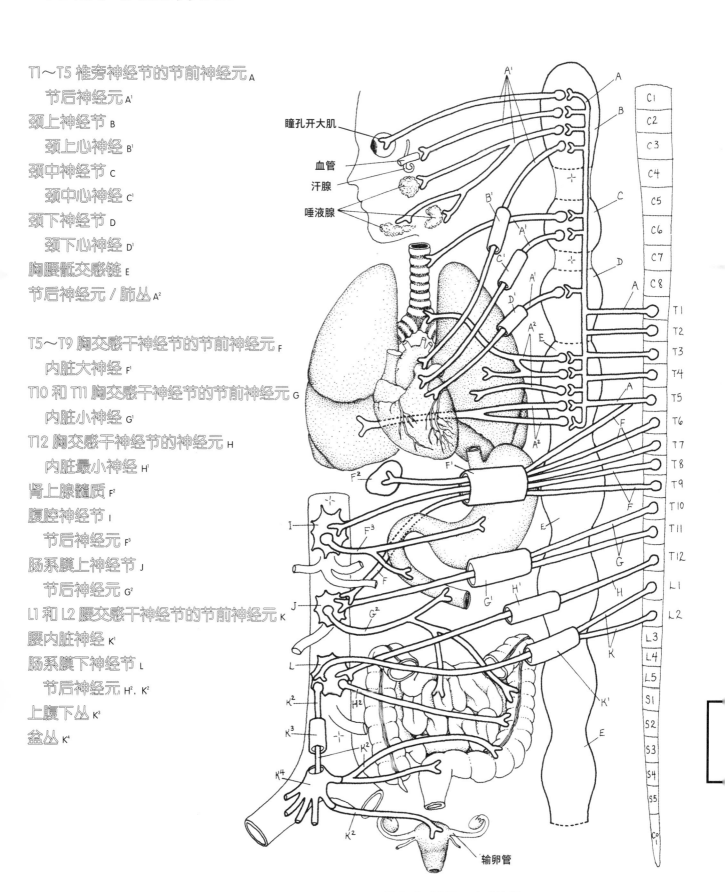

瞳孔开大肌

血管

汗腺

唾液腺

输卵管

图 8-4　VNS：交感神经

9-1
脑的血液供应：颈内动脉

成年人的大脑每分钟需要 750 mL 动脉血，以维持正常功能活动。在动脉供给身体组织的总氧量中，就有 20% 被脑消耗。在正常情况下，脑供血中断 5～10 秒就足以引起神经元电活动的暂时变化，中断 5～10 分钟就会产生不可逆的神经元损伤。脑的血液供应主要靠两对动脉来完成。本节中，用前面观来显示其中一对动脉——颈内动脉的起源、行程和分布，侧面观显示其分支。

请在图 9-1 的中间插图及颈动脉分叉处的放大图中用不同颜色涂出小标题 A—K 及相关血管、感受器和斑块。然后涂左下图中的血管和小标题 L 及所示结构。

全身最大的动脉，**主动脉**（A），以主动脉弓离开心脏的基部，为全身输送动脉血。主动脉弓位于气管分叉处分出成对主支气管的前方，与第 4 胸椎齐平。在中线的右侧，主动脉弓发出一条大血管，即**头臂干**（B），其为一短干，向右上方行一小段后分为内侧的**右颈总动脉**（C）和外侧的右锁骨下动脉（图中有显示但不必涂色）。后者将在下一节中介绍。

左颈总动脉（C¹）的起源与右颈总动脉不同，因为左侧没有头臂干。左颈总动脉直接来自主动脉，略偏中线的左侧。左锁骨下动脉也直接来自主动脉，位于左颈总动脉的外侧。

左、右颈总动脉在颈部上行，位于每侧气管的外侧，与颈内静脉和迷走神经共同包裹于颈动脉鞘内（图未显示）。在甲状软骨的喉结水平（C5 水平），每侧的颈总动脉又分为**颈外动脉**（D）和**颈内动脉**（E）。颈外动脉主要供应面部和颈前区，这里不做介绍。在颈内动脉的起始处，动脉管壁的膨大或增厚，称为**颈动脉窦**（F），内含与窦神经相连的压力感受器（窦神经为舌咽神经的一部分，见第 6-21 节）。这些感受器是血压调节的心血管反射的传入神经的一部分。

颈动脉权这个点是此处经常发生动脉粥样硬化的另一个原因，其病程涉及某些动脉管壁内层中颗粒样脂质片状**粥样斑块**（G）的形成。这些斑块可在颈内动脉中堆积，以致阻碍脑部的供血（形成脑血管疾病）。心血管外科医生常可通过一种称为动脉内膜切除术的技术从颈动脉权处切除这些斑块，从而恢复脑部的血液供应。

颈内动脉经**颈动脉管**（L）入颅，向前上穿过颞骨岩部，上行并向前盘曲通过海绵窦（海绵窦部），最后向上进入颅中窝（颅部）。此处在视神经的下方，颈内动脉的海绵窦部发出**眼动脉**（H），与视神经一起进入眼眶，分布至眼眶内结构，包括眼球。颈内动脉发出后交通动脉（见第 9-3 节）和脉络丛前动脉（图中未显示）后，分为其主要的终末支：**大脑前动脉**（I）和**大脑中动脉**（J）。与双侧大脑前动脉相连吻合的是**前交通动脉**（K）。

下一节主要介绍脑的第二个主要动脉来源（椎-基底动脉）。

图9-1

脑的血液供应：颈内动脉

脑的血液供应：颈内动脉.

主动脉 A
头臂干 B
右颈总动脉 C
左颈总动脉 C'
右／左颈外动脉 D
右／左颈内动脉 E
颈动脉窦 F
粥样斑块 G
眼动脉 H
大脑前动脉 I
大脑中动脉 J
前交通动脉 K
颈动脉管 L

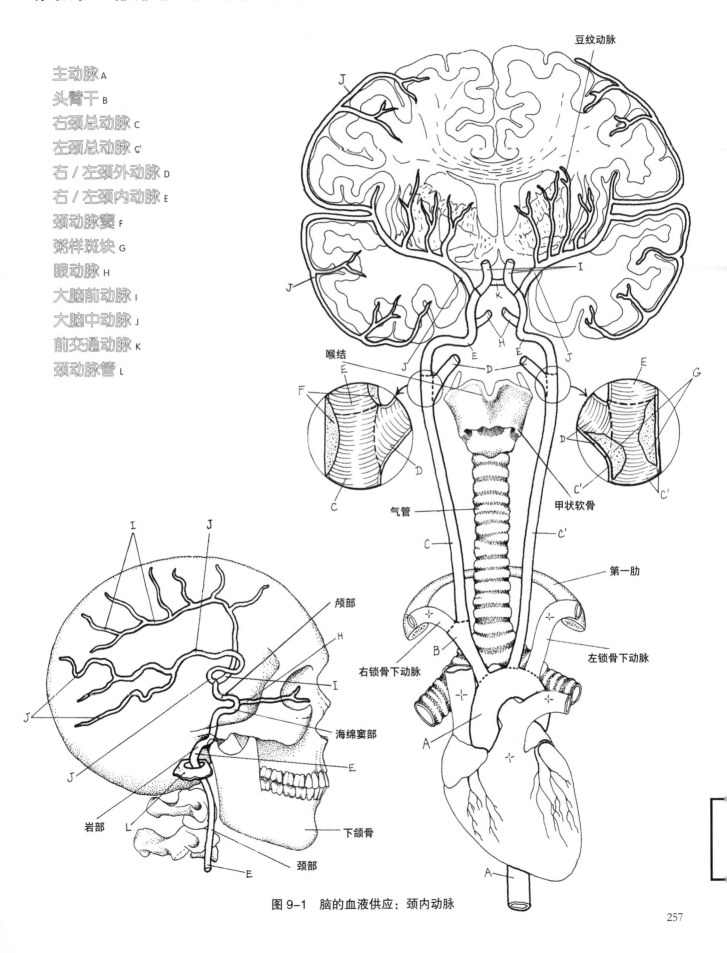

豆纹动脉

喉结

甲状软骨

气管

第一肋

左锁骨下动脉

右锁骨下动脉

颅部

海绵窦部

下颌骨

岩部

颈部

图 9-1　脑的血液供应：颈内动脉

脑的血液供应：椎动脉

椎动脉是脑部血液供应的另一个重要来源。本节显示的是椎-基底动脉的侧面观视图，因为它经颈部两侧上行并入颅，也可见其与颈总动脉和颈内动脉的关系。此外，还包括椎-基底动脉造影的侧面观和前后投影插图。

请在图 9-2 的上图中用不同颜色涂出 A—H 所示结构。然后涂出下面"椎-基底动脉的侧面观和前-后观"视图中的血管及其最大的分支。

椎动脉（D）起自锁骨下动脉第一段的上面。回顾前一节可知，**右锁骨下动脉**（C）是**头臂干**（B）的一个分支，而头臂干直接起自**主动脉**（A）弓。左锁骨下动脉（图中未显示）起自主动脉弓，位于左颈总动脉起始处的外侧（图中未显示，见第 9-1 节）。每侧的椎动脉在前斜角肌的内后方及颈总动脉的外后方行至颈椎下部。然后，经上 6 个颈椎的横突孔上行，穿过寰椎后，弯向内侧至**枕骨大孔**（H）附近，并穿过该孔入颅。在其穿经横突孔的过程中，椎动脉发出一个或两个分支分布到脊髓（图中未显示）。

当椎动脉进入颅后窝时，位于延髓的腹外侧。在沿着脑干的腹侧上行过程中，它发出了一些重要的分支，如第 9-3 节和第 9-6 节中所示的脊髓前动脉和脊髓后动脉、延髓动脉和小脑下后动脉。左、右椎动脉在脑桥下方的腹侧汇合形成**基底动脉**（E）。在第 9-3 节、第 9-6 节和第 9-7 节中可见基底动脉的分支：小脑下前动脉、脑桥动脉和小脑上动脉。基底动脉在中脑的下方止于**大脑后动脉**（F）。经来自大脑后动脉的**后交通动脉**（G），椎-基底动脉系统与颈动脉系统相通。

椎动脉的小脑分支和脊髓分支的动脉造影可分别用于寻找颅后窝和颈髓部的相关占位性病变。随着这些无血管肿块的形成，它们可能会使这些血管的正常模式扭曲变形。椎动脉系统血管造影通常是经锁骨下动脉或经皮刺入大腿向股动脉注射造影剂来实现的。

脑的血液供应：椎动脉.

主动脉 A

头臂干 B

右锁骨下动脉 C

右侧的椎动脉 D

基底动脉 E

大脑后动脉 F

后交通动脉 G

枕骨大孔 H

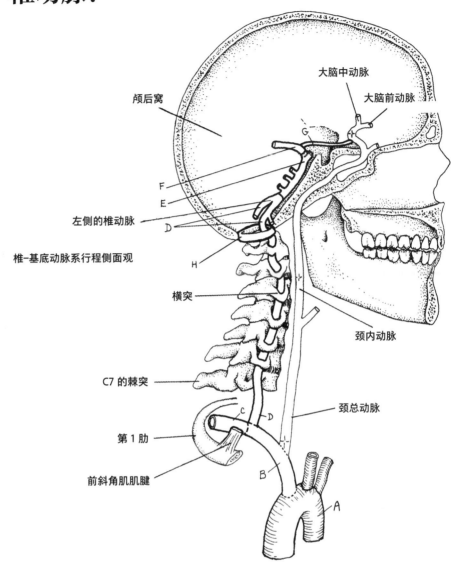

椎-基底动脉系行程侧面观

动脉波所示的椎-基底动脉系的侧面观

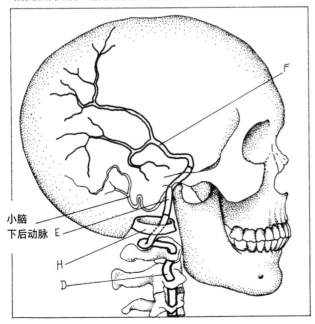

动脉波所示的椎-基底动脉系的前-后观

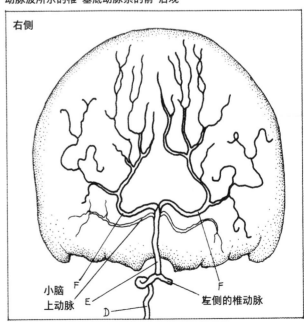

图 9-2　脑的血液供应：椎动脉

9-3

脑的血液供应：大脑动脉环

大脑动脉环或威利斯环位于脑干上部的前下面。它是由椎-基底动脉和颈内动脉系统形成的血管环。在正常情况下，该动脉环左、右侧血管的血液间没有或很少有混合。当此环中的一条血管急剧收缩后，就会在中线上出现一些侧支循环，可见扩张的交通血管。

该节图中左侧显示的脑干前下面的大脑动脉环及其分支和相关血管的原位图。左侧脑完好无损，右侧脑的前1/3颞叶和小脑缺失。

请在图 9-3 的右下图中用不同颜色涂出标题"大脑动脉环"和小标题 A—E 及相关血管。然后在左上图的脑干中涂出这些血管（A—E）。注意，仅涂一侧。

大脑动脉环的上部由两侧的**大脑前动脉**（A）组成，它们均起自**颈内动脉**（B）的末段。双侧的大脑前动脉经**前交通动脉**（C）在视交叉的前方相连，形成该环的上部。大脑前动脉向前行于两大脑半球之间的大脑纵裂，其分支分布见第 9-4 节。

后交通动脉（D）起自颈内动脉和**大脑中动脉**（G）的交界处，其直接向后下方行于双侧下丘脑和垂体柄的表面，并与**大脑后动脉**（E）的起始段相连。大脑后动脉起自于**基底动脉**（K）的分叉处。这样，就形成围绕包括视交叉、垂体柄和乳头体在内的间脑下面的不规则动脉环。

请在图 9-3 中用不同颜色涂出标题"相关动脉"和小标题 F—P 及相关结构，先右图后左图。对于虚线圆圈（P）所示的动脉瘤好发区域使用浅色。百分率表示这些部位发生动脉瘤（在所有脑动脉瘤中）的概率。

该动脉环发出数条动脉以供应中央和皮质脑区。其发出的多条**中央动脉**（F）和大脑中动脉发出的**豆纹动脉**（H）穿入脑实质，供应间脑、纹状体和内囊（图中未显示，见第 9-5 节）。这些动脉堵塞会导致严重的神经缺陷，由于其分布区域侧支循环不足。皮质支，如大脑前、中和后动脉更大，分支更多，因此，其中的一条血管堵塞可以通过侧支吻合血管进行部分地代偿。

基底动脉由左、右**椎动脉**（I）汇合而成，位于脑桥前下面的大脑动脉环的下方，是椎动脉和颈动脉系统间的连接血管，上行至脑桥-中脑交界处分成左、右大脑后动脉两大终支。基底动脉的分支包括（从下到上）供应小脑下面前外侧并与**小脑下后动脉**（J，来自椎动脉）的分支相交通的**小脑下前动脉**（L）、分布到内耳的**迷路动脉**（M）、分布到脑桥的**脑桥动脉**（N）和分布到脑桥、松果体和小脑上部的**小脑上动脉**（O）。

动脉的囊状膨出或局部膨大称为**动脉瘤**（P），其原因多是先天性的（出生时存在的发育缺陷），体积大小不等。研究发现它们常与大脑动脉环（虚线区域）的血管有关，这种动脉瘤大约 90% 发生在该环的前部。在过去的几年中，数字减影血管造影技术（该技术中待研究血管的前、后方的血管都可通过数字计算机从血管造影中消除）使大脑动脉瘤的成像更清晰。动脉瘤通常可以通过外科手术治疗。动脉瘤也可能会自发破裂，可能与短期内血压升高有关，随后的出血可导致严重的神经功能损伤或死亡。

脑的血液供应：大脑动脉环.

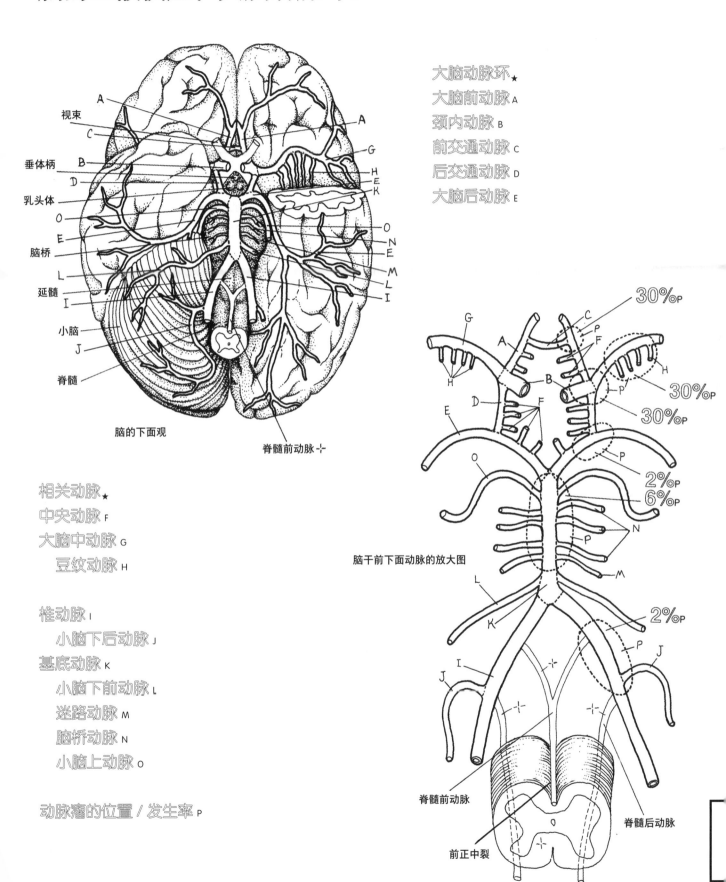

脑的下面观

脊髓前动脉 ┽

大脑前动脉 A
颈内动脉 B
前交通动脉 C
后交通动脉 D
大脑后动脉 E

相关动脉 ★
中央动脉 F
大脑中动脉 G
豆纹动脉 H

椎动脉 I
小脑下后动脉 J
基底动脉 K
小脑下前动脉 L
迷路动脉 M
脑桥动脉 N
小脑上动脉 O

动脉瘤的位置 / 发生率 P

视束
垂体柄
乳头体
脑桥
延髓
小脑
脊髓

脑干前下面动脉的放大图

脊髓前动脉
脊髓后动脉
前正中裂

图 9-3 脑的血液供应：大脑动脉环

9-4
大脑半球的血液供应

大脑半球通过大脑前动脉、中动脉和后动脉接受来自颈内动脉和椎-基底动脉系统的血液供应。本节将从脑的三面观来阐述这三条动脉的分支分布关系。

请在图 9-4 的三幅插图中用不同颜色涂出小标题 A—B^2 及相关血管，从左上方的小图 1 开始到小图 3 结束。每个图中，由大脑前动脉供血的区域用 B^1 标记，B^1 使用结构 B 颜色的浅色调。

大脑前动脉（B）是颈内动脉（A）的两大终支之一。其向前行于两侧大脑半球之间的大脑纵裂（小图 1，小图 3），发出分支（B）供应半球内侧面和额叶外侧的一小部分（图 2）。然后，该动脉向上绕过胼胝体膝（小图 1），以营养顶枕沟以前的其余半球内侧面和部分外侧面（小图 2）。大脑前动脉和前交通动脉（B^2，小图 3）还发出许多中、小型动脉，即前内侧纹状动脉，供应部分基底神经节、隔核和内囊。

同上，在三幅图中涂出 D 和 D^1 所示血管及其分布区域。

大脑中动脉（D）是颈内动脉的两大终支之一。其沿着半球底部行向外侧（小图 3），进入外侧沟（小图 2）后发出分支，供应岛叶和大部分额叶、顶叶、颞叶和枕叶的外侧面，以及额叶的前外侧的下面（小图 3）。注意，大脑中动脉为大脑半球外侧面几乎提供了所有的氧气和营养成分。该动脉分支堵塞可能会导致与躯体感觉、听觉、运动和语言活动相关的皮质区域功能障碍。

如果可以，在三个插图中涂出剩余的血管及其分布区域，F^1 使用结构 F 颜色的浅色调。

大脑后动脉（F）是基底动脉（E，小图 3）的终末分支，向上借后交通动脉（C）与颈内动脉相连。大脑后动脉的近侧段向上弯曲绕过大脑脚的外侧面，抵达半球的下面。其发出的分支主要供应整个枕叶和颞叶的下内侧面。大脑后动脉还发出距状沟支（F^2）营养初级视觉皮层。大脑后动脉发出的深支（中央支）也供应顶盖的内、外侧膝状体和丘脑枕，注意实际上几乎所有这些参与视觉信息中央处理的脑区都是通过一个主要动脉即大脑后动脉来供血的。

大脑半球的血液供应.

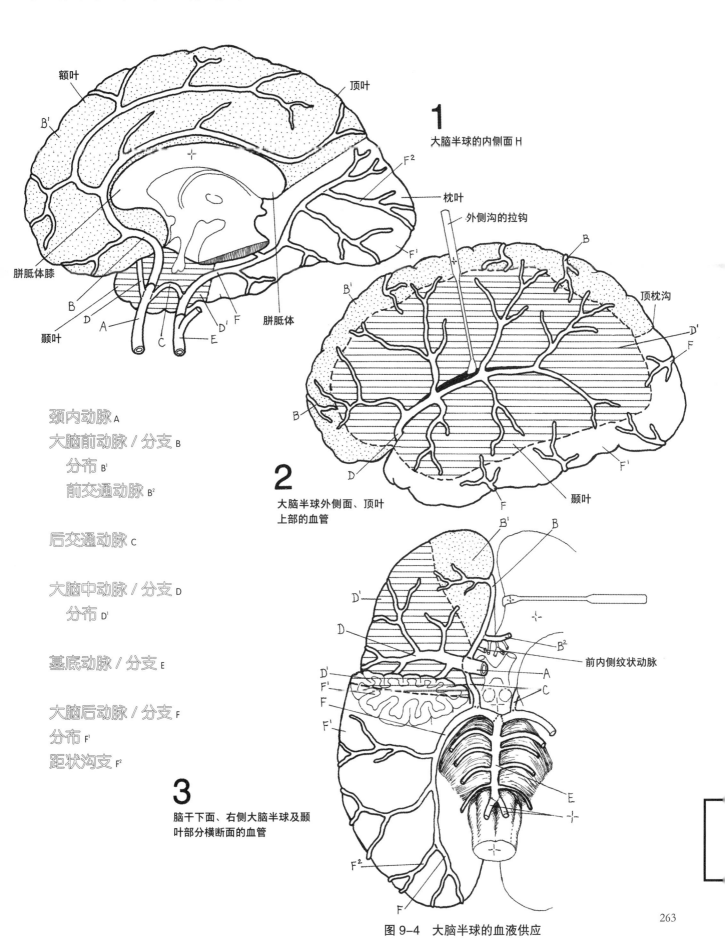

额叶

顶叶

B'

1
大脑半球的内侧面 H

枕叶

外侧沟的拉钩

B

F²

胼胝体膝

顶枕沟

B

D'

F

颞叶

B

D

A

C

E

D'

F

胼胝体

2
大脑半球外侧面、顶叶
上部的血管

D

F

颞叶

F'

颈内动脉 A

大脑前动脉／分支 B

　分布 B'

　　前交通动脉 B²

后交通动脉 C

大脑中动脉／分支 D

　分布 D'

基底动脉／分支 E

大脑后动脉／分支 F

分布 F'

距状沟支 F²

B'

B

D'

D

B²

前内侧纹状动脉

D'

F'

A

F

C

F'

E

3
脑干下面、右侧大脑半球及颞
叶部分横断面的血管

F²

F

图 9-4　大脑半球的血液供应

9-5
前脑深部的血液供应

前脑深部结构的血液供应具有重要的临床意义。即使是适度的脑血管意外（如出血或血栓形成）也会导致严重、持久的伤害甚至死亡。本节利用半侧示意图来介绍源自三大主要皮质动脉的前脑深部血管分支，这些皮质动脉的起源见第 9-4 节。

请在图 9-5 的左上图中用不同颜色涂出小标题 A—H 及相关结构，结构 H 可在下图中涂色。并不建议在下图中涂出 A—H 所示所有结构，这里只涂血管。小标题 I—M^2 及相关血管涂于下图中，K 和 K^1 所示结构涂于右上图中。对于具有相同字母下标但不同数字编号的结构，建议使用相同颜色的不同色调。

由**尾状核**（A）、**苍白球和壳**（B）、**杏仁核**（C）组成的基底核、**前脑基底区**（D）、**内囊**（E）和间脑——此处的代表是**丘脑**（F）和**下丘脑**（G）——都是由皮质动脉深支供血的重要结构。

大脑前动脉（J）是**颈内动脉**（I）的一个终末分支，其发出**内侧纹状动脉**（J^1）供应至内囊前肢和尾状核的头。这些血管经**前穿质**（H，见第 6-5 节）抵达目标区域。来自大脑前动脉的**前交通动脉**（J^2）还发出**前内侧动脉**（J^3），进入前穿质以供应下丘脑的视前核和视上核（图中未显示）、尾状核的头和内囊前肢。

大脑中动脉（K）也是颈内动脉的一条终末分支，向外行于外侧沟中，沿途发出细小分支以供应基底核和内囊。这些小动脉是外侧纹状动脉，包括**豆纹动脉**（K^1）在内。豆纹动脉在临床上也称为"中风动脉"，是血栓形成或出血的常见部位。此处易发生破坏性血管意外的原因有两个：这些小动脉比其起源动脉（大脑中动脉）细小得多，因此源自母血管的血液会产生相对高的血流压力；此外，它们的管壁相对薄，容易破裂。在这些血管破裂出血事件中，经内囊的运动通路会大量失血，导致对侧躯体麻痹（偏瘫）。

大脑后动脉（M）是**基底动脉**（L）的终末分支，并经**后交通动脉**（M^1）与颈内动脉相连通。其发出的**丘脑支**（M^2）供应包括膝状体和丘脑枕在内的丘脑后部，以及内囊后肢。如果这些血管堵塞或破裂，则会发生对侧躯体麻木和偏瘫。这种堵塞或出血有一种不寻常的并发症就是丘脑疼痛综合征，其特征是身体患侧部位轻微碰触便有严重且呈顽固性的疼痛。虽然其原因尚不清楚，但可能与丘脑网状核中的抑制性神经元（见第 5-19 节）丢失有关，这些神经元正常情况下可抑制从丘脑到大脑皮质的感觉传递。

前脑深部的血液供应.

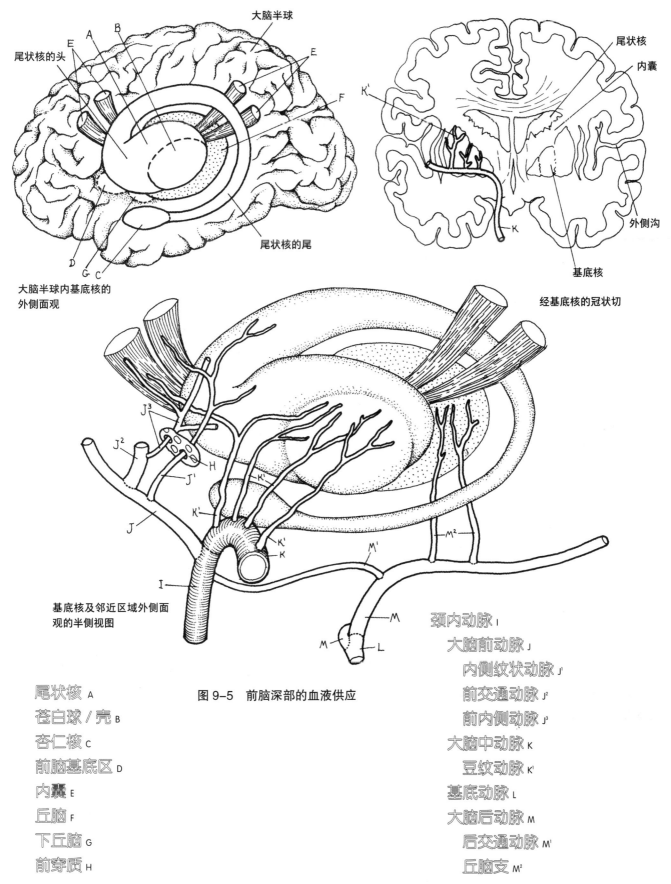

大脑半球

尾状核的头

尾状核的尾

大脑半球内基底核的
外侧面观

尾状核

内囊

外侧沟

基底核

经基底核的冠状切

基底核及邻近区域外侧面
观的半侧视图

图 9-5　前脑深部的血液供应

尾状核 A

苍白球／壳 B

杏仁核 C

前脑基底区 D

内囊 E

丘脑 F

下丘脑 G

前穿质 H

颈内动脉 I

大脑前动脉 J

内侧纹状动脉 J¹

前交通动脉 J²

前内侧动脉 J³

大脑中动脉 K

豆纹动脉 K¹

基底动脉 L

大脑后动脉 M

后交通动脉 M¹

丘脑支 M²

9-6
延髓和小脑的血液供应

脑干和小脑的血液供应源自椎-基底动脉系统。本节主要介绍延髓和小脑的特定血管的形成，以及这些血管中的两个血管出血或栓塞所致的缺陷。本节和下节应该依次涂色。

请在图 9-6 的左上图中用不同颜色涂出小标题 A—E²及相关血管。

小脑由双侧**椎动脉**（A）上部发出的**小脑下后动脉**（D）、**基底动脉**（E）发出的**小脑下前动脉**（E¹）和基底动脉末端近上部分叉处发出**小脑上动脉**（E²）来供血。

小脑下后动脉走行于小脑的下面，并发出分支分布到小脑蚓的下部、小脑扁桃体和邻近区域（见第 5-13 节）。小脑下前动脉直接经小脑脑桥角分布至小脑的下面，此处其与面神经和前庭蜗神经（图中未显示）相邻，并供血给它们。该动脉栓塞常导致与小脑病变相关的面肌瘫痪和听觉丧失。小脑上动脉在中脑水平靠近小脑，其分支包括皮质支和中央支，供应大部分小脑半球、小脑上脚和中脚，以及小脑核。

延髓由椎动脉发出的**延髓动脉**（A¹）、**脊髓前动脉**（B）发出的**延髓支**（B¹）、**脊髓后动脉**（C）发出的分支（图中未显示）和小脑下后动脉的分支来供血。脊髓后动脉常起自小脑下后动脉。

在图 9-6 的右上图和放大的舌头和人物图中用不同颜色涂出标题"下交叉性偏瘫"和小标题 F—G¹ 及相关区域。血管 B 和 B¹ 涂于上方的横断面图中。患侧血栓部位以外的血管不涂色，H 区域使用浅色。

在经延髓的横断切面中，可见供应延髓下部中央的脊髓前动脉的延髓支。该动脉的栓塞或出血可导致出现一个严重的单侧血管功能不全区（**病变区**，H）。这种病变会累及**舌下神经核或舌下神经**（F）以及构成**延髓锥体**（G）的大量下行纤维。一侧舌下神经缺血会导致同侧舌肌瘫痪，伸舌时，**舌偏向对侧**（F¹）。延髓锥体缺血会导致对侧肢体无力（麻痹）或瘫痪，称为**对侧偏瘫**（G¹），且在肢体的远端比近端更明显。此时，肌肉比正常肌肉更呆板和僵硬（处于痉挛、强直状态），且深部肌腱反射（如膝腱反射或脚踝反射）强度增加（即反射亢进）。患者走路时因髋关节比膝关节或踝关节更有控制力，所以呈划圈状步态；患侧上肢向躯干屈曲。这些病变的临床综合征，被称为"下交叉性偏瘫"。

涂出左下方横断面图中的血管、标题"PICA 综合征"及 I 区域，I 区域使用浅色。注意，血管病变区域所累及的核团和纤维束。

小脑下后动脉（PICA）堵塞引起的 PICA 综合征的特点是突发头晕和呕吐（分别为前庭神经核和迷走神经背侧运动核）。此外，同侧面部麻木（脊髓三叉神经系统受累）和对侧肢体感觉减退（脊髓丘脑束受累），包括对侧上肢和下肢（小脑下脚受累）。出现吞咽困难和发音障碍，说明**病变**（I）在疑核和迷走神经的背侧运动核。该血管损伤后出现的各种体征和症状各有特征，这取决于所累及的结构数量和受损程度。

延髓和小脑的血液供应.

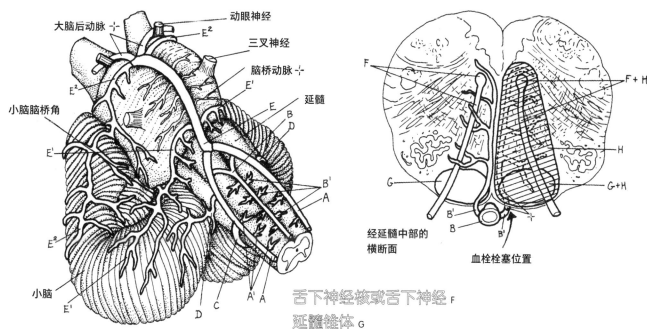

经延髓中部的
横断面

血栓栓塞位置

舌下神经核或舌下神经 F

延髓锥体 G

椎动脉 A

　延髓动脉 A'

　脊髓前动脉 B

　　延髓支 B'

　脊髓后动脉 C

　小脑下后动脉 D

基底动脉 E

　小脑下前动脉 E'

　小脑上动脉 E²

下交叉性偏瘫 ★

病变区 H

舌偏向对侧 F'

对侧偏瘫 G'

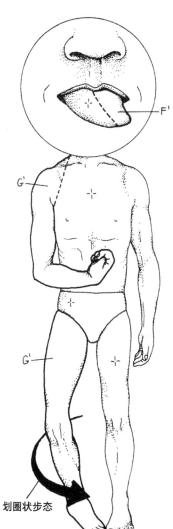

划圈状步态

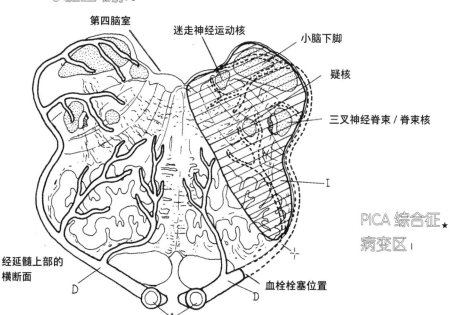

PICA 综合征 ★

病变区 I

图 9-6　延髓和小脑的血液供应

脑桥和中脑的血液供应

与前一节相延续，本节主要介绍脑桥和中脑的血液供应，以及这些动脉栓塞或出血所致的缺陷。

在图 9-7 的左上图中用不同颜色涂出小标题 A—F¹ 及相关血管，对于血管 A、B、C 和 E 使用和前节相同的颜色。同前，与被检查区域无关的血管不涂色。

椎动脉（A）和**基底动脉**（B）沿途发出分支供应脑干和小脑，其中供应延髓和小脑的分支已在第 9-6 节中介绍。三对供应小脑的动脉中，有两对也发出分支分布到脑桥和中脑，因此本节中会再次介绍。这些血管中的任何一支堵塞，既可以导致脑桥或中脑功能障碍，也会引起严重的小脑功能障碍体征，如平衡失调、肌张力减退、运动协调障碍和本体感觉异常。

脑桥由**小脑下前动脉**（C）发出的小分支、基底动脉发出的一系列**脑桥动脉**（D）和**小脑上动脉**（E）的分支来供血。小脑下前动脉发出的分支分布到脑桥的下部，而小脑上动脉的分支则分布到脑桥的上部。脑桥的中部由脑桥动脉发出的脑桥旁正中动脉、脑桥短旋动脉和脑桥长旋动脉来供血（见右上方的横断面图）。

中脑由小脑上动脉发出的旁中央支和旋支、**大脑后动脉**（F）以及**后交通动脉**（F¹）发出的分支来供血。

在图 9-7 的右上图和箭头所示斜眼图中用不同颜色涂出标题"中间交替性偏瘫"，小标题 G、H 和 G¹ 及相关结构。同前节，阴影线区域（H）代表血栓所致组织缺血区域，应涂浅色。血栓部位后面的虚线血管不涂色。

脑桥动脉的一个或多个旁正中动脉分支栓塞所致**病变**（H）可累及**展神经与展神经核**（G），以及经脑桥下行到延髓锥体的大量皮质脊髓束的纤维。这种"中间交替性偏瘫"的临床表现包括去展神经支配和眼球外直肌麻痹引起的非随意性**同侧眼内收**（G¹）。此外，皮质脊髓束的脑桥段局部缺血还可引起对侧偏瘫（图中未显示，见第 9-6 节）。

在下半图中涂出标题"上交叉性偏瘫"和小标题 I—I³ 及相关结构和箭头。

中脑主要由大脑后动脉发出的分支供血。**旁正中区**（J）局部缺血的典型特征是会累及**动眼神经和动眼神经核**（I），以及经大脑脚下行的粗大纤维束（皮质-脑桥-延髓-脊髓束）。由此产生的神经系统疾病被称为"上交叉性偏瘫"。伴随着动眼神经的缺血，眼的上直肌、下直肌、内直肌、下斜肌、提上睑肌和瞳孔括约肌和开大肌的肌力减退甚或瘫痪。同侧的眼征的强度可能会有所不同，但总的来说其临床症状主要是**上睑下垂**（I¹，由于提上睑肌瘫痪）和**瞳孔扩张**（I²，瞳孔散大，由于瞳孔括约肌瘫痪）。此外，患侧眼球几乎不能或完全不能垂直运动（上直肌和下直肌瘫痪），并且特征性的表现就是**眼外斜**（I³，偏离中线）。与这些体征相关的就是对侧偏瘫（继发于大脑脚局部缺血）。

中脑病变的其他变化主要是累及动眼神经和红核，可导致同侧动眼神经麻痹和对侧上肢震颤（Benedikt 综合征）。

当然，椎-基底动脉系统的部分或完全堵塞所致临床体征的范围远远大于这些，小到没有其他任何症状的头晕或眼花，大到深度昏迷和死亡。此外，基底动脉堵塞还可导致肌无力或软瘫（松弛性瘫痪）。

脑桥和中脑的血液供应.

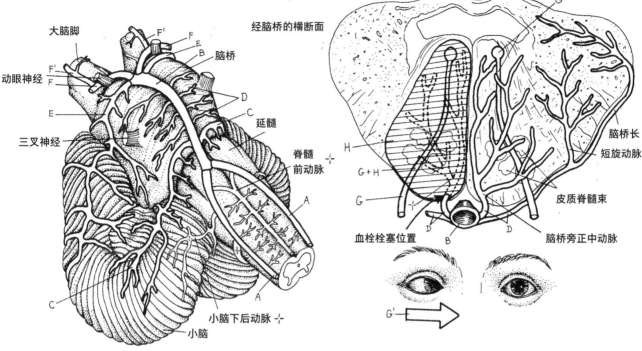

经脑桥的横断面

大脑脚
动眼神经
三叉神经
脑桥
延髓
脊髓前动脉
小脑下后动脉
小脑

脑桥长
短旋动脉
皮质脊髓束
脑桥旁正中动脉
血栓栓塞位置

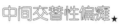

椎动脉 A

基底动脉 B

  小脑下前动脉 C

  脑桥动脉 D

  小脑上动脉 E

  大脑后动脉 F

    后交通动脉 F'

中间交替性偏瘫★

  展神经与展神经核 G

  病变区 H

  同侧眼内收 G'

  上睑下垂 I'

  同侧瞳孔扩张 I²

  同侧眼外斜 I³

  对侧偏瘫 N.S.

上交叉性偏瘫★

动眼神经和动眼神经核 I

病变区 J

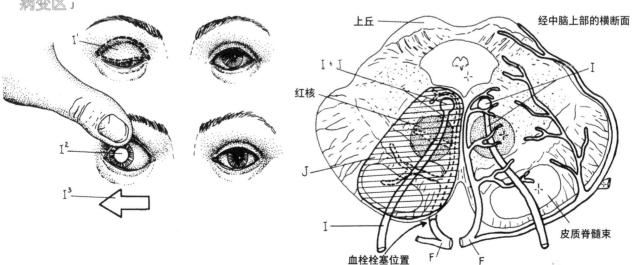

上丘
红核
经中脑上部的横断面
皮质脊髓束
血栓栓塞位置

图 9-7　脑桥和中脑的血液供应

9-8
大脑半球的静脉回流

本节主要介绍大脑半球外表面和深部的主要静脉以及它们之间的吻合关系。这些静脉回流进入更大的通道，称为硬脑膜窦（见第 9-9 节），其形成于覆盖脑和脊髓的最厚、最外层的硬脑膜内（见第 9-10 节）。因此，本节和下一节可以一起涂色。

在图 9-8 的上图中用不同颜色涂出标题"大脑的静脉""浅组"和小标题 A—A⁴ 及相关血管。然后涂出标题"硬脑膜窦"和小标题 B—B³ 及相关硬脑膜窦。

大脑半球的毛细血管汇合成大脑的静脉。这些静脉可分为浅（外）、深（内）两组，浅静脉接受大脑表面的静脉回流，深静脉接受包括基底核和间脑在内的大脑半球内部的静脉回流。

浅静脉包括**大脑下静脉**（A）和**大脑上静脉**（A¹）及其属支。大脑下静脉收集大脑半球外下面的静脉血液，主要注入硬脑膜的**横窦**（B）。大脑上静脉收集大脑半球上面的静脉血液，最后沿着中线注入硬脑膜的**上矢状窦**（B¹）。大脑半球外侧面的静脉血液回流注入**大脑中静脉**（A²），其位于下方颞叶与上方额、顶叶之间的外侧沟。大脑中静脉向后通过**下吻合静脉**（A⁴）与横窦相吻合，向前与**海绵窦**（B²）相吻合。大脑中静脉通过**上吻合静脉**（A³）直接注入上矢状窦。这两种吻合静脉对解剖科学家和外科医生的研究和实践都是很有用的。

用不同颜色涂出标题"静脉回流"和小标题 C—C⁵ 及相关血管。

颈内静脉（C）是收集脑静脉回流的最大的颅外血管，

也是**乙状窦**（B³）向下的延续。其下行于颈部前外侧的颈动脉鞘中，在胸锁乳突肌（图中未显示）起点的深面，与锁骨下静脉汇合形成头臂静脉（图中未显示）。左、右头臂静脉在心脏的右上方汇合形成上腔静脉（图中未显示），注入右心房的上部。

在硬脑膜窦中，海绵窦具有特殊的意义。其位于颅中窝蝶鞍（内容纳脑垂体）的两侧，紧邻眶上裂的后方，其内有颈内动脉、脑神经Ⅲ、Ⅳ、Ⅵ及脑神经Ⅴ的眼神经分支经过（见下一节）。海绵窦与颅外血管的交通关系特别重要，可为脑的静脉回流提供许多侧支循环。例如，血液可以通过以下途径回流入海绵窦：①**眼上静脉**（C¹）到面深静脉而出眶；②经颞下窝的**翼静脉丛**（C³）与穿颅的**导静脉**（C²）交通；③与对侧的海绵窦交通，经岩上、下窦与横窦和颈内静脉交通；④经大脑中浅静脉至上矢状窦和另一侧的静脉；⑤经颅底的**基底静脉丛**（C⁴）与椎静脉丛（图中未显示）交通；⑥经导静脉与**枕静脉**（C⁵）以及颈深静脉交通。

在图 9-8 的左上图中用不同颜色涂出标题"大脑静脉的深组"和小标题 D—D⁵ 及相关血管。

大脑深（内）静脉位于胼胝体正下方的尾状核和丘脑的上面。**丘纹静脉**（D）、**膈静脉**（D¹）和**脉络膜静脉**（D²）分别收集上丘脑、膈区和脉络丛的静脉血。这些静脉在丘脑的前极形成**大脑内静脉**（D³），双侧的大脑内静脉在松果体后方汇合，与来自大脑脚的**基底静脉**（D⁴）一起形成**大脑大静脉**（Galen 静脉，D⁵）。Galen 静脉汇入下矢状窦，最后连于直窦（图中未显示，见第 9-9 节）。

大脑半球的静脉回流.

大脑的静脉★
浅（外）组.
　大脑下静脉 A
　大脑上静脉 A¹
　大脑中静脉 A²
　上吻合静脉 A³
　下吻合静脉 A⁴

硬脑膜窦★
　横窦 B
　上矢状窦 B¹
　海绵窦 B²
　乙状窦 B³

静脉回流★
　颈内静脉 C
　眼上静脉 C¹
　导静脉 C²
　翼静脉丛 C³
　基底静脉丛 C⁴
　枕静脉 C⁵

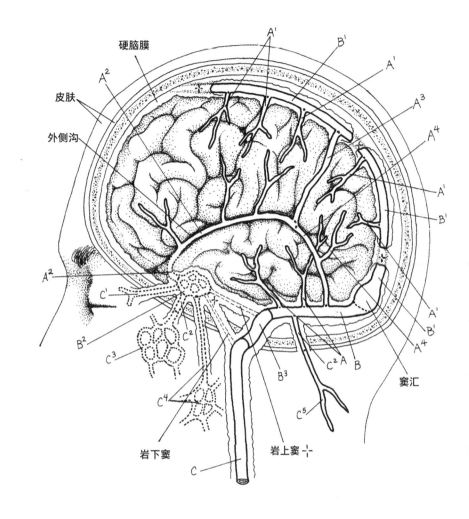

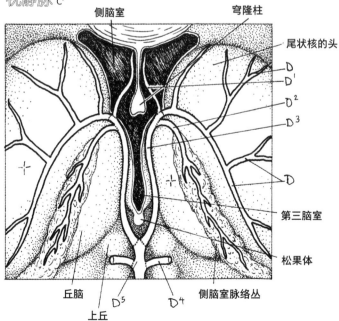

大脑静脉的深（内）组.
　丘纹静脉 D
　隔静脉 D¹
　脉络膜静脉 D²
　大脑内静脉 D³
　基底静脉 D⁴
　大脑大静脉（Galen 静脉）D⁵

经第三脑室顶的水平切面
（放大图）

图 9-8　大脑半球的静脉回流

9-9
硬脑膜窦

大脑的浅、深静脉最后回流进入硬脑膜形成的硬脑膜窦，其内面衬以薄层扁平内皮细胞，内含静脉血。硬脑膜窦最后经颅骨的颈静脉孔注入颈内静脉，或者经导静脉出颅。导静脉可使颅骨内的板障静脉与颅骨外的头皮静脉直接或间接地相交通。在颈内静脉堵塞的情况下，导静脉可建立重要的侧支静脉回流。第 9-8 节中已介绍了最重要的回流途径，这可能有助于本节涂色前理解硬脑膜窦的情况。

在图 9-9 的主插图中用不同颜色涂出小标题 A—L 及相关血管。结构 J 使用浅色，结构 J 和 K 也可涂于下方插图中。注意，其他的硬脑膜结构及其属支不涂色。

大脑内静脉收集较深部脑组织的静脉回流血液，向后在松果体后方与对侧大脑内静脉汇合形成**大脑大静脉**（Galen 静脉，A，见第 9-8 节），最后注入位于大脑镰与小脑幕连接处的**直窦**（B）。直窦也收集位于大脑镰下缘的**下矢状窦**（C）的静脉回流血液。下矢状窦主要收集大脑镰和极少脑静脉的回流血液。

直窦向后下至枕内隆凸附近时，弯曲形成**左侧横窦**（F）。在某些情况下，它直接注入**上矢状窦**（D）膨大的末端，称为**窦汇**（D¹）。此处硬脑膜窦的排列不恒定。**枕窦**（E）在窦汇的下方行于小脑镰中，直到枕骨大孔处，注入基底静脉丛。

上矢状窦起自大脑镰的前端，弓形向后连于**右侧横窦**（F¹）或者直接注入窦汇。其收集几支大脑上静脉和小静脉池（又叫下隙）回流的静脉血。在任何一侧，蛛网膜形成的指状突起（蛛网膜绒毛，见第 9-10 节）伸入这些下隙或硬脑膜窦内，从而使脑脊液回流入静脉系统。颅骨骨折可能导致上矢状窦或其他硬脑膜窦破裂出血，形成硬脑膜下血液淤积（硬膜下血肿），从而压迫脑组织。

横窦位于小脑幕的外侧缘，在枕骨和颞骨岩部的连接处移行为**乙状窦**（G）。其主要收集下吻合静脉和浅层大脑下静脉（图未显示）的静脉回流血液，并通过导静脉与枕静脉相交通。横窦终末端还收集**岩上窦**（H）的静脉回流血液。

乙状窦向前下直接进入颈静脉孔延续为**颈内静脉**（L）。此处有**岩下窦**（I）汇入。

在脑垂体的两侧（见下方插图）是一个相对较大的**海绵窦**（J），其腔内有许多结缔组织小梁。左、右两侧的海绵窦借**海绵间窦**（K）相连。

在下图中用不同颜色涂出标题"海绵窦内结构"和小标题 M—Q 及相关结构。方位定向参考第 5-37 节。

海绵窦内有**动眼神经**（N）、**滑车神经**（O）、**三叉神经**的分支**眼神经**（P）和**上颌神经**（P1）、**展神经**（Q）以及**颈内动脉**（M，见第 9-1 节）的海绵窦部经过。该动脉还携带有来自颈上神经节的交感神经丛（节后纤维）。

海绵窦与周围的静脉及静脉丛有广泛的交通关系（见第 9-8 节），上方的插图中只显示了其中的眼上静脉、蝶顶窦（沿颅前窝后缘分布）、翼静脉丛和基底静脉丛。

硬脑膜窦.

大脑大静脉（Galen 静脉）A

直窦 B
下矢状窦 C
上矢状窦 D
　窦汇 D'
枕窦 E

左侧横窦 F / 右侧横窦 F'
乙状窦 G
岩上窦 H
岩下窦 I
海绵窦 J
海绵间窦 K
颈内静脉 L

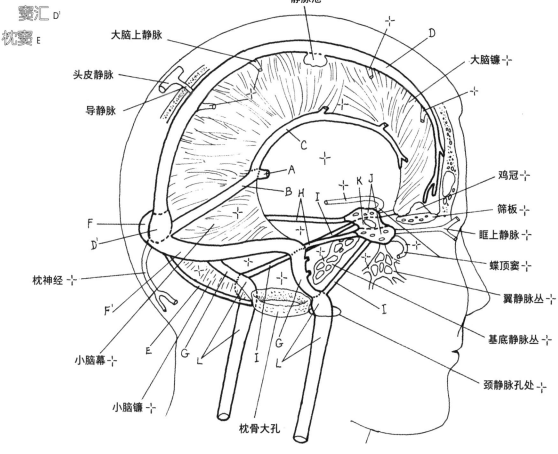

海绵窦内结构 ★
颈内动脉 M
动眼神经 N
滑车神经 O
三叉神经的分支眼神经 P
三叉神经的分支上颌神经 P'
展神经 Q

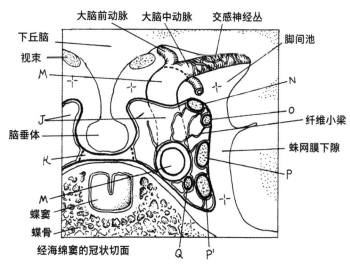

经海绵窦的冠状切面

图 9-9　硬脑膜窦

273

9-10
脑的被膜

脑和脊髓表面的结缔组织层称为脑脊膜，以支持和保护中枢神经系统，并为脑和脊髓周围脑脊液（CSF）的循环提供了空间。硬脑膜窦已在第9-9节中介绍，脊髓的被膜将在第9-13节中介绍。

在图 9-10 中用不同颜色涂出小标题 A—C 及相关结构，其中结构 A 使用浅色，B² 不涂色。然后涂 D 和 E 所示血管。从左上角开始。

硬脑膜（A）是脑被膜中最外和最厚的一层，由两层合成，外层为衬贴于颅骨内表面的纤维组织（也称骨内膜层）；内层为覆盖于脑表面的纤维（也称脑膜层）。两层之间有神经、血管和静脉窦，并形成硬脑膜隔（纤维片），深入脑各部之间以更好地保护脑。

在中线上垂直深入大脑纵裂的硬脑膜隔称为**大脑镰**（A¹）。来自左、右两侧的脑膜层与骨内膜层分离并向下弯曲融合为一片——前端从鸡冠处（在筛骨的筛板上，见第6-2节）投射至颅前窝的底，然后沿着颅顶中线向前、向上和向后一直延续至后端的枕内隆凸。大脑镰呈弓形跨越于胼胝体上方，位于左、右大脑半球之间的大脑纵裂。大脑镰从颅顶开始包围**上矢状窦**（D），在其后 2/3 的下面（与胼胝体相邻）还包围下矢状窦（图中未显示）。

在枕叶和小脑之间，大脑镰向两侧分开形成左、右两片覆盖小脑，形如幕帐，称为**小脑幕**（A²）。在大脑镰和小脑幕交界处的矢状面上是直窦。小脑幕的左、右两半部可支撑枕叶，包围横窦，并向后外侧在枕骨和顶骨交界处与其骨内膜层相延续。在外侧面，小脑幕与颞骨岩部的硬脑膜融合，此处横窦移行为乙状窦并离开小脑幕。小脑幕的前缘为圆形游离缘。后方的小脑幕游离缘和前方的鞍背（蝶鞍的后壁，其内包含脑垂体）之间是小脑幕裂孔，其间有中脑通过。这个裂孔具有重要的临床意义，因为颅内的占位性病变可能导致脑干挤入小脑幕切迹而形成小脑幕切迹疝。

小脑镰（图中未显示，见第 9-9 节）是自小脑幕下面正中垂直伸入两侧小脑半球之间的小块硬脑膜。也有水平的硬脑膜覆盖于蝶鞍的上方，称为**鞍膈**（A³）。

硬脑膜主要由颈外动脉的分支上颌动脉发出的**脑膜中动脉**（E）供应血液。该动脉沿着颞骨部的硬脑膜外表面走行，颞骨骨折可致该动脉或其分支破裂出血。此时，血液可逐渐聚集于硬脑膜和颅骨之间（形成硬膜外血肿），压迫大脑半球从而导致严重的神经损伤。

蛛网膜（B）是一种覆盖于脑和脊髓表面的透明薄膜，紧贴于硬脑膜内面，向内通过**蛛网膜下隙**（B²）与下面的**软脑膜**（C）分隔，在蛛网膜下隙内有丰富的纤维带，称为蛛网膜小梁，连于蛛网膜与软膜之间。在脑周围的某些区域，蛛网膜下隙扩大形成蛛网膜下池。蛛网膜的指状突起（**蛛网膜绒毛**，B¹，也称蛛网膜颗粒）突入上矢状窦和其他硬脑膜窦，脑脊液可经这些蛛网膜颗粒渗入硬脑膜窦，回流入静脉系统。

软脑膜是一种富有血管的疏松结缔组织，紧贴于脑和脊髓的表面。软脑膜及其血管可突入脑和脊髓，突入脑室形成侧脑室、第三脑室和第四脑室的脉络丛。软脑膜和蛛网膜共同称为柔脑膜。

脑的被膜.

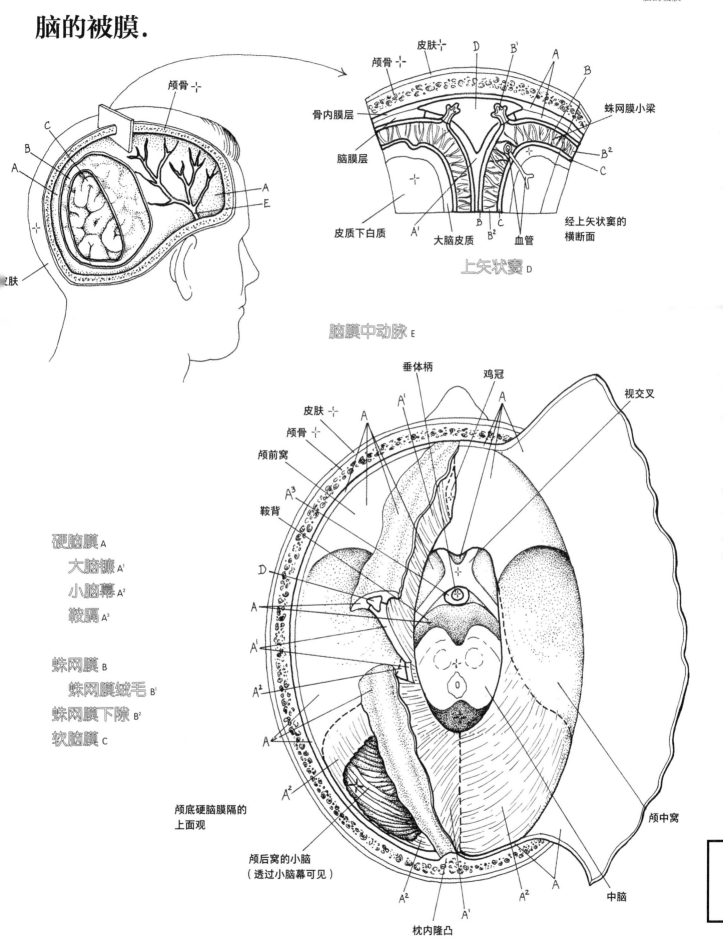

皮肤 -|-
颅骨 -|-
骨内膜层
脑膜层
皮质下白质
大脑皮质
血管
蛛网膜小梁
经上矢状窦的横断面

上矢状窦 D

脑膜中动脉 E

皮肤 -|-
颅骨 -|-
颅前窝
鞍背
垂体柄
鸡冠
视交叉
颅中窝
中脑
枕内隆凸
颅后窝的小脑
（透过小脑幕可见）
颅底硬脑膜隔的上面观

硬脑膜 A
　大脑镰 A'
　小脑幕 A²
　鞍膈 A³

蛛网膜 B
　蛛网膜绒毛 B'
蛛网膜下隙 B²
软脑膜 C

图 9-10　脑的被膜

脑室系统

脑室系统由一系列相互连通的腔组成，这些腔源自胚胎神经管的中央管，内面衬有室管膜细胞，并含有脑室内的特化组织（脉络丛，见第9-12节）产生的脑脊液（CSF）。

在图9-11的右上图中用不同颜色涂出中央管，小标题A—D及相关管腔。然后在左上图和右下图中涂 A^1—D^1 所示结构。其中右下图中标记的特定脑结构（杏仁核、禽距、丘脑等）不是其真实的大小，只用来显示与脑室系统的毗邻关系。

胚胎**前脑**（A）的中央管形成**侧脑室**（A^1—A^6）、**室间孔**（A^7）和**第三脑室**（A^8 和 A^9）。在胚胎发育期间侧脑室随每侧大脑半球的膨大而突入大脑半球。这样，**前角**（A^2）伸向额叶，**中央部**（A^3）位于顶叶，**下角**（A^4）伸入颞叶，**后角**（A^6）伸入枕叶。后角和下角与中央部的交界处称为侧脑室**三角区**（A^5）。

侧脑室包括一些重要的毗邻结构，可在第五单元的脑图谱中看到。前角的壁由内侧的透明隔、外下侧尾状核的头以及上方的胼胝体形成。中央部的外侧壁由尾状核形成，内侧壁由丘脑形成，顶壁由胼胝体形成（见第5-38节和第5-44节）。下角伸入颞叶，呈半月形，其顶端是杏仁核（见第5-41节），底壁和内侧壁由海马的凸起形成（见第5-38节），顶壁是尾状核的尾（见第5-24节）。

侧脑室三角区位于颞叶和枕叶交界处的底部（见第5-46节），其底部有一微小的隆起（侧副隆起，图中未显示），由颞叶外下面凹陷的侧副沟造成（见第5-30节）。

后角（见第5-47节）伸入枕叶，其内侧壁上有距状沟（见第5-47节），顶壁是胼胝体，外侧壁有沿着投射的视辐射。

脑脊液（CSF）由侧脑室的中央部、三角区和下角的脉络丛产生，可经室间孔流入第三脑室。这些室间孔位于丘脑前方和穹隆柱后方（见第5-39节和第5-44节）。

第三脑室是位于左右丘脑和下丘脑之间的狭窄腔隙（见第5-38节）。其底部为下丘脑，有一漏斗隐窝（A^9），由脑垂体的漏斗柄包围而成（见第5-20节和第5-37节）。第三脑室顶部的脉络丛也可产生 CSF。第三脑室向后上方伸入松果体隐窝，向后下方延续中脑的中脑导水管。

中脑导水管（B^1）由胚胎时期**中脑**（B）的中央管形成，短（2 cm）而狭窄（直径2 mm），分隔了顶盖（上丘和下丘）与前下方的被盖。其内没有脉络丛，向后下通往第四脑室。由于其管腔狭窄，容易遭受感染、创伤或占位性病变的影响。

第四脑室（C^1）形成于胚胎时期的**后脑**（C）。其底壁是脑桥和延髓被盖；顶壁是薄的上、下髓帆（见第5-8节和第5-44节），脉络丛位于下髓帆；第四脑室向外侧伸入小脑半球，形成外侧隐窝，其外侧尖端是 **Luschka 孔**（即**第四脑室外侧孔**，C^3），CSF 经该孔可流入邻近的蛛网膜下隙（见第9-12节）。CSF 也可经第四脑室下部末端中线处的 **Magendie 孔**（即**第四脑室正中孔**，C^2）进入蛛网膜下隙。第四脑室下部变窄移行为**脊髓的中央管**（D^1），是胚胎时期**脊髓**（D）管的遗迹。

脑室系统.

胚胎时期中央管简图 ★
    前脑 A
    中脑 B
    后脑 C
    脊髓 D

在体脑室系统的
侧面观

侧脑室 A¹（ ）
    前角 A²
    中央部 A³
    下角 A⁴
    三角区 A⁵
    后角 A⁶
室间孔 A⁷
第三脑室 A⁸
    漏斗隐窝 A⁹

中脑导水管 B¹

第四脑室 C¹
    Magendie 孔（即第四脑室正中孔）C²
    Luschka 孔（即第四脑室外侧孔）C³

脊髓的中央管 D¹

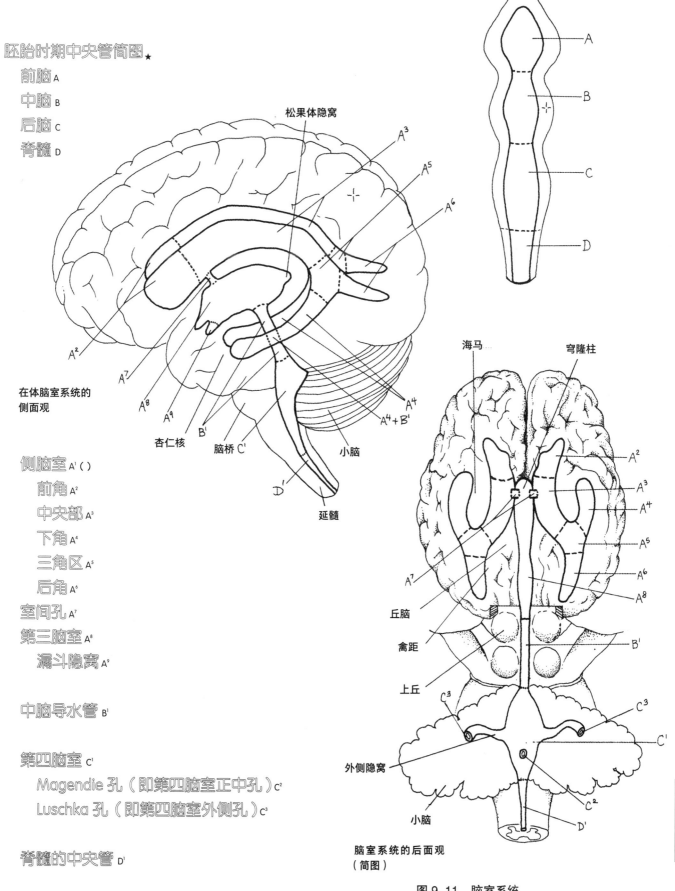

松果体隐窝

海马   穹隆柱

杏仁核   脑桥 C¹   小脑

延髓

丘脑

禽距

上丘

外侧隐窝

小脑

脑室系统的后面观
（简图）

图 9-11　脑室系统

9-12
脑脊液的循环

脑脊液（CSF）流动于脑和脊髓周围，对保护、支持、营养和排除神经元代谢副产物起重要作用。脑脊液是一种无色透明的液体，基本化学成分与血浆相似，只是浓度不同：CSF 中蛋白质含量较少，几乎无钾离子和钙离子，但钠离子、氯离子和镁离子的含量较高。

在图 9-12 的两个小插图和主插图中用不同颜色涂出小标题 A—N 及相关结构。

脑脊液由侧脑室、第三脑室和第四脑室的**脉络丛**（A）产生。这些脉络丛是由**毛细血管**（B）、**软脑膜**（C）和**室管膜细胞**（D）交织组成的海绵样组织（见前脑下方的插图）。它们每 24 小时可生产多达 700 mL 的 CSF，再通过**蛛网膜**（E）突出形成的**蛛网膜绒毛**（也称为蛛网膜颗粒，E^1）被吸收回流入**上矢状窦**（G）或邻近的蛛网膜下隙。这些蛛网膜绒毛可穿过**硬脑膜**（F，见上部插图）到达硬脑膜窦。这样，CSF 即可被引导回流入静脉系统中。随着年龄的增加，蛛网膜绒毛的大小和数量也会增加，有些也可能钙化。整个脑室系统、蛛网膜下隙或下池中的脑脊液回流障碍可导致脑室逐渐扩大（形成脑积水）。

侧脑室（H）的脑脊液可经**室间孔**（H^1）流入**第三脑室**（I），后者的 CSF 可再经**中脑水管**（J）流入较大的**第四脑室**（K）。随后，CSF 可以进入脊髓非常狭窄的**中央管**（M），也可经第四脑室顶部的三个孔：**Magendie 孔**（L）和 Luschka 孔（图中未显示，见第 9-11 节）进入**蛛网膜下隙**（N）。

在主插图中用不同颜色涂出标题"脑池"，小标题 O—P 及所示脑池和终池。

蛛网膜下隙内有丰富的结缔组织纤维小梁。在脑周围的某些区域，蛛网膜下隙扩大，蛛网膜小梁缺失，即形成蛛网膜下池。

主要的蛛网膜下池包括：位于小脑和胼胝体压部之间的**上池**（或大脑大静脉池，O），包含松果体和大脑大静脉（见第 9-8 节）；位于小脑下部和延髓之间的**小脑延髓池**（O^1）；位于脑桥腹侧前正中的**桥池**（O^2）；位于中脑大脑脚间的**脚间池**（O^3）；以及围绕视交叉前方的**交叉池**（O^4）。

脊髓下端以脊髓圆锥止于第一或第二腰椎水平。软脊膜的纤维成分从脊髓圆锥向下续为细丝，形成终丝。硬脊膜和脊髓蛛网膜继续向下至第二骶椎水平，形成扩大的蛛网膜下隙，称为**终池**（P）。终丝在硬膜囊内继续下行，在第二骶骨水平与硬脊膜和脊髓蛛网膜一起走行，并附着于第一尾椎的后面。

临床通常在终池的第四腰椎水平进行腰椎穿刺以抽取 CSF 检测或注入麻醉药物，以及注入造影剂（特别是不透明的液体）用于荧光检测脊髓和脊神经根。

在左下图中用不同颜色涂出小标题 B^1 和 Q 及相关结构。

脑和脊髓的神经元受"血-脑屏障"的保护以防许多有害化学物质和生物制剂的危害。这种保护装置包含许多因素，从限制大分子物质通透性的脑毛细血管内皮细胞之间的紧密连接，到神经胶质细胞。深入脑组织的大**血管**（B^1）腔的内面衬有坚韧的纤维肌性内皮层，外面包裹有软脑膜。当脑内动脉变细至毛细血管时，其纤维肌性内皮层和外包的软脑膜消失。此时，神经胶质细胞尤其是**星形胶质细胞**（Q）伸出突起并借助其末端的终脚附着于毛细血管（见第 2-6 节）。

脑脊液的循环.

脉络丛 A
　毛细血管 B
　软脑膜 C
　室管膜细胞 D

蛛网膜 E
　蛛网膜绒毛 E'
硬脑膜 F
上矢状窦 G
侧脑室 H
　室间孔 H'
第三脑室 I
中脑水管 J
第四脑室 K
　Magendie 孔（第四脑室正中孔）L
中央管 M
蛛网膜下隙 N

脑池 ★
上池 O
小脑延髓池 O'
桥池 O²
脚间池 O³
交叉池 O⁴

终池 P

血管 B'
星形胶质细胞 Q

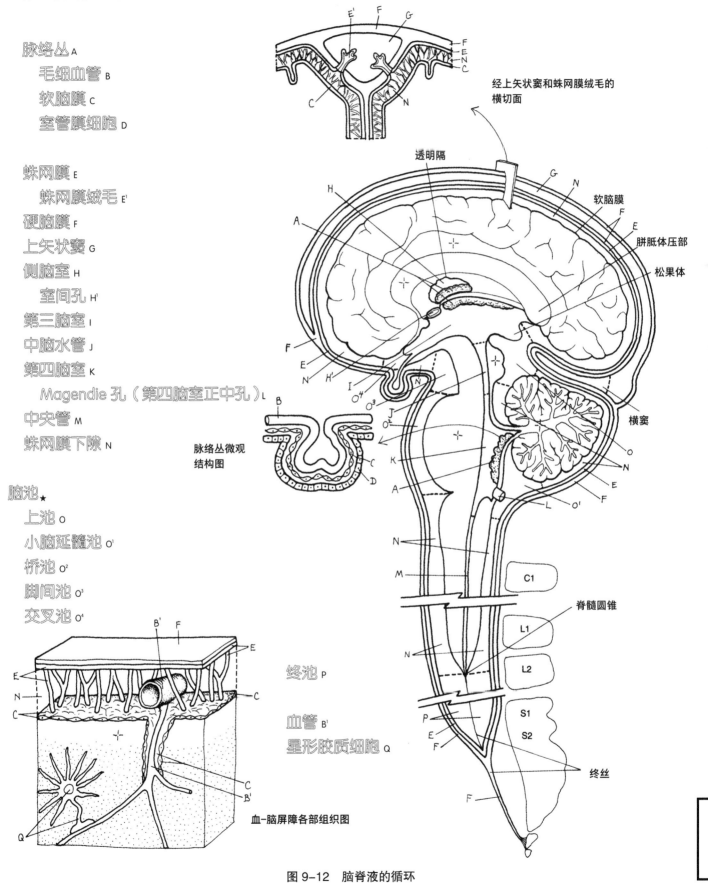

经上矢状窦和蛛网膜绒毛的横切面

透明隔

软脑膜

胼胝体压部

松果体

横窦

脉络丛微观结构图

血-脑屏障各部组织图

脊髓圆锥

终丝

图 9-12　脑脊液的循环

9-13
脊髓的血液供应和被膜

脊髓通过丰富的动脉网供血，部分经脊柱相关的广泛静脉丛回流。脊髓的动脉血供来源包括胸腹部的节段性动脉（胸主动脉和腹主动脉的肋间支和腰支，图中未显示）、颈部的动脉和椎动脉以及盆部的动脉（图中未显示）。脊髓的静脉一般与动脉相伴行，但静脉数量多且交织成复杂的静脉网。

在图 9-13 的上图中用不同颜色涂出标题"脊髓的动脉"和小标题 A—D 及所示血管。A 血管也可涂于右下方的插图中。

脊髓的前面由**脊髓前动脉**（A）及其**分支**（A¹）供血，该动脉被认为是体内最长的可识别动脉，其连续性是由一系列节段性动脉从双侧连接而成的。脊髓前动脉在上部是由起自椎动脉颅内段的两条动脉形成的（见第 9-3 节），这对脊髓动脉（图中未显示）下行至 C3 椎骨水平汇合形成不成对的脊髓前动脉。随后，脊髓前动脉沿着脊髓的前正中裂下行，并接受节段性动脉发出的一系列**根动脉**（C¹）补充血液供应，如甲状颈干、肋颈干、肋间动脉和腰动脉（**节段性动脉**，C）的脊髓支。根动脉从两侧靠近脊髓，越过脊神经根。脊髓前动脉发出的分支经脊髓表面的各种沟裂伸入脊髓灰质。

成对的**脊髓后动脉**（B）也起自椎动脉（见第 9-3 节），其于脊髓背根入口区附近下行，沿途接受上述根动脉的后支。脊髓表面实际上是疏松交织的血管网，其中一些血管像环或冠一样围绕脊髓（**动脉冠**，D）。这样，由动脉冠再发出分支进入脊髓灰质和白质。

在右下图和左下图中用不同颜色涂出标题"脊髓的被膜"和小标题 E—H¹ 及相关结构。结构 F 推荐使用黄色（硬膜外隙脂肪的颜色）。

脑周围的硬脑膜（图中未显示）向下延续包裹脊髓。硬脑膜的外层或**骨内膜层**（E）紧贴椎管的内壁，形成椎管骨膜。硬脑膜的内层或**脑膜层**（E¹）呈管状包裹脊髓，向下抵达第二骶椎水平逐渐变细，包裹终丝（见第 9-12 节）。硬脊膜像袖子一样向外侧延伸包裹脊神经根，与脊神经外膜相延续，形成脊神经**硬膜鞘**（E²）。内、外层之间的狭窄间隙称为**硬膜外隙**（F），内含脂肪组织和椎管内静脉丛（N）。临床上常在腰、骶部将麻醉药物注入该间隙实施硬膜外麻醉，尤其是在产科。

在硬脊膜下，脊髓表面紧贴一薄层半透明的**蛛网膜**（G）和其下面的**软膜**（H）。蛛网膜下隙（I-¦-）内含脊髓的大部分血管，其下部在脊髓的末端移行为终池（见第 9-12 节）。在硬膜鞘内，沿着脊髓全长软脊膜增厚，并向外侧穿过蛛网膜下隙连到硬脊膜的脑膜层，形成**齿状韧带**（H¹），悬于椎管内固定脊髓（有点像支撑吊桥的垂直缆索），并将脊髓的前根和后根分开。

在左下图中用不同颜色涂出标题"脊髓的静脉"和小标题 J—P 及所示血管。血管 N 可涂于右下图中。

与其动脉的伴随静脉一样，脊髓的静脉包括不成对的**脊髓前静脉**（J）和成对的**脊髓后静脉**（L），并通过**静脉冠**（K）相互吻合。这些静脉再经前根静脉和后**根静脉**（M）回流至**椎内静脉丛**（N）。椎内静脉丛位于硬膜外隙，沿着脊髓的长轴走行，接收颅底基底静脉丛的回流血液（见第 9-8 节和第 9-9 节）。每对椎骨之间的**椎间静脉**（O）回流进入**节段性静脉**（P，如腰静脉和肋间静脉）和椎外静脉丛（图中未显示）。在颈部，前、后根静脉也可汇入椎静脉。

脊髓的血液供应和被膜.

脊髓的动脉★

脊髓前动脉 A / 分支 A'

脊髓后动脉 B / 分支 B'

节段性动脉 C

　根动脉 / 分支 C'

动脉冠 / 分支 D

脊髓的被膜★

骨内膜层 E / 脑膜层 E'

硬膜鞘 E²

硬膜外隙 F

蛛网膜 G

软膜 H

　齿状韧带 H'

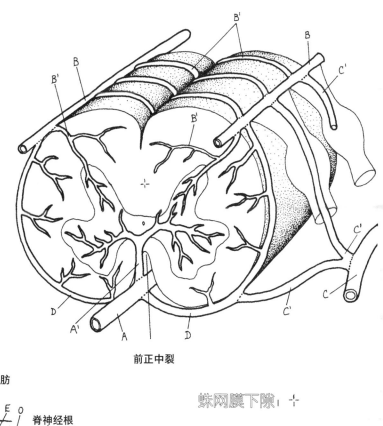

前正中裂

后面

椎弓

硬膜外脂肪

脊神经根

蛛网膜下隙 I

椎体

前面

经颈髓、脊髓被膜和
椎骨的横断面

神经外膜下的
脊神经节

脊髓的静脉★

脊髓前静脉 J

静脉冠 / 属支 K

脊髓后静脉 L

根静脉 M

椎内静脉丛 N

椎间静脉 O

节段性静脉 P

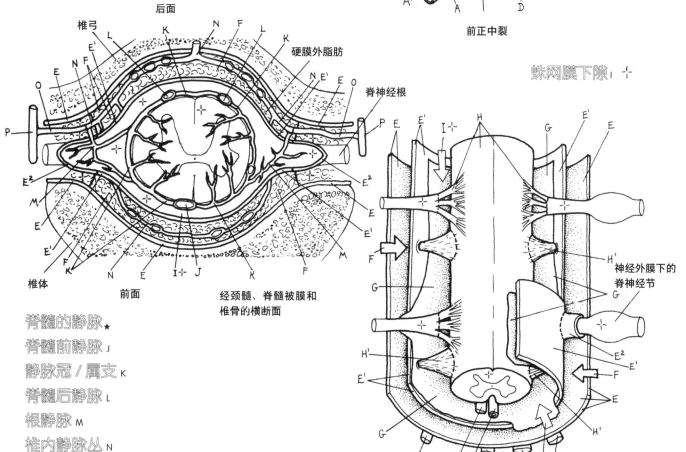

图 9-13　脊髓的血液供应和被膜

出版后记

大脑是动物体内最富有魅力的器官之一，它的表面布满深浅不一的沟回裂，那些关于神经反应和记忆的奥秘都蕴藏其间。为了探索其中的奥秘，科学家们选择了最直白的方式——解剖、切片研究。

本书的作者之一——玛丽安·C. 戴蒙德把她的科研热情尽数奉献给大脑。1984 年，她有幸观察研究了阿尔伯特·爱因斯坦的大脑切片，发现在这颗世界上最聪明的大脑中，存在着远高于平均数量的支持细胞。

"你的思想诞生于这些美妙的细胞中。"在关于玛丽安·C. 戴蒙德的纪录片《我与大脑的爱情》(*My Love Affair with the Brain*) 中，她如此说道。大脑中的神经细胞承载人类的思维，同样，文字与书籍也是。

本书根据玛丽安·C. 戴蒙德教授的解剖学课程大纲编著。这些经典的神经科学与解剖学的知识，经过近四十年时间的考验（本书原版初版于 1985 年），证明了这些内容在该领域的基础地位。并且，本书的版式也十分接近课堂笔记的模式——每页的图文内容左右对应，标题展示本节论述的重点——这种版式能够帮助拥有不同医学基础的读者循序渐进地理解神经科学，并在重温时能够便捷地检索关键信息。

此外，玛丽安·C. 戴蒙德、阿诺德·B. 沙伊贝与劳伦斯·M. 埃尔森根据他们丰富的经验，发现涂色学习是一种特殊的动觉学习方式，能够加深对特定结构的理解，并且强化长期记忆力。对于神经系统结构的学习来说，涂色学习应该是一种有趣又有效的方式。

无论你是专业的医疗行业的从业人员，还是正在求学阶段的学生，或者仅仅是热爱神经科学的一位读者，希望这本书能够跨越时间与空间，带领你接近玛丽安·C. 戴蒙德的解剖学课堂，用色彩纷繁的笔尖一起剖析大脑与神经科学的奥秘，也希望在未来，能够陪你走向更加广阔的科学领域。

服务热线：133-6631-2326　188-1142-1266

服务信箱：reader@hinabook.com

后浪出版公司

2022 年 8 月